教育部　财政部职业院校教师素质提高计划成果系列丛书

职 教 师 资 培 养 资 源 开 发 项 目（VTNE068）

"药 学"专 业 主 干 课 程 教 材

项目牵头单位：哈尔滨商业大学

项目负责人：张晓丹

药学专业教学法

张晓丹　主编

科学出版社

北　京

内 容 简 介

本书是适应我国现代职业教育药学类专业教师培养标准缺失和培养课程资源匮乏的需要，为中等职业学校药学类职教师资本科培养编写的一部系统阐述中等职业药学类专业教学法的教材。本书在详述国内外医药行业基本概况、特点及我国医药行业人才需求的基础上，坚持系统完整与重点突出相结合、主体知识与阅读材料相结合、文字与图片信息相结合的原则，按照理论教学与实践教学两条脉络，分别阐述了药学类中职教师的基本要求，开展教学的方法与手段，以及其专业成长与发展路径。本书有力地强化了药学类中职教师培养的"校—企—校"协同作用，推进药学类专业"双师型"教师专门化培养向更深层次发展，为提高药学类中职教师教学能力做出了重要的贡献。本书作为教育部、财政部职业院校教师素质提高计划成果系列丛书配套教材，配有丰富的教学资源，在编写理念、体系框架和内容设计等方面均有所创新。

本书适合作为药学和制药专业学校教师培养教材，也可用于职业学校教师培训，还可作为药学和制药相关专业本科生、研究生的参考书。

图书在版编目（CIP）数据

药学专业教学法 / 张晓丹主编. —北京：科学出版社，2018.6

教育部　财政部职业院校教师素质提高计划成果系列丛书

ISBN 978-7-03-057531-9

Ⅰ. ①药… Ⅱ. ①张… Ⅲ. ①药物学 - 教学法 - 高等职业教育 Ⅳ. ① R9-42

中国版本图书馆 CIP 数据核字（2018）第110304号

责任编辑：王玉时　韩书云 / 责任校对：严　娜
责任印制：赵　博 / 封面设计：迷底书装

科学出版社 出版

北京东黄城根北街16号
邮政编码：100717
http://www.sciencep.com

中煤（北京）印务有限公司印刷

科学出版社发行　各地新华书店经销

*

2018 年 6 月第　一　版　　开本：787×1092　1/16
2025 年 1 月第三次印刷　　印张：18 1/2
字数：439 000

定价：79.80 元
（如有印装质量问题，我社负责调换）

《药学专业教学法》编委会

主　　编：张晓丹

执行主编：周云峰　李　娜　马兴胜

编　　委（按姓氏汉语拼音排序）

高　岩（哈尔滨劳动技师学院）

李　娜（哈尔滨师范大学）

马静遥（黑龙江职业学院）

马兴胜（哈尔滨商业大学）

王宝庆（哈尔滨商业大学）

吴　迪（哈尔滨商业大学）

张晓丹（哈尔滨商业大学）

周云峰（哈尔滨商业大学）

出 版 说 明

《国家中长期教育改革和发展规划纲要（2010—2020年）》颁布实施以来，我国职业教育进入到加快构建现代职业教育体系、全面提高技能型人才培养质量的新阶段。加快发展现代职业教育，实现职业教育改革发展新跨越，对职业学校"双师型"教师队伍建设提出了更高的要求。为此，教育部明确提出，要以推动教师专业化为引领，以加强"双师型"教师队伍建设为重点，以创新制度和机制为动力，以完善培养培训体系为保障，以实施素质提高计划为抓手，统筹规划，突出重点，改革创新，狠抓落实，切实提升职业院校教师队伍整体素质和建设水平，加快建成一支师德高尚、素质优良、技艺精湛、结构合理、专兼结合的高素质专业化的"双师型"教师队伍，为建设具有中国特色、世界水平的现代职业教育体系提供强有力的师资保障。

目前，我国共有60余所高校正在开展职教师资培养，但由于教师培养标准的缺失和培养课程资源的匮乏，制约了"双师型"教师培养质量的提高。为完善教师培养标准和课程体系，教育部、财政部在"职业院校教师素质提高计划"框架内专门设置了职教师资培养资源开发项目，中央财政划拨1.5亿元，系统开发用于本科专业职教师资培养标准、培养方案、核心课程和特色教材等系列资源。其中，包括88个专业项目、12个资格考试制度开发等公共项目。该项目由42家开设职业技术师范专业的高等学校牵头，组织近千家科研院所、职业学校、行业企业共同研发，一大批专家学者、优秀校长、一线教师、企业工程技术人员参与其中。

经过三年的努力，培养资源开发项目取得了丰硕成果。一是开发了中等职业学校88个专业（类）职教师资本科培养资源项目，内容包括专业教师标准、专业教师培养标准、评价方案，以及一系列专业课程大纲、主干课程教材及数字化资源；二是取得了6项公共基础研究成果，内容包括职教师资培养模式、国际职教师资培养、教育理论课程、质量保障体系、教学资源中心建设和学习平台开发等；三是完成了18个专业大类职教师资格标准及认证考试标准开发。上述成果，共计800多本正式出版物。总体来说，培养资源开发项目实现了高效益：形成了一大批资源，填补了相关标准和资源的空白；凝聚了一支研发队伍，强化了教师培养的"校—企—校"协同；引领了一批高校的教学改革，带动了"双师型"教师的专业化培养。职教师资培养资源开发项目是支撑专业化培养的一项系统化、基础性工程，是加强职教教师培养培训一体化建设的关键环节，也是对职教师资培养培训基地教师专业化培养实践、教师教育研究能力的系统检阅。

自2013年项目立项开题以来，各项目承担单位、项目负责人及全体开发人员做了大量深入细致的工作，结合职教教师培养实践，研发出很多填补空白、体现科学性和前瞻性的成果，有力推进了"双师型"教师专门化培养向更深层次发展。同时，专家指导委员会的各位专家以及项目管理办公室的各位同志，克服了许多困难，按照两部对项目开发工作的总体要求，为实施项目管理、研发、检查等投入了大量时间和心血，也为各个项目提供了专业的咨询和指导，有力地保障了项目实施和成果质量。在此，我们一并表示衷心的感谢。

教育部 财政部职业院校教师素质
提高计划成果系列丛书编写委员会
2016年3月

前　言

众所周知，教师教学能力的培养和良好的课堂教学效果既离不开丰富的专业理论知识和实践经验，更离不开合适的教学计划和教学方法。教育部、财政部职业院校教师素质提高计划成果系列丛书，"药学"专业主干课程教材之一的《药学专业教学法》为职教师资培养培训基地教师专业化培养的理论、实践及教师教育研究能力提供了参考依据，体现了科学性、前瞻性、针对性。

全书在各个课程设计模块部分将意味深长的名家名言、明确的学习目标、清晰的"知识导图"、简练的重点与难点知识进行有机融合，便于学习者把握各单元的学习要点，且通过设置课后思考题的方式让学习者有效地进行知识的复习与巩固。书中在详述国内外医药行业基本概况、特点及我国医药行业人才需求的基础上，坚持系统完整与重点突出相结合、主体知识与阅读材料相结合、文字与图片信息相结合的原则，按照理论教学与实践教学两条脉络，分别阐述了药学类中职教师的基本要求、开展教学的方法与手段，以及其专业成长与发展路径。

本书在编写过程中得到教育部、财政部职业院校教师素质提高计划——职教师资培养资源开发项目专家指导委员会的大力支持，在本书的选题、思路设计等多方面听取了委员会宝贵的意见和建议，在此深表感谢。

在本书编写的过程中，我们学习、参考了有关的文献和资料（包括网络资料）。对于这些文献和资料，我们尽可能标注来源，在此向这些文献和资料的原创者表示深深的谢意。

本书由"药学专业教学法"建设团队合作编写。由张晓丹主编，负责全书框架的设计、内容的选定，统揽全书编写工作的进展。模块一部分，单元1由王宝庆编写，单元2由王宝庆、李娜编写，单元3由高岩编写，单元4由马静遥、马兴胜、周云峰、李娜、高岩、王宝庆编写；模块二部分，单元1、单元2由高岩编写，单元3由李娜编写，单元4由王宝庆编写；模块三部分，单元1由李娜编写，单元2至单元4由李娜、高岩编写，单元5由马静遥、马兴胜、周云峰、李娜、高岩、王宝庆编写；模块四部分由吴迪编写；全书的延展阅读部分由李娜、王宝庆、吴迪、高岩编写，详见文中的二维码。

由于本书是国内药学类专业教学法的首次探索，书中难免有不妥之处，敬请读者不吝指正。

编　者

2018 年 6 月于冰城哈尔滨

目　　录

模块一　导　　论

单元 1　医药行业及中等职业学校

治学：夫不学而求知，犹愿鱼而无网焉；心虽勤而无获矣。

——葛洪

学习目标

1. 理解国内外医药行业的特点。
2. 了解医药行业的基本概况。
3. 掌握我国医药行业的人才需求。

知识导图

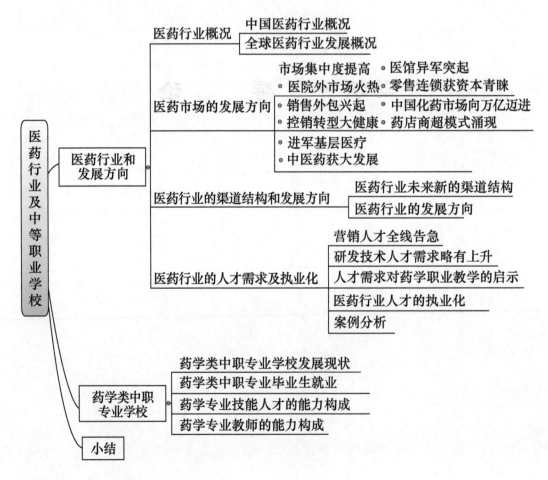

重点、难点

重点：医药市场的发展方向。

难点：医药行业人才的执业化。

正文

1 医药行业和发展方向

2014年6月，国务院颁布了《关于加快发展现代职业教育的决定》和《现代职业教育体系建设规划（2014—2020年）》，这两个文件为职业教育发展指明了方向。中职教育全面贯彻创新、协调、绿色、开放、共享五大发展理念，需要基于中职教育现状，以创新攻坚克难，引领高位发展，提升创新、创业教育水平（孔祥富，2017）。药学职业教育是职业教育的重要组成部分，要想做好药学中职教育，教师首先必须了解当今快速发展的医药行业的发展方向。特别是近两年来，国家加强医药体制改革制度，促进医药执业化的推进，执业药师和执业医师准入资格考试制度和建筑师、律师执业考试并驾齐驱。从中我们可以看出，专业化和执业化是医药行业的发展方向，这也是对我国人民群众合理医疗用药的广度关注，以及提高人民健康水平的必由之路。因此，要引导人民群众合理用药、安全用药，就必须了解医药行业的发展方向，理解发展的规律和特点。

医药产业的发展程度决定了药学教育的规模，药学教育的规模必须与医药产业的发展程度相适应。医药产业的发展水平越高、发展速度越快，对药学人才的需求越强烈。在医药产业发展的影响下，药学教育的毕业生在就业市场受欢迎，更容易就业，于是更多的学校进入药学教育领域；医药产业的发展，对于药学知识和技术的需求也增加，促使药学领域科研活动更加活跃。医药产业对药学人才的需求与其发展阶段的特点是密不可分的，不同的发展阶段对于人才的层次、种类、数量有着不同的要求。当然，这种需求也将随着医药产业的发展而发生变化。随着医药产业规模的不断增大，其内部结构逐渐开始形成并不断发展，医药产业这种复杂的结构要求不同类型的药学人才与之相匹配，而不同类型则需要有不同的教育结构来实现。医药产业的发展推动了药学教育的发展，药学教育要依据医药产业的需求培养合适的人才。药学职业教育毕业生以服务于医药企业为主，也有一部分进入医疗机构或升入更高层次学习。但就业主要以医药企业为主，其就业比例远远超过在其他领域就业的比例，而且在医药企业就业的比例处于上升趋势，药学相关教育应该以医药产业为主要服务对象。因此，如果药学职业教育毕业生以医药产业为主要就业渠道，就可以说就业结构适应医药产业，也说明药学职业教育毕业生能够学以致用（刘玉成，2013）。药学职业教育对接医药产业，按照企业提出的人才培养目标和知识、能力、素质结构，明确岗位导向，共同制订人才培养方案，在师资、技术、办学条件方面合作共享，做到教以致用、学以致用、学做相融。在教学内容上除了专业必需的知识、技能外，还增加了企业生产的药物产品介绍、企业文化和质量管理规范的讲授；根据企业的用人标准，改革完善学生的评价标准和评估制度，注重培养学生爱岗敬业、乐于奉献、诚实守信的职业道德教育。药学职业教育毕业生直接到企业就业，企业避免人才选择的盲目性，学生就业有了保障，这样才可以达到双赢。

1.1 医药行业概况

医药产业是战略性新兴、可持续发展的朝阳产业，是特色产业。医药产业的迅速发展，推动了药学职业教育在硬件、师资和专业等方面的提升，在适应经济转型、产业升级的同时，实现了自身的转型升级。医药产业结构的特点应该与药学职业教育对接，这样才能服务于医药产业提出的发展规划。医药行业是提高人民健康水平和增强药学服务的关键。而影响行业发展的因素众多，事物总是处在不停的发展变化中，如蝴蝶效应，某个因素的改变就可能带来连锁反应。医药行业也是如此，因此需要顺应发展变化。例如，顺应医药科技技术水平的提高，国家政策的调整优化，社会突发事件对医药行业的根本性变革等。我们也发现，医药行业会对产品的升级有很大的关注度，因为拥有众多受众的医药行业对健康的趋势变化更加敏感，医药行业的一举一动常常影响药学相关学生的知识学习和能力培养方向。因此，了解医药行业的发展，对培养适应社会需求的药学专业人才是必不可少的。

1.1.1　中国医药行业概况

中国医药行业是我国国民经济的重要组成部分，是一个传统产业和现代产业相结合，融合一、二、三产业为一体的朝阳产业。其主要门类包括化学原料药及制剂、中药材、中药饮片、中成药、抗生素、生物制品、生化药品、放射性药品、医疗器械、卫生材料、制药机械、药用包装材料及医药商业。医药行业对于保护和增进人民健康、提高生活质量、增强健康生育、救灾防疫、军需战备、促进经济发展和社会进步均具有十分重要的作用。中国医药行业仍然是一个被长期看好的行业。2013 年中国已超过日本成为世界第二医药大国，2020 年前中国预计将超过美国，跃居世界第一医药大国。2012～2017 年是中国经济繁荣发展的 5 年，也是中国医药产业持续进步的 5 年。中国医药工业七大子行业合计销售收入从 2012 年的 1.8 万亿元增加到 2016 年的 2.9 万亿元，年均增长率为 12.7%。2017 年上半年，产业继续保持增长态势，增速达 12.4%。

近年来，我国医药制造业始终保持快速发展态势。截至 2016 年中，我国医药制造业企业累计有 7302 家。2006～2015 年，我国医药制造业的主营业务收入从 4737.29 亿元增加至 25 537.10 亿元，年均增长率为 20.59%；2006～2015 年，我国医药制造业的利润总额从 371.30 亿元增加至 2627.30 亿元，年均增长率为 24.29%。随着我国经济的持续发展和居民生活水平的提高，人们对身体健康的重视程度不断提高，对药品消费的需求随之逐步扩大，使得我国医药行业能够迅速发展。此外，在我国人口数量保持较快增长、人口老龄化加剧、城镇化水平提高及新医改政策实施等的背景下，我国医药市场未来总体需求仍将呈较快增长趋势。

1.1.2　全球医药行业发展概况

医药行业是全世界公认的国际化产业之一，是世界各国重点发展的行业。由于药品与国计民生息息相关，并且随着全球药品需求的不断扩大，各国政府都十分重视药品制造业的发展。多年来，全球药品市场温和改善、药品销售增速有所加快，全球制药行业的生产规模总体保持增长，尤其是包括中国在内的新兴市场增速较为明显。2006～2014 年，全球医药市场销售额由 6096.14 亿美元增至 9541.16 亿美元，年均增长率为 5.76%，高于全球经济增长速度。2017 年，全球仅处方药市场规模就达到 7770 亿美元。全球新兴国家医药市场反映出强劲的整体增长态势。

1.2　医药市场的发展方向

近两年来，对医药行业来说既有转型的阵痛也有收获的喜悦，尤其是一系列政策的发布对医药行业发展有深远的影响，从医药工业、医药流通到医院和连锁药店，医药行业正在经历深刻的变革。在政策春风频吹、医健产业升级、消费需求变化、主动健康提升形式之下，医药行业未来的发展方向更为从业者关注。

1.2.1 市场集中度提高

随着国家"营改增""两票制"甚至"一票制"等政策的推行，处方药遇到了很大的销售瓶颈，处方药企业的利润空间受损。为了确保市场份额不减反增，医药企业纷纷向非处方药（OTC）市场转型。2017年，处方药、OTC市场竞争日益残酷。相关数据显示，药品流通行业市场巨大，2016年药品流通行业总销售额在1.66万亿元以上，并且保持了超过10%的增速。但是，行业集中度不高、流通渠道层级过多、市场不规范的情况也不应忽视。对此，宏观政策市"控"，控制流通企业的数量和质量。按照《"十三五"深化医药卫生体制改革规划》和《全国药品流通行业发展规划（2016—2020年）》，要在未来几年内培育出规模超过5000亿元的大型企业、数家超过1000亿元的全国性药品流通企业及销售额超过100亿元的区域性流通企业，这也推动了医药流通企业之间的兼并重组。

按照规划，到2020年全国前100强的医药商业公司要占市场90%的份额，而目前医药流通企业超过1.3万家，这意味着医药流通行业的淘汰率将高达100∶1，除了等待被兼并的命运之外，小规模流通企业自发重组也是重要的方向。随着医药市场并购重组的大量发生，处方药和OTC市场的集中度将越来越高，医药工业将向前100强品牌企业集中，医药商业将向前15强医药商业集团集中，省级市场将向前三强商业公司集中。品牌企业的品牌和品质优势大大凸显，大企业、大品牌集群作战时代已经到来。

1.2.2 医院外市场火热

处方药市场受国家政策的影响，竞争将越来越白热化。但很多做院外销售的品牌厂家反而愈挫愈勇，营销模式"乾坤大挪移"，纷纷将销售阵地转到院外销售。国家要求二甲以上医疗机构2017年的药占比（不含中药饮片）不能超过30%，因此越来越多的医院药品将从医院的门诊药房和住院药房向院外渠道销售。从这个角度来说，医院外渠道将成为医药企业争夺的重要阵地。医院外渠道在国外是主流的医药销售模式之一，这也必将成为中国的主流医药销售模式之一。

1.2.3 销售外包兴起

目前，全国制药企业的营销模式大致可以分为三类：销售规模低于5000万元的制药企业大多采取纯招商模式，销售规模高于10亿元的制药企业普遍采取自主经营模式，大量销售规模为5000万～10亿元的制药企业则是自主经营＋销售外包模式。销售外包企业可围绕委托企业的核心竞争力，为其量身打造运营方案，提供产品系统策划、产品系统培训、产品系统推广、品牌系统提升等众多服务项目；同时将大量销售人员投入市场，迅速扩大产品覆盖面，协助委托制药企业打开市场。全球知名医药企业礼来将两个成熟医院品种的销售外包给中国的一家知名医药企业，拉开了医药企业销售外包的序幕。相信销售外包模式将会逐步受到中小型医药企业乃至大型医药企业的青睐，医药行业分工将越来越精细化和专业化，医药市场也将逐渐规范。

1.2.4 控销转型大健康

党的十九大报告提出实施健康中国战略，坚持中西医并重、传承发展中医药事业，为我国医药事业发展指明了方向。人民健康是民族昌盛和国家富强的重要标志。这是党对医药事业的肯定，同时对医药产业提出了更高的要求。大健康理念将从理论付诸实践，医疗卫生体制改革将全面破解世界难题，从田野到餐桌的食品安全防线将全面构建，为全体国民描绘健康中国的实施路线图。美国健康产业是近十年来增速最快的产业，占国内生产总值（GDP）的比重为8.8%。中国大健康产业占GDP的比重为5.6%。和美国相比，中国的大健康产业处于初创期，医药产业尤其是医药制造部分的占比很重，健康服务产业发展还有很大空间，在产业细分及结构合理化方面需要更大的提升和完善。

随着控销模式的深入推进，部分OTC控销团队遇到了销售、市场、团队、终端等各方面瓶颈，很多OTC控销企业开始向医药大健康产品转型。品牌控销团队进军大健康产业要警惕以下几点：①调研先行。前期市场调研必不可少，所谓"知己知彼，百战不殆"。②产品储备。产品不要多，最好专注于某一个领域的一或两个产品，前期最好聚焦一个产品进行重点突破。产品拟进入的大健康细分市场竞争并不充分，也就是暂时还没有领导品牌，另外就是产品本身的市场潜力。③资金储备。OTC控销企业进入医药大健康产业，除了需要一定的时间成本外，更需要资金储备。④团队储备。成功进行战略转型的企业都有一支强大的营销团队。原则上不建议医药控销企业通过招聘建设大健康控销团队，这样做的失败概率比较大。⑤市场试点。许多医药企业具备上述条件后就急不可耐地希望全国市场遍地开花，结果因为准备不足败下阵来，这样的例子在大健康领域屡见不鲜。

1.2.5 进军基层医疗

国家针对基层医疗提出的《国家卫生计生委关于妇幼健康服务机构标准化建设与规范化管理的指导意见》对中医参与分级诊疗做了明确安排：一是在明确各级各类医疗机构诊疗服务功能定位时指出，城市三级中医医院充分利用中医药（含民族医药）技术方法和现代科学技术，提供急危重症和疑难复杂疾病的中医诊疗服务和中医优势病种的中医门诊诊疗服务。二是在大力提高基层医疗卫生服务能力时，要求提升基层医疗卫生机构的中医药服务能力和医疗康复服务能力，加强中医药特色诊疗区建设，推广中医药综合服务模式，充分发挥中医药在常见病、多发病和慢性病防治中的作用。三是对县级中医医院，提出要重点加强内科、外科、妇科、儿科、针灸、推拿、骨伤、肿瘤等中医特色专科和临床薄弱专科、医技科室建设，提高中医优势病种的诊疗能力和综合服务能力。四是在考核评价标准中，明确提供中医药服务的社区卫生服务中心、乡镇卫生院、社区卫生服务站、村卫生室占同类机构之比分别达到100%、100%、85%、70%，基层医疗卫生机构的中医诊疗量占同类机构诊疗总量的比例≥30%。新医改真正进入了深水区，其中最主要的标志之一就是国家在270个城市进行分级诊疗试点。医药企业要吃透基层医疗市场，就必须先吃透国家相关政策。可以想象，以城市社区卫生服务中心、农村乡镇卫生院为代表的主流基层终端和以社会单体诊所、专科诊所为辅助基层终端的药品销售将出现大规模增长，成为医药企业争夺的主流渠道之一。

1.2.6 中医药获大发展

国家出台了很多中医药产业政策和法规，如《中医药发展战略规划纲要（2016—2030年）》《中医药发展"十三五"规划》《中华人民共和国中医药法（草案，二次审议稿）》等。这些法律、法规的出台极大地推动了中医药事业的发展，特别是中医药适宜技术的发展。中医药适宜技术通常是指安全有效、成本低廉、简便易学的中医药技术。许多大型品牌企业根据自身特点，纷纷建立专门的学术团队和培训团队，依托学术支撑、培训支撑的"双轮驱动"和销售团队，在为基层医疗终端做好服务的同时，既推动了中医适宜技术的广泛传播，又有效地进行了企业品牌宣传。"不打针，不吃药，不开刀"正在被越来越多的中国老百姓所认可，国务院高度重视推动中医药发展对这类产品是极大利好的。中药饮片不取消加成，比药品加成更高，各地基层医疗机构纷纷增设中医科，这也将带动这一产业风起云涌。坚持品质化运作，拥有系统营销网络的企业会成为市场最终的赢家。中医药现代化首先是从标准化入手，重点针对中药材种植、中药炮制加工、中药饮片生产、中成药的质量提升等生产全过程中的技术规范和标准缺失或过时等问题，着力于中药生产各流程的技术规范优化、中药产品标准及中药产品可溯源的系统建设，完善并修订一批中药生产全流程标准，强化中药产品的监督、鉴别和鉴定方法；其次是临床研究加速，用科学的方法完善中医药理论体系；最后是注重人才梯队建设，保证中医药能够传承与发扬。

2017 年国家食品药品监督管理总局（CFDA）发布了另外一个中药文件——《中成药通用名称命名技术指导原则》对中药进行规范。该指导原则发布后受理的中药新药应根据此技术指导原则的要求进行命名；已经受理的中药新药，其命名与技术指导原则不符的，注册申请人可以通过补充申请重新命名。对于已上市的药品，违反命名原则的要进行规范，CFDA 要求以下三种情形的中成药名称必须更名：①明显夸大疗效，误导医生和患者的；②名称不正确、不科学，有低俗用语和迷信色彩的；③处方相同而药品名称不同，药品名称相同或相似而处方不同的。与技术指导原则不符的中成药名称也有可不更名的例外，CFDA 明确：对于药品名称中有地名、人名、姓氏，药品名称中有"宝""精""灵"等，但品种有一定的使用历史，已经形成品牌，公众普遍接受的，可不更名。此外，来源于古代经典名方的各种中成药制剂也不予更名。中成药通用名称更名工作由国家药典委员会负责，其将组织专家审查提出需更名的中成药名单，并公开征求意见。在该名单确定并公布后，列入名单内的中成药均应更名。对于需要更名的中成药，批准更名之后，给予 2 年过渡期（以新名称公布之日起计），在过渡期内采取新名称后括注老名称的方式，让患者和医生逐步适应。CFDA 要求，批准更名之日起 30 日内，生产企业应向所在地省级食品药品监管部门备案更名后的新说明书、标签；自备案之日起生产的药品，不得继续使用原说明书、标签；备案前生产的药品，有效期在 2 年过渡期内的，该药品可以继续使用原说明书、标签至有效期结束；有效期超过 2 年过渡期的，该药品可以继续使用原说明书、标签至过渡期结束。CFDA 也明确了更名申请的流程。在需更名的中成药名单公布后 2 个月内，相关生产企业应以公函形式向国家药典委员会提出拟修改的建议通用名称，并提交相关资料。按照《中成药通用名称命名技术指导原则》最多提供三个通用名称，按推荐次序排列，并详述命名依据。出具与国家食品药品监督管理总局政府网站药品数据查询系统中已批准注册的药品名称不重名的检索结果。涉及多家企业的品种，可由各企业单独提出更名；或协商一致后共同出具公函（加盖各自公章），推举一家企业提出更名。国家药典委员会将组织专家审核企业提出的建议通用名称，并公示审核结果，再对公示征集到的反馈意见进行研究，并确定更名后的通用名称。最后，国家药典委员会将审核结果报 CFDA 发布。可见，政府对中药的支持再上一层楼。国家领导人将其称为中国古代科学的瑰宝，并保证给予非传统疗法和西药同等的政府支持。从 2018 年初起，传统中药或不再需要通过中国的药物安全性和有效性人体临床试验。根据 CFDA 在 2017 年 10 月公布的相关草案，只要药厂根据经典名方生产制剂，就可以免去成本高且周期长的临床试验。香港大学中医药学院院长劳力表示虽然中医药将不再需要通过临床试验，但 CFDA 仍旧会要求制药方通过动物或细胞对药品进行临床前药理测试及药物毒性研究才能获批。即经典名方制剂简化标准审评审批只是免了药效研究及临床试验资料，而药学及非临床安全性研究资料还是需要提交的。非临床安全性试验包括安全药理学试验、单次给药毒性试验、重复给药毒性试验、遗传毒性试验、生殖毒性试验、致癌性试验、制剂安全性试验（刺激性、溶血性、过敏性试验等）及其他毒性试验。在完成质量概貌研究后再进行非临床安全性试验，预计只需要花两年时间。国家中医药管理局和 CFDA 将共同拟出一份经过批准的古代经典名方目录，经典名方目录遴选有 4 个明确的原则：至今仍广泛应用；疗效确切；具有明显的特色；优势的方剂。政府一直强力推广传统中药，以作为昂贵的西药的替代品。中医药从业人员对此政策表示欢迎，称中药生产厂家的新药审批及上市流程将大大简化。经典名方经历了无数前人千百年的临床检验，其疗效及安全性不言而喻。经典名方制剂上市，正是打破既往以西评中模式对传统中医药的桎梏，提供探索符合中医药特点的安全性评价路径、方法和思路的契机。经典名方制剂的注册规定和以往中药注册办法最显著的差异就是首次要求做标准煎液，并以标准煎液为节点，将经典名方制剂的注册工作分为两个阶段。标准煎液的研究，成为决定经典名方注册的重中之重。标准煎液以浓缩浸膏或经适宜的干燥法制成的干燥品为基本形态。经典名方制剂药品标准的制定，应与标准煎液作对比研究，充分考虑在药材来源、饮片炮制、制剂生产及使用等各个环节影响质量的因素，开展药材、饮片、中间体、标准煎液及制剂的质量概貌研究，综合考虑其相关性，并确定关键质量属性，据此建立相应的质量评价指标和评价方法，确定科学合理的药品标准。

1.2.7 医馆异军突起

国家中医药管理局印发《乡镇卫生院社区卫生服务中心中医综合服务区（中医馆）建设指南》（以下简称《指南》），指导和规范乡镇卫生院、社区卫生服务中心中医综合服务区（中医馆）的建设工作。《指南》从中医科室设置、中药房建设和药事服务、中医药人员配备、中医医疗和康复服务、中医预防保健服务、信息化建设及规章制度执行 7 个方面提出建议。《指南》建议：乡镇卫生院、社区卫生服务中心的中医（含民族医）科室应集中设置，设在突出位置，在装修装饰上体现中医药文化特色；设置相对独立的中药房，有条件的可设置煎药室，或采用互联网、物联网等技术提供中药饮片配送、代煎代送等服务；鼓励培育中医优势病种和中医特色专科；鼓励运用移动互联网、智能客户端、即时通信等现代信息技术，为基层患者提供在线预约诊疗、候诊提醒等服务。同时，相关政策规定：各级公立医疗机构要逐步设立中医馆或国医堂，进行中国传统中医药适宜技术的临床推广，大力发展中医药适宜技术。在此，我们把它们统称为第四终端，这个终端也包括社会中医馆、民营医疗机构、公立中医院。可以预见，中医馆和国医堂将成为医药品牌企业进军基层医疗的重要终端。同时，政府也放宽了中医从业和开设中医院的要求。自 2017 年 7 月起，中医药专业的学生不再需要参加基于西医的国家医学考试，他们可以参加学徒式培训，通过技能测试取得相应资格。而开设中医诊所也不再需要 CFDA 的批准，只需登记即可。政府的最终目标是到 2020 年，让所有的中国卫生保健机构都提供基本的中医药服务。根据

2016 年 2 月国务院发布的路线图，中国计划将每万人口中医人数由不足 3 人增加到 4 人。中国也希望到 2020 年，将中药占医药销售额的比重由 26% 增加到 30%。

1.2.8　零售连锁获资本青睐

医药分开的行业趋势越来越明显，医药行业有批发企业 12 900 多家，但批发排名前 100 位的企业占据了 70% 的市场份额，连锁药店正成为上市公司逐鹿的香饽饽。2016 年，已经上市的连锁巨头除了有云南一心堂、湖南老百姓、湖南益丰三巨头外，在新三板挂牌的还有易心堂、聚丰堂等。中国药品零售市场处于上升状态，发展空间很大。特别是国家在广西柳州市、湖南永州市等城市进行医药分开试点，允许患者持院内处方到院外购药，可见国家欲拉开医药分开序幕的端倪。实现上市后，连锁药店上市公司大多走上了并购扩张之路。随着中国医药零售企业集中度越来越高，医药零售连锁业态的资本扩张步伐将更快，未来将有更多的连锁药店跃上新三板或直接上 IPO（首次公开发行）。医药行业的关联政策很多，药品上市许可持有人（MAH）制度的实施，流通两票制的药品经营质量管理规范（GSP）、药品生产质量管理规范（GMP）飞行检查、一致性评价、集中采购、医保联网等政策都会影响零售连锁企业的发展。总之，医联体、分级诊疗、公立医院改革、药品零差率、处方延伸等政策都需要引起连锁企业的关注。

1.2.9　中国化药市场向万亿迈进

我国作为全球仅次于美国的第二大医药市场，生物医药、创新药物进入前所未有的高速发展期，具有强劲的市场潜力，创新药物的研发和专利到期药物的抢仿备受瞩目。有关数据显示，2016 年 1~9 月，中国重点城市公立医院用药总金额近 1000 亿元。据南方医药经济研究所权威人士预测，在新《国家医保目录》出台、药品谈判机制推进、医保严格控费、等级医院向社区医院分流和"两票制"营销模式等新政策影响下，国内重点城市公立医院用药市场增长率将不超过 7.6%，精准测算重点城市公立医院用药总金额在 1400 亿元左右，中国化药总体市场已向 1 万亿元迈进。

1.2.10　药店商超模式涌现

如果把整个大健康产业比作海上的一座冰山，那么治病救人的医药事业只是浮在海面上的冰山一角，治未病的保健事业尚且沉在水面下的部分大得惊人。据介绍，日本药店的分类管理非常有特色，包括专业的处方药店和大健康药店。中国台湾的药店更有特色，其大健康产品占比高达 70%，药品占比才达到 30%。现在随着中国广大老百姓生活水平的提高，越来越多的人已经由治病为主转向防病为主，预防保健走在个人健康维护的前列。这种复合型药店也将在中国不断涌现，它们比单纯经营药品的药店更具竞争力。这种"药店＋商超"模式将是中国药店未来发展最理想的出路，可以让药店走上良性发展轨道，也为大健康企业的发展创造了巨大需求。

1.3　医药行业的渠道结构和发展方向

1.3.1　医药行业未来新的渠道结构

为落实党中央、国务院对食品药品监管"四个最严"的要求，进一步整顿和规范药品流通秩序，严厉打击违法经营行为，国家食品药品监督管理总局决定对药品流通领域的违法经营行为开展集中整治，发布了《总局关于整治药品流通领域违法经营行为的公告（2016 年第 94 号）》。由此可见，未来的医药行业渠道结构将会发生变化，以下几种形式将成为常态。

1.3.1.1 有自营队伍的渠道结构

有自营队伍的渠道结构基本是经销商＋分销商的渠道结构。这类渠道结构中经销商主要负责物流和资金层面的工作，分销商主要负责药品分销层面的工作。一般，经销商在各省基本是一层，分销商可能有几层。

1.3.1.2 代理制为主的渠道结构

代理制为主的制药企业，由于市场上基本没有地面管控队伍，都是依靠全国代理、省级代理等向下层层招商形成的商业机构，所以这种商业结构基本上是不可控的。制药企业基本不能掌控下层渠道商、各种终端数据和各种终端资源，而且上层级的渠道商对制药企业有较大的话语权，经常变相压价或提出更多的费用要求。但在这类商业机构中，很少有企业主动做所代理产品的品牌和市场工作，所以很多以代理为主的制药企业，品牌知名度和产品知名度都较弱，这其中也包括很多上市公司。一些公司上市后才逐步被公众认知，品牌知名度才逐步上升。代理制模式下，制药企业的利润都是比较低的，因为代理商会拼命地压榨制药企业，以获得更大的运作空间和更多的利润。很多制药企业选择代理制，主要是为了降低自营队伍的高昂成本，同时能较为省心地将产品行销到各个终端。

1.3.1.3 大包制渠道结构

大包制是很多采用控销模式的制药企业采用的一种更为多层级的渠道结构。大包制是层层大包，最多层级达到 9 层。大包制是可以先有全国大包商，之后是各省、各地市、各区县、各乡镇。在这些层级中，可以一个层级出现两个大包商，比如省到地市，有很多就是两层。大包制极大地激发了自然人的药品销售热情，因为这种模式其实是把自然人定义为"创业老板"。以大包制为主的制药企业的渠道结构中，走票、挂靠现象最为严重，因为自然人无法开具发票，只能从现有的商业区域走票。2016 年中共中央办公厅、国务院办公厅的《国务院深化医药卫生体制改革领导小组关于进一步推广深化医药卫生体制改革经验的若干意见》下发，根据该意见内容，所有公立医院取消药品加成，同步调整医疗服务价格，公立医院药品采购逐步实行"两票制"。"两票制"的推行，将彻底改变制药企业原有渠道结构。

经过《关于整治药品流通领域违法经营行为的公告》（94 号文件），公立医疗机构药品采购中推行两票制文件和营业税改增值税，我国制药企业未来的渠道结构会发生巨大的转变。这个转变可能是多层面的，各种市场要素重新组合，渠道中的成员会逐步向专业化方向转化，不能转化的渠道成员只能面临消失的结局。中共中央、国务院发布《"健康中国 2030"规划纲要》，其中在医药产业中指出，要推进医药流通行业转型升级，提高流通市场集中度，形成一批跨国大型药品流通企业。截至目前，国内医疗流通企业有 1.3 万家，估计经过 3 年左右的整合后，会留存 5000 家左右，大量的倒票、过票而没有纯销的医药商业公司会倒闭。但是，有纯销和基层渗透功能的中小医药商业企业绝对不会消失。未来，我国制药企业的渠道结构将会形成单一化的渠道结构，单一化的渠道结构对制药企业提出了更高的市场运作要求，但同时也给了很多有竞争性产品群的制药企业一个更好的发展机会。

1.3.2 医药行业的发展方向

充分利用现有资产存量，严格控制新建制药企业，引导新的生物工程药物品种向现有企业集中；建立风险投资机制，尽快设立医药产业基金，引导社会资金流向现代生物技术领域。鼓励国有经济增加在现代生物技术产业上的投入，以占领技术制高点，扩大控制力；加强中国科学院、军事医学科学院、中国医学科学院及有关的生物技术科研机构与重点医药企业之间的信息交流，形成有利于技术创新、加快科技成果产业化的有效机制。特别是生物医药产业的发展，高度依赖于专利技术，专利作为知识产权中科技含量最高的部分，覆盖着绝大部分的重要科技研究成果（潘红玉等，2017）。引导企业早期介入生物技术应用研究，采取切实有效的政策措施加大对现代生物技术产业化项目的科研补助、技改贴息及企业资本金注入的支持力度，形成一批具有国际竞争力的高新技术企业。生物医药产业是中国应对经济新常态的具有巨大发展前景的新兴产业。重点利用重组 DNA 技术和原生质体融合技术构建新菌种或改造抗生素、维生素、氨基酸等产品的生产菌种，提高发酵水平，降低消耗。开发预防、诊断与治疗恶性肿瘤、心脑血管疾病、神经系统疾病、消化系统疾病、艾滋病及其他免疫缺陷等严重威胁人类生命与健康的疾病的新型疫苗、诊断试剂和生物技术药物；开发现有生物技术产品的新剂型，包括涂剂、栓剂、气雾剂、滴剂等；采用基因工程技术、细胞工程技术，生产濒危和稀缺中药材。但同时也要认识到，国家对药品审评趋严，药品一致性评价进展速度加快，对GMP、GSP、药品非临床研究质量管理规范（GLP）等的监管力度加大，医保支付标准向通用名靠拢，这些政策制度迫使我国医药工业一定会在产品结构、药物创新、企业管理、销售模式等方面出现根本性变化，而这些医药产业链出现的变化肯定会给制药企业带来机遇与挑战（蔡仲曦和干荣富，2016）。

1.4　医药行业的人才需求及执业化

1.4.1　营销人才全线告急

无论医药企业人才需求的原因如何多元化，绝大多数医药企业的紧缺职位都定格在了医药销售及研发技术类人员上。目前，国内的医药企业数量庞大，又由于医药市场的不断加大及医药企业新产品的投入，医药营销人才需求持续增加。然而，在医药销售人才大量需求的大环境下，医药企业对销售人员的要求却更趋精英化与专业化。不仅在医药学的专业学历背景和相关经验上有要求，对其处事及解决问题的能力和方式也相当看中。显然，销售人才的硬性、软性条件并重成为医药企业招聘的主导方向。不过，择才的高要求也使得医药企业招人遇到瓶颈，愿意给出高价高薪。确实，由于近年医药行业形势严峻，医药销售的难度加大，指标较难完成，这一职位的吸引力已大不如前。医药行业的总体离职率较 2016 年有小幅提升，这主要有两方面原因：一方面，医药行业关键岗位人才的供求关系继续呈现出供小于求的局面，使得人才的竞争更加激烈；另一方面，随着医药行业的日趋成熟，岗位对于从业者能力的要求在不断提高，这也增加了人才的流动性。从部门来看，流动性排在首位的是销售部门，而人力资源、财务等职能型部门的离职率则相对较低。高端营销人才方面，如营销经理、区域经理，行业内部互挖墙脚的情况严重。业内人士透露，一些销售部门的高流动率是因为高工资福利和高培训时间都抵不上提成与销路好的药品，毕竟销路好的药品提成高，而药品的强竞争力又可缓解销售的工作压力，并且能获得成就感与满足感。在新鲜血液方面，培养应届生顺利上岗起码需要半年时间。

1.4.2 研发技术人才需求略有上升

在研发领域，由于医药商业的发展趋势及外资企业科研本土化的进行，医药企业对研发技术人员也有热捧趋势。原先医药行业中许多中小企业并不重视研发，仅依靠仿制来扩大自己的产品增量，使销售终端获得利润。如此模式虽然在短期内回报率较高，却并非长久之计，尤其是如今市场的转变和一系列政策的出台，使得新产品的研发成为企业生存、发展的必经之路。当以企业为主体、科研院所为支撑、市场为导向、产品为核心、产学研相结合的医药创新体系逐步建立后，企业新产品的研发将起到核心作用。而从整个行业来看，国内医药制造企业普遍技术创新动力不足，这将对中国医药制造业的发展产生极为不利的影响，在与外资医药企业的对抗中将落下风。要扭转这样的状况，加大研发技术类人员的投入与培养是当务之急。除了新药品的研发之外，企业对于环保、节能减排和能源管理、资源综合利用也将加大力度，相关领域的从业人员将成为医药行业的香饽饽。

1.4.3 人才需求对药学职业教学的启示

为了更好地提高人才培养质量，进行专业建设，使本专业培养目标更加贴近生产实际，需要进行一系列调研活动，了解社会、行业及企业对医药专业人才的知识、能力、素质要求的变化趋势，及时掌握市场需求信息（邓颖慧和马莎，2017）。药学职业教学首先是加强在校生的政治思想品德的教育，加强就业指导，树立正确的人生观、价值观。其次是尽最大能力改善学校各专业的实训条件，特别是对一些技术要求较高的岗位，应较好地完成学生上岗前的技能训练，使其到达企业后，很快能适应新的工作岗位，满足企业、学校及公司的需求；建立真正意义上的校企合作，企业能参与学院各专业人才培养方案和教学计划的制订，经常性地开展校企共同参与的教学工作研讨会，能根据企业的需要安排专业课的理论与实训内容。各专业均能培养出受企业、用人部门欢迎的适销对路人才。企业在参与学校的教学活动时，把不断变化中的企业对技术应用型人才的知识结构、能力结构和素质要求体现到学校的教学改革中去，这样企业用人部门就可以源源不断地得到称心如意的技术应用型人才。在教学中多组织医药行业的调研活动，药学职业教学中应采取"走出去、请进来"的方式举办形式多样的培训、学习活动，提高教师的专业知识和专业技术水平。

1.4.4 医药行业人才的执业化

执业药师是指经全国统一考试合格，取得《执业药师资格证书》并经注册登记取得《执业药师注册证》，在药品生产、经营、使用单位中执业的药学技术人员。我国于1994年开始实施执业药师资格制度，由国家食品药品监督管理总局负责对药品生产、经营、使用单位的药学技术人员实施执业资格准入控制和监督管理。新《中华人民共和国药品管理法》（以下简称《药品管理法》）明确规定：凡是药品的生产、经营、使用单位均应配备相应的执业药师，并以此作为开办药品生产、经营、使用单位的必备条件之一。《执业药师资格制度暂行规定》要求，执业药师对违反《药品管理法》及有关法规的行为或决定，有责任提出劝告、制止、拒绝执行，并向上级报告。执业药师在执业范围内负责对药品质量进行监督和管理，参与制定、实施药品全面质量管理，对本单位违反规定的行为进行处理，负责处方的审核及监督调配，提供用药咨询与信息，指导合理用药，开展治疗药物的监测及药疗效的评价等临床药学工作。执业药师对我国医药事业的发展具有重要意义：它是医药事业适应"两个根本转变"，走向社会主义市场经济，我国实行法制化建设，加强宏观管理，依法行政，促进医药体制改革，特别是药品分类管理的战略性措施；是我国医药行业专业化、市场化、国际化和科学化发展的必由之路。执业资格制度与专业技术职务聘任制度的联系是：从广义上讲两者都是人才评价制度，执业资格制度是职称工作的发展和延伸。两者的区别主要是：①执业资格是从岗位入手确定的评价标准，是一个层次的评价，不搞多层次评价；职称是按照工资结构层次进行的多层次评价，如药师是按主任药师、副主任药师、主管药师、药师来分的工资档次。②执业资格是对关键岗位的要求，应有鲜明的岗位属性。例如，药师中搞配方、核方的都是关键岗位，没有签字就不能生产和发售。③执业资格是采取考试的办法进行确定，这是国际上的通用做法；而职称是通过考核或评审的办法取得。④执业资格一般具有国际可比性，而我国现行职称许多是不考虑国际可比性的，是结合我国工资制度设置的评价制度。⑤对执业资格实行注册管理，是一种动态的长期的管理，考试后要注册，不注册则资格失效；而职称不需要注册，实行考核，考核不合格的要低聘或解聘。

国家卫生和计划生育委员会办公厅 2018 年就《中华人民共和国药师法（草案征求意见稿）》向各省、自治区、直辖市卫生和计划生育委员会，中国医学会，中国药学会，中国医院协会，中国药师协会，国家发展和改革委员会，财政部，教育部，人力资源和社会保障部，国家食品药品监督管理总局办公厅，国家中医药管理局办公室，中央军委后勤保障部卫生局征求意见，预示该法将正式颁布，我国医药行业将正式进入药师执业化。同样对药学执业教育来说，执业药师考试可以比喻为毕业考试或检验。将进一步规范医药行业人才的标准化和职业水平，利于医药事业的健康执业化发展，开展广泛的药学服务、合理用药等知识的普及。

1.4.5 案例分析

珍宝岛药业注射用血塞通营销案例

基本药物制度的全面覆盖实施带来的是基层医药市场的跨越式增长。基层市场加速放量，使注射用三七制剂作为基本药物目录中治疗心脑血管疾病的主要品种，面临巨大的政策机遇。珍宝岛药业注射用血塞通是在心脑血管中药制剂前五强的三七类制剂，是最具有市场潜力的品种之一。但这类产品虽临床应用多年，却尚无学术领导者，无系统循证医学学术理论体系。注射用血塞通产品高端市场竞争激烈，产品差异化学术观点的支撑和宣传是加大医院开发率、提高医生和患者认可度的重要保证，珍宝岛前期有一定的基础，但总体不足。

珍宝岛公司的营销团队，跳出以往学术营销的框架，通过高端、低端立体学术营销组合策略，打造了一套"专业化立体学术推广"模式，从而推动处方药产品品牌销量的快速提升。开展多中心临床试验、挖掘产品新的临床学术观点，并通过系列推广打造珍宝岛注射用血塞通三七制剂学术领导者的品牌地位。在专业杂志上，通过平面广告、有奖征文活动、高端专业学术媒体软性学术报道等实现高空学术支持体系，为各级学术会议、活动提供高端学术支持，解决产品学术认识，树立前沿学术品牌形象。参加各级（国际级、国家级、省级）专业学术会议、承办各级学会专业学术会议，通过各级专业人士进一步确立权威学术形象。通过大型"临床安全使用"公益培训、基层医疗机构学术会议等向各级医疗机构临床专家、医生宣传企业实力、产品优势、临床应用等信息，解决认知认可、正确使用的问题，建立处方习惯，树立企业和主导产品的品牌形象。全年召开基层医疗机构学术会议 1000 场，培训基层医疗医生 20 000 名；全年召开专业学术会议 20 场，覆盖专家 50 000 名；全年共计召开各级学术会议近 3000 场，覆盖近 50 000 名临床专家医生。由此，基层医疗机构对珍宝岛和注射用血塞通的知晓率、认可率大幅提升，开发和销量均翻番；主导产品年度销量增长率达 120%；分公司学术会议完成指标考核达 95% 以上，参会客户满意率达 90%，极大地提高了企业的学术形象和产品的学术地位。

分析：药品的销售是医药企业的核心能力之一，而具有专业知识的营销型人才是提高销售业绩和利润的最根本保证。只有不断提高员工的知识水平，进行药品的多种形式相结合的医药学术营销才能促进销售额的提升。案例中打造了立体式学术营销组合战略：多中心临床试验＋新临床学术观点共识＋高空学术宣传＋专业学术会议学术品牌宣传＋专家学术代言＋全面高端、低端各级学术会议承接＋大型临床安全使用公益培训，这些活动都反映出了对医药企业员工人才能力的专业化和执业化要求的特点。医药行业人才的执业化是药学职业教育开展的必由之路。例如，美国已经实现了药品销售的执业药师指导的药学服务系统。美国社区执业药师的主要工作包括配药、指导社区医生用药、管理药店相关工作人员、教育患者用药、给患者提供健康生活意见等。一般的流程是：首先，医生将处方直接发到药店，包括患者的年龄、性别、过敏史、病史、保险公司等；然后药店药师输入医生处方后，可打印出标签，准备好药品，同时将处方发给保险公司，而保险公司会立刻回复患者和保险公司共付的比例；最后，执业药师将医生处方、标签、药品核对后，如果准确无误就配药给患者，并给予相关咨询。执业药师同医生、律师一样拥有很高的社会地位。他们的职责是负责对医生开出的处方药进行复核，对非处方药物进行监控和指导，对顾客、患者进行药物咨询和用药辅导。民意调查结果显示，有 70% 的美国公民表示完全信任药师，仅次于排名第一的护士，位居最受美国民众信任的职业第二名；超过 65% 的药师被零售药店雇佣，但也有一部分药店经营者会兼职本店的药师；另外有 22% 的药师供职于医院，其余的人则是分布在邮购药房和网络药店。这些都是可以借鉴和参考的药学执业化经验。

2 药学类中职专业学校

2.1 药学类中职专业学校发展现状

药学在世界各大经济领域可以说是发展最快的门类之一，医药公司的年经济效益增长率已经高于国家的经济增长速度。并且它关系到每个人的健康，因此越来越受到国家和社会的重视，在专业人才方面有稀缺，这表明药学类中职专业学校有广阔的发展前景。随着我国课程改革工作的逐渐深化，药学类中职专业学校和教师需要注重对学生专业知识和能力方面的教育教学。然而，事实上许多中职院校未能很好地落实相关的教育教学，未能将专业培养和实践课程进行合理的安排。因此，无法对中职学生进行更多的锻炼，医药文化思想也未能在教育工作中有所体现。通过对发展现状的综合分析，发现中职院校在教师队伍方面尚且存在一定不足，并且仅可以通过较少的渠道获得教师人才；而且这些教师中存在一部分人无法更好地胜任自己的工作，专业水平较低并且缺乏医药行业的相关经历和经验，这也是继续培训制度方面不足的体现，这些方面均使药学中职教育质量及效率无法更好地提高。要解决这些问题，首先必须将更多的资金投入中职药学教育工作中，购买更多所需的教学设备和实验实训仪器；此外对教师团队加强建设，需要对中职药学教师的专业水平及道德素养两方面进行教育和培训，从而使教师可以掌握更多先进的教育理念及方法，并将其应用到实际教学工作中，提高教育教学质量及效率。此外，对教师职业道德素养进行教育培训可以使教师更加认真负责地完成本职工作、提高教学效果。以创新引领职业教育改革行动升级。为全面贯彻落实全国教育工作会议精神和《国家中长期教育改革和发展规划纲要（2010—2020年）》，深入推进中等职业教育改革创新，教育部于2010年11月27日印发了《教育部关于印发〈中等职业教育改革创新行动计划（2010—2012年）〉的通知》（教职成〔2010〕13号），其中明确提出创新职业教育体制机制、创新职业教育发展方式、创新职业教育人才培养模式、创新职业教育评价考核制度等4个方面的总目标，引领职业教育的改革创新行动，取得明显成效，但如何巩固已有改革成果，寻求新突破，需要以创新引领职业教育改革行动升级，才能厚植发展优势。

2.2 药学类中职专业毕业生就业

药学类中职专业学校的就业岗位主要有生产岗位、经营岗位、检验岗位、服务岗位。即学校毕业生主要初次就业岗位有社区、乡镇、村等基层医疗卫生机构和民营医药企业的初级药师等；发展岗位有药品生产与经营企业执业医师、主管药师等；拓展岗位有医药代表、驻店药师及各辖区药品食品监督管理局公务员等。经济和产业的快速发展为药学类中职专业学校教育带来了巨大的发展空间和挑战，药学教育必须依据社会对人才规格、素质、技能的要求，不断创新人才培养方案和模式，改革教学方式，坚持以就业为导向，努力将学生培养成为下得去、留得住、用得上、上手快、素质高、能力强、技术精，上岗有技能，转岗有潜能，创业有实力，具有可持续发展和创新能力的高素质技能型人才。但随着社会经济的迅速发展及国家教育政策的系统性调整，中职学生就业也呈现了许多新的特点：学校的培养方式和市场需求之间存在偏差（吴琼，2014）；学生的价值取向及就业选择存在矛盾；社会对中职教育的认同存在误区，因而有必要对药学类中职专业学生进行就业监控，以及及时的就业指导和就业教育。由于医药产业发展飞速，也出现了研发辅助人员、生产操作人员、药物分析人员、机械维修人员、市场营销人员、医药物流人员等技能型人才的短缺现象，因此医药院校要及时准确地把握产业发展信息，有针对性地设置专业，为产业发展提供人才支持，更好地为产业服务。

2.3 药学专业技能人才的能力构成

就业岗位真实指引了专业技能能力的构成：一是在药品生产企业的毕业生主要从事药品生产和药品检验岗位。药品生产岗位应具有以下能力：对物料药质量、用量的分析与控制能力，对工艺稳定性的控制能力与优化改进能力，对药物成分的提取及设备操作的能力，饮片的制备能力与药材前处理的能力，药物制备及设备操作的能力，药品包装与设备操作的能力。药品检验岗位应具有：取样操作的能力，对样品进行定性分析的能力，对样品进行定量分析的能力，专业仪器的使用和维护能力。二是在医院社会药房药店的毕业生主要从事药品调剂、销售业务、销售内勤、采购、药品保管岗位。药品调剂岗位应具有以下能力：处方审核的能力，药品调剂的能力，知道合理用药的能力。销售业务岗位应具有以下能力：熟悉药店营销模式和药品销售法律法规，能说出药品名称与价格，药品销售环境设计的能力，有提供药学服务的能力，良好的沟通能力和应变能力，市场调研、营销策划与营销执行能力，及时掌握企业产品基本情况、产品优势和特色的能力，良好的组织能力、沟通能力和应变能力，组织营销活动的能力等。销售内勤岗位应具有：现代办公手段的能力，销售数据处理能力，药学基本知识，熟悉药品相关法律法规，良好的协调管理能力。采购岗位应具有：药品采购的能力，药品招商的能力，熟悉药品采购流程。药品保管岗位应具有：药品入库验收的能力，药品贮存、养护、安全管理的能力。总之，根据岗位职业要求，将典型工作任务归类，提炼升华为学习能力的重要构成。

2.4 药学专业教师的能力构成

药学类中职专业教育以培养适应社会需求的综合型人才为目标，以培养综合能力型专业人才为主线，以理论、实践相互渗透为构建专业课程体系的方法，以产学结合人才培养为契机，构建药学人才培养模式。因此，要求药学专业教师，首先具有较扎实的化学知识、一定的生物学和基础医学知识，有比较系统的药学专业理论、实践技能和专业知识；其次，应具有本专业本科及以上学历，熟悉医药行业的技术生产情况及发展趋势，掌握先进的专业技术和研发能力，能及时将医药企业各项新技术、新工艺、新材料、新方法和新概念应用于教学过程中，使课程与医药行业岗位接轨。同时，应长期与相关企业保持密切联系，增加企业实践经历，能指导学生实训，精通药品生产工艺、药品调剂等知识，能解决医药工作中出现的问题，即"双师型"教师。《国家中长期教育改革和发展规划纲要（2010—2020 年）》中提出，以"双师型"教师为重点，加强职业院校教师队伍建设。经过多年的发展，国家对"双师型"教师这一具有中国特色的教师培养模式日益重视。教学是一个创造性传递的过程，而不是一个简单的传递，学习就像金字塔一样是分层级的，听课、阅读、看视频、看展示、讨论、动手实践、帮助他人学习是由低到高逐级向主动学习的高层次递进的。而其中的讨论、动手实践、帮助他人学习属主动学习的范畴，也是教育中最为核心的内容之一，在药学专业的讨论和动手实践教学中，首先就需要有"双师型"教师。所以职业教育的变革和发展，需要越来越多优秀的"双师型"教师，现阶段药学"双师型"教师多为除具有教师资格证外，还具有工程师证或执业药师证的教师；最为关键的是具备基于工作过程系统化项目的课程设计能力，具有一定的教学经验。中职药学专业教师的专业基本要求，本质上是强调基础理论、基本知识、基本技能，同时内涵上强调严肃的态度、严密的方法和严格的要求。现在培养药学专业学生，教师都很重视强化训练药物使用技能，特别是中职院校希望进一步提升这项能力，培养学生强烈的临床用药和医药商品学意识。能够把一些药物使用和制药的基本原理与创新型药物研发方法和药物经济学商品学结合在一起，提高药学知识，增强人民的合理用药认识，这就是中职药学教育的目标和特点，也是对药学专业教师的能力要求。药学专业教师职业是有其主要职业特征和素养要求的，包括表达能力、信息技术能力、礼仪要求、专业知识素养等。教师职业是以启迪学生、善于倾听、积极激励学生为己任的教学职业，因此要求有较高的综合素质，从事药学专业的教师更应该提高各方面的综合素质，通过不断学习、终身提高来促进药学专业教学的发展。

3 小 结

我国医药产业的发展与药学教育和人才培养的关系十分密切，并且产业的发展影响着教育的方向和改革创新，发挥着指挥棒的作用。通过对我国医药产业的介绍、内涵的分析、数据的统计等，我们认为医药产业的人才需求是促进药学职业教育专业知识和技能提升的保障，只有医药产业健康快速的发展，才能更好地从事药学相关职业教育活动。药学类中职专业学校要了解医药产业发展的脉络和趋势，从而更好地进行药学教育；认识药学教育在国家发展中的地位，从而更好地促进中职专业学校药学专业教育的科学发展。

思考题

《中华人民共和国药师法》的制定需要哪些社会调研依据？

 关于深化审评审批制度改革鼓励药品医疗器械创新的意见

 最新修改颁布的重要医药法规

教 师 职 业

学生可原谅老师的严厉、刻板甚至吹毛求疵，但不能原谅他的不学无术。

——马可连柯

◎ 学习目标

1. 理解教师职业的内涵。
2. 了解中职教师职业的基本要求。
3. 了解中职药学教师职业的基本要求。
4. 了解教师的语言与写作能力。
5. 了解教师的着装礼仪。

✎ 知识导图

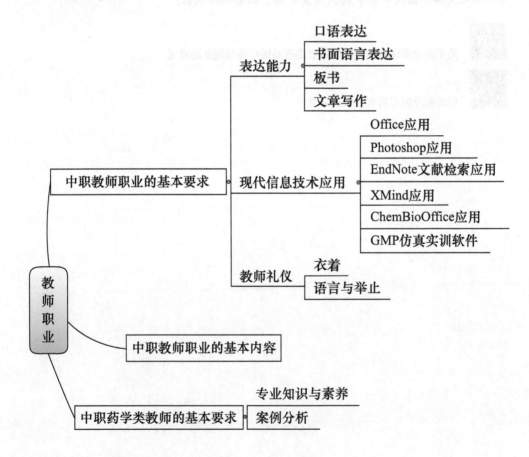

◎ 重点、难点

重点：中职药学教师职业的基本要求。
难点：教师的写作能力的素养。

正文

1 中职教师职业的基本要求

1994 年 1 月 1 日起施行《中华人民共和国教师法》，由国家实行教师资格制度：中国公民凡遵守宪法和法律，热爱教育事业，具有良好的思想品德，具备本法规定的学历或者经国家教师资格考试合格，有教育教学能力，经认定合格的，可以取得教师资格。取得教师资格应当具备的相应学历是：取得初级中学教师、初级职业学校文化、专业课教师资格，应当具备高等师范专科学校或者其他大学专科及其以上学历；取得高级中学教师资格和中等专业学校、技工学校、职业高中文化课、专业课教师资格，应当具备高等师范院校本科或者其他大学本科及其以上学历；取得中等专业学校、技工学校和职业高中学生实习指导教师资格应当具备的学历，由国务院教育行政部门规定；取得高等学校教师资格，应当具备研究生或者大学本科学历；取得成人教育教师资格，应当按照成人教育的层次、类别，分别具备高等、中等学校毕业及其以上学历。不具备本法规定的教师资格学历的公民，申请获取教师资格，必须通过国家教师资格考试。国家教师资格考试制度由国务院规定。中等专业学校、技工学校的教师资格由县级以上地方人民政府教育行政部门组织有关主管部门认定。

1.1 表达能力

表达能力如何对从事教师职业的人员来讲，具有特殊的意义。对于教师来说，表达能力不仅是语言表达能力，还具体包括与语言相关的口语表达能力、书面语表达能力、板书表达能力及文章写作能力。教师职业的特殊性对于表达能力的要求相对于其他职业单纯的语言表达能力来说，要求更高，范围更广。

1.1.1 口语表达

《学记》中就曾提出："其言也，约而达，微而臧，罕譬而喻。"语言的基本体现形式为口语表达。教师的口语表达能力，除需遵循一般的语言要求外，还要具有教育工作者的特点。一般来说，教师口语表达能力的强弱直接关系到教育教学工作的成败。

教师口语表达就是要求语言简练而清楚，精细而体贴。比如，在日常教学活动和师生交往中，要求教师的语言不仅要简洁、生动、准确、清晰、通俗，还要富有一定的情感性、幽默性、节奏性和穿透力等。语言是教师向学生表达思想，传授知识，传播文明，启迪学生智慧，塑造学生心灵最基本的工具和桥梁。它对于学生语言能力的培养、智力的发展、思想觉悟的提高具有直接或间接的影响（周坚高和李中文，2014）。

（1）教师要讲普通话，具有规范性

作为一名教师不仅要求会说普通话，还要符合语言的规范性；不仅要发音标准、吐字清楚、用语准确，还要修辞恰当并符合语法规律，以防止各种语病的发生。所以，教师在传授知识时，如果语言不符合规范，就不容易把概念交代清楚，就达不到"传道解惑"的功能。另外，教师的语言又是学生的榜样，对学生今后人生和事业的发展影响很大。因此，不论是课堂教学客观需要，还是从纯洁民族语言的角度上讲，教师的语言都必须规范化。

（2）教师语言要准确明晰，具有科学性

作为一名教师，要想上好一堂课，或想给学生解释一个问题，不仅要求教师上课要善于用周密的语言和精确的词汇去表达概念或阐述定理公式，还要求进行分析综合，推理判断，使学生能够听得懂、学得进、理解深。要达到这一目标，必须要求教师的语言表达具有一定的科学性。因为教师所教的各门学科，不论是自然科学，还是社会科学，都是科学知识，而学生所接受的也应是准确无误的科学知识，要做到这一点，就必须保证师生交流媒介——语言表达的科学性。科学的语言应当是周到严密、含义明确、措辞精当、不生歧义的准确语言，只有这种科学的语言才能给学生以清晰的正确认识。

（3）教师语言要简洁练达，具有逻辑性

有人说，一名优秀教师的语言应当像剥竹笋式的，虽然层层叠叠，但却非常富有层次感。所以，教师的语言表达要简洁明快，干净利落，既准确又干练，句句连贯，层次分明，具有内在的逻辑力量和高度的概括水平。只有这样，才能较好地启迪学生的思维活动，达到事半功倍的效果。教师的每一个问题、每一个字都要紧扣教材中心，起到应有的作用。因此，对教材进行书面加工、提炼、斟酌，尽量用最简洁的语言表达最复杂的内容，用最明快的语言表达最丰富的内涵，也是语言逻辑性的内在要求。

（4）教师的语言要生动活泼，具有形象性

所谓语言上的形象性，就是要求教师在上课时的用语要新鲜活泼、生动形象，将抽象的概念具体化，枯燥的知识趣味化，深奥的哲理形象化，使学生"如临其境""如见其形""如闻其声"。客观上看，运用富有趣味的语言讲授，能够引起学生的直接兴趣，并可在趣味之中，完成向学生揭示科学概念的全过程，从而使学生能够听得进、记得牢。因为流畅生动的语言是思维的外衣，是打开学生心灵、挖掘学生智慧宝藏的"金钥匙"。众所周知，形象生动的语言，必须具备思维的优良品质，如思维广阔、深刻、灵敏等；同时又必须掌握适当数量的词汇，以作为提高语言表达能力的补充，否则，语言教学的形象性也就无从谈起。

（5）教师语言不呆板，具有幽默感

实践证明，一堂优秀的教学课，除了具备有情、有趣、有形的特点外，还必须具有一定的幽默感，使教师讲课活泼不呆板，学生学时有乐趣、有劲头、有效果。因为语言幽默不单调的教学是活泼的教学，而幽默的语言又是形象教学最基本的教学技术，它能提高学生对学习的兴趣，也可以促使教学质量朝深层次发展。实践证明，幽默的语言容易使学生愉快，也最能开启学生的智慧。

（6）教师语言要有情感，具有穿透力

有情感的语言，能激发学生的学习热情，能激起道德情感的共鸣。有时慷慨激昂，有时心平气和，使学生在庄重的语言中感到激动，在流动的语言中体味宁静，在几秒钟的寂寞中领会出千军万马欲待出征的意境。这种情感的作用，主要是使教师的语言情感能流露得坦率明朗，以达到最佳的教学效果。所以教师语言的表达最忌言之无物的空话、套话、矫揉造作、故弄玄虚、八股式的陈词滥调。因为这些语言的表达方式也最容易给学生以单调刺激，使大脑神经进入抑制状态，反而会引起学生感情上的不快，自然也不能取得预期的教学效果。

（7）教师语言要抑扬顿挫，具有和谐性

一般地说，课堂语言应该声音洪亮，吐字清晰，咬字准确，发音规范，说话速度快慢适宜，语调应当平直自然。有时，教师还要根据讲授内容的特点和表达上的感情需要，使自己的语言频率和节奏有高有低、有快有慢、抑扬起伏、错落有致，给学生留有一定的思考间隙。要达到教学语言的和谐性，就必须注意对语调加以控制，因为语调是影响教学效果一个极其重要的因素。除此之外，为了使教师的语言表达富有成效，达到完美和谐的境界，教师还要善于把语言行为和非语言行为融合起来，以加强语言表达的感染力（周坚高和李中文，2014）。

1.1.2 书面语言表达

书面语言表达能力是教师进行写作的能力之一。书面语言一般比较严谨，可以作为法律条文的依据，较为庄重。相对于口头语言来讲，书面语言讲究语法及遣词造句。教师的书面语言表达主要包括各类文书语言的表述。

1.1.3 板书

板书是指教师和学生根据教学的需要，在黑板上用文字、图形、线条、符号等再现和突出教学重要内容的活动。板书设计主要是根据教学内容，抽取其关键词句按一定的逻辑关系和逻辑结构方式组成一个有机联系的板书整体的过程（赵伶俐，2006）。

板书是直观性教学原则在课堂教学中的具体体现，是提高课堂教学效果的一种既有效又经济的手段。一个精心设计的板书应该是符合教学内容的，是简明扼要、关键点突出、拥有良好逻辑系统结构的，是使教学内容条理化、系统化、具体化的板书。

1.1.3.1 板书设计的原则（郭成，2007）

（1）规范性原则

规范性是板书设计的一个基本原则。它要求教师书写板书必须规范，即写规范汉字，不写错别字、繁体字等，字体大小要均匀，要以后排学生看清为宜。在书写板书时，文字笔画应清晰、板面应干净。教师板书的规范，不仅有利于学生知识的吸收，更有利于学生良好书写习惯的培养。

（2）概括性原则

由于黑板上的空间、教师的授课时间有限，所以这就要求教师的板书要具有高度的概括性。教师的板书要有概括、总结教材的作用，要能展示教学内容的关键问题、难点问题。板书上每一部分都应有很丰富的信息，学生通过板书的视觉刺激能更好地理解教学要求和教学重点、难点，并对教学内容有一个整体把握。

（3）条理性原则

板书设计要有逻辑性、条理性，要揭示教材知识结构的内在逻辑关系，以利于学生记录、理解和掌握；使学生在已有认知结构中产生一个条理清晰、结构层次明晰的知识体系，以利于学生把新知识同化到已有知识体系中。

（4）针对性原则

教师在设计板书时要针对教材内容、教学目的、学生实际。不同的教学内容有不同的特点，教师设计的板书要符合教学内容的原意，要根据教学内容的特点和逻辑关系来设计板书。教师还要根据不同的教学目的来设计不同的板书，以板书来体现教学目标，借助板书让学生理解重点、难点，掌握本堂课教学的重要内容。不同年龄的学生差异很大，因而在设计板书时要因人而异，从学生的实际情况出发进行设计。

（5）启发性原则

教师设计的板书应来自于教材内容，又应高于教材，即应具有启发性。设计精美的板书不仅应具有规范性、科学性，更应具有启发性，使学生从直观的板书内容中悟到一些教材中不曾明确写出的内容，明确学习内容之间的逻辑关系。

1.1.3.2　板书的类型设计（郭成，2007）

（1）提纲式

提纲式板书是指按教学内容，用课文中的重点词语，编排出书写的提纲。它的特点是：能紧扣教学内容，突出教学重点，能直观地给学生呈现出完整的内容体系，启迪学生的思维，便于学生掌握要领，而且能培养其分析概括的能力。

（2）词语式

词语式板书是指根据教学内容，提炼精髓，把握重点词语，运用几个有代表性、存在内在联系的关键词，有逻辑地进行排列组合。它能简明概括主要的教学内容，能促进学生对学习内容的理解和记忆，有利于减少学生认知负荷，培养学生的思维能力。

（3）表格式

表格式板书一般用于知识性强并可以明显进行分类的内容。教师设计出表格，可以要求学生用自己的语言填写。表格式板书比其他形式的板书更有利于学生参与，更有助于调动学生的学习积极性，激发学生的创造性，使其进行高层次的认知加工，更深刻地理解教学内容。

（4）图解式

图解式板书是指教师运用图形、线条、箭头、符号等并配合必要的文字来组织教学内容的板书方法。在所有的板书形式中，图解式最具直观形象性，这种板书能一目了然地把教学内容呈现在学生面前，很容易引起学生的注意，使其饶有兴致地探求学习内容，理解内容中的逻辑关系和深层含义。此类型板书特别适用于有一定难度的教学内容和低年龄段的学生。图解式板书有很多形式：条幅式、辐射式、扇形式、金字塔式、简笔画式等。

（5）对比式

对比式板书是指教师把教学内容相互对立或对应的部分集中在一起呈现出来的板书形式。这种板书能突出教学内容之间的联系和区别，使之形成鲜明的对照，特别能启迪学生的思维，使其思考为什么会产生如此对立或对应的现象，有利于学生进行探究性的学习。

（6）问题式

问题式板书不同于其他类型的板书，其他类型板书是由词语、语句组成的，而它主要是由具有启发性的问题组成的，给学生留有思考的空间。可以说这种板书更能激发学生学习的动机，使他们自主参与学习，探索未知的问题。

（7）流程式

流程式板书是指将教材提供的时间、地点、人物、情节等以流程图的形式展现出来的板书形式。这种板书遵循事物发生、发展的顺序，能使学生了解事物发生、发展的前因后果，对内容有较全面的理解。

1.1.3.3　板书设计应注意的问题（郭成，2007）

（1）板书展示的时机

一般板书展示的时机是：教师用口头语言讲解到某部分时，立即写出相应的板书，即边讲边写。这种展示板书的方式特别适用于教授新内容。由于教学任务不同，每位教师在使用板书时具有很大的灵活性。可以先讲再写，可以先写再讲，还可以边写边讲。先讲再写是指教师先用口头语言进行详细的讲解，再对教学内容总结归纳，展示出板书，有一定难度的教学内容适合使用此法。先写再讲是指先完整地展示板书内容，教师再进行口头语言的详细讲解。一般在理科教学中，教师要讲解例题时，基本上采用的是此种展现形式。

（2）板书类型的综合运用

教师在一节课的教学中一般需要使用不同类型的板书，这样才能给学生不断变化的丰富刺激，以利于学生注意力的集中，激发其思维随着教师的板书变化而不断进行变化。教师在综合运用各种类型的板书时要注意每种类型板书的特点和要求，针对教学任务和要求设计各种板书进行比较，选择效果理想、能突出重点、条理清楚的板书。

（3）色彩的搭配

板书在色彩的使用上要注意协调和醒目。教师在关键的字词上应使用彩色的粉笔书写，以提示学生注意。要避免滥用色彩，使学生眼花缭乱，分不清主次；也要避免只使用一种颜色，使学生觉得单调，难以引起他们对重点内容的注意。

（4）布白的使用

并不是板书所有的内容都要写实、写满，在板书设计时要注意使用布白，适当地留给学生一些思考的空间，让学生自己去探索空白之中的内容。这样可以使学生进行深层次的认知加工，加深对知识的理解和掌握，提高课堂教学效果。布白一般设置为教学的重点、难点、关键点、对比点，可以起到引起学生注意、引发学生思考的作用。

1.1.4　文章写作

文章写作是教师从事教育职业的总结和反思，具体包括教育理论和教育实践两个部分。文章写作培养了教师的思辨精神、创新精神，增加了教师的职业使命感，促进了教师自身的专业发展需求。其中，与教师评职晋升相关的论文写作不能被单纯地曲解为功利性的个人实用，而是更多地对于自身工作的总结和探索。教师通过文字写作可以更多地记录下所教授学生的专业特征，并通过文字的形式不断地深入思索。

一般来说，文章写作需要关注以下几个方面。

1）关注写作环境。一是外在的写作环境。最好是风和日丽、微风徐拂、鸟语花香、宁静幽雅，宛如世外桃源。宁静的环境可以使思维集中，凝神结想，而不至于被外界的干扰所中断。悠闲的环境有利于思维的有效工作，有利于潜意识参与其间。二是指作者的心境，最好是毫无杂念、心绪安宁、平和静详。这种心理氛围，比较能够调动人们潜意识中的灵感思维，并有利于文思泉涌、汩汩而下、不可遏止。

2）关注写作题材。首先，不同的文体和材料性质，对于主题提炼的方向和结果具有一定的影响作用。侧重记人的文章，应着重通过人物的具体言行来展现其内心世界，他的思想、性格、道德、情操等的社会涵义；侧重叙事的文章，要努力反映出事件蕴涵的思想意义。其次，一个事件的含义常常是多方面的，从哪一点上开掘，必须同主题的表达角度相一致。侧重状物的文章，应着重披露其隐含、交织在文章中的思想感情，思想感情是抒情文章的核心，是其结构的内在线索和基本脉络；侧重说明的文章，应表现出说明对象的科学内涵；侧重议论的文章，应致力于事理的剖析，揭示论点和论据间的内在联系。

3）关注写作主题。首先，根据社会现实的需求，在某特定的材料中定向提炼主题。其次，由于某一偶然因素的触发而萌生新的主题，从而去网罗相关材料进行主题深化和开掘。也可以说这种主题的提炼，属于"长期积累，偶然得之"。正如有人所形容的那样，生活中的某一契机、突破口或触发物，如一次谈话、一件小事、一个细节、一个物件等，使作者"顿悟"，产生了"心有灵犀一点通"的灵感，形成了明确的主题。

4）关注写作方法。合理地撰写结构提纲与行文。一是要充分地蓄积文思。如果文思蓄积不足，未达到一定的势能，就不可能有奔腾而下、一泻千里的气势和能量。因此，没有充分的酝酿和思考，就不要轻率下笔。二是要寻找到一个好的行文切入点。不同的切入点，会展示出不同的视野和情节，甚至会提炼出完全不同的主题。切入点会影响到文章的基调、色彩和内容，要慎重考虑。三是要考虑不同的文章开头技巧。有的自然度入，有的先声夺人，有的警策发端，有的总括全文，有的先叙结局，有的意象诱导，等等。不同的文体有不同的开头方式。

1.2 现代信息技术应用

随着计算机技术、多媒体技术、网络技术、通信技术、虚拟技术、智能技术、数字移动网络和大数据云计算的飞速发展及学校硬件设施的逐步发展，现代教育信息技术从教育观念、教育内容、教育手段到教育模式、教育过程等方面都对学校教育产生了深刻的变革。教师使用相关教学软件辅助教学，已经成为一种新的授课方式。如何在有限的教学时间内既让学生系统掌握各学科的知识，又能提高学生的学习兴趣，一直是教学者思考的问题。在现代信息技术的运用中，学生使用电脑阅读学习，通过互联网完成作业，教师在网上与学生实时交流、即时交流并反馈信息。具体来说，学生可将他们的创新思维和问题的解决结果运用现代信息技术提供的环境表述出来。由师生根据一定的教学目标，自己进行创新思维和解决问题的实践活动而产生的运用现代信息技术表达的成果。现代信息技术应用将使教育的全民化、终身化、多样化、自主化、全球化成为可能。

1.2.1 Office 应用

Office 系列软件是微软公司开发的著名桌面办公软件包，它为 Microsoft Windows 和 Apple Macintosh 操作系统而开发。Office 系列软件内容丰富，功能强大，几乎能够满足所有办公自动化的需求。Office 除提供了强大的应用功能外，所有 Office 组件还都支持 VBA 标准的编程开发应用，用户可以通过二次开发让 Office 更加方便地为自己工作，从某种意义上讲 Office 具有的开发能力，为其应用提供了无限种可能。例如，你可以尝试使用 Word 来制作网页；使用 Outlook 和 Access 向客户发送个性化的定制邮件；使用 Excel 来跟踪网上股价报表的变动，并在你所关注的股票升值时播放音乐提醒等。这一切都可以实现，只要你愿意看那些深奥的技术文档。解决教学中一些问题更是绰绰有余，只是要灵活地、有效地运用 Office 软件中相关技术。

Word：Microsoft Office Word 是文字处理软件。它被认为是 Office 的主要程序，在

文字处理软件领域拥有统治地位。它私有的 DOC 格式被尊为一个行业的标准，新版为 DOCX。Word 的文字编辑和排版，适用于教学中教案的撰写和编辑。可以说，Word 是为学术论文式的排版设计的，在标准文档排版上 Word 功能强大，无论是短篇幅的小文档还是大容量的书籍，Word 都能够应付自如。Word 中提供了许多自动化功能，如统一样式管理、自动编号、索引和目录、强大的搜索等，这些为文档管理和编辑提供了很大方便。但需要注意的是，Word 并非一个专业的图文混排工具，尽管它提供了越来越强的图文混排功能，但在复杂排版上仍显不足。但只要很好地利用 Word 中的一些技巧，它还能解决我们日常教学中一些复杂的专业软件才能解决的问题。Word，在对长文档进行排版时功能强大，它的众多功能会使我们的排版工作简化很多而且绝对标准。例如，在适当场合运用查找替换功能，能使我们的工作量大大减少，而不必对整篇文档进行仔细的人工查找。宏，在设定标题或其他段落格式方面的作用也很突出，利用宏设定的新标题样式，在修改标题时只需点击已设定的样式，而不必每次都要对各标题进行烦琐的设置。分节功能，不同于分页，在给有目录的文档插入页码方面效果突出，可以在不同的节中自动从 1 排列页码；自动生成目录功能也大大简化了工作量，只要设定好各级标题，然后选择"插入"→"引用"→"索引和目录"即可自动生成索引和目录等，可以大大减少工作量，而且收效明显。

　　PowerPoint：Microsoft Office PowerPoint 可以快速创建极具感染力的动态演示文稿，同时集成工作流和方法以轻松共享信息。PPT（PowerPoint）文件的制作很简单，已经形成了固定的操作模式，背景已经形成了模板，还可以变化改造，将需要的文字与图片粘贴上去即可，其他一切都由计算机来自动完成。PPT 的多媒体课件演示课程，可以用于人数较多的课堂，并且效果较好，不利用这种多媒体的教学手段显然无法开展人数多的大规模型教学活动。PPT 文件形式多样、变化灵活，不管是文字还是图片，其大小、位置、色彩、动态、音效都可以选择，还配备了图表功能，便于数据分析及直观的表达；还可以备注、隐藏某些注解；也可以采取超链接方式，连接所需的补充资料，补充资料还不受限制，可以是文字、图片、声音、动画、影视等。PPT 软件界面非常人性化，可亲可爱，视觉效果和谐，再利用网络技术、视频手段可以实现远程教育，还可以师生互动，共同适时探讨问题，真可谓"天涯若比邻"。此外，PPT 文件信息量还大、修改自如。教师备课内容必须适时更新，不断将最新的研究成果用于教学，要求教师不断更新教学内容。PPT 文件可以随时修改、补充、完善，教师备课内容版本也可随时升级。PPT 文件利用它的信息传播快、内容含量多的优势，能适应现代教学所需。

　　PowerPoint 用于药学专业教学，其最显著的特点是制作简单。PowerPoint 的制作比投影片、幻灯片的制作要简单得多：第一步，打开 PowerPoint，选择"新建"，在新幻灯片的标题栏中键入标题及副标题，如不需要也可将其删除。第二步，根据自己的喜好选择版式及背景，选择好后根据需要在"插入"中选择"文字框""图片""影片""图表""表格"等进行插入。图片、图示等可以在素材库中选择，也可以运用绘图工具自己来绘制。对所插入的文字、图片等进行处理，点击"幻灯片放映"中的"动画方案"或"自定义动画"进行动画设置，以及文字图片的出现方式、出现顺序、动作路径、出现时间长短等的设置。第三步，给各张幻灯片中的物体进行配音，或是插入旁白。可以点击"幻灯片放映"中的"录制旁白"通过麦克风进行录音，也可以点击"插入"中的"声音"从素材库中选取相应的声音。最后，根据需要还可在同一个文件下制作第二、第三张幻灯片，并将各幻灯片用按钮链接起来。这样，一个简简单单的计算机课件便制作好了。PowerPoint 可以提高教学效率，在一定程度上能够节省教师书写板书的时间，以便有更多时间进行讲解、与学生交流，教师可以很容易地使用和支配更多的信息资源，增大对教学资源的控制范围，节约教学时间，使得课堂教学的容量扩大。

在药学专业教学中可以在 PowerPoint 中插入图片和视频文件，这对药学专业教学大有好处。药学专业需要很多专业图片，如药物机理图片、制药流程图片、药物仪器图片、药物 GMP 图片等都可以放入 PPT 中给学生展示；还可以将药厂的生产过程和药物作用机理动画视频给学生展示，达到较好的教学效果。这样的 PPT 能调动学生的积极性，让学生身临其境，容易引起情感共鸣，使学生有一种身临其境的感觉，从而饶有兴趣地主动投入课堂教学中去，积极地观察、思考、想象。兴趣是学生学习的内在动力，一成不变的课堂教学和枯燥乏味的课本，会影响学生的学习兴趣。PPT 制作的课件符合学生的心理特点，它可以通过对文字字形、颜色、效果的设置，背景、链接的设置及图片、声音的插入，动画的切换等创建生动形象的画面，从而激发学生的学习热情，培养他们的学习兴趣，充分调动学生的学习积极性。

另外，在 PowerPoint 中制作练习题作业，可以提高学生的作业能力。PowerPoint 对教学来说帮助是很大的，要怎么才能充分发挥它的功能呢，这还需要去探索，去琢磨，去应用。要尽可能地把知识用最简单、最容易接受的方法传授给学生。另外，可以进行 PPT 知识点课件比赛，用来提高其使用技巧和能力。每一种媒体都有自己的基本特性和特殊功能，也存在一定的局限性。随着计算机的快速发展，教育的形式也随之改变，在现代化教学中普遍使用 PPT。在教学实践中，教师要明确主要教学内容，PPT 只是一种辅助的教学形式与手段，最终是要提高教学质量，缩短学生认知的过程。因此，在教学中使用课件，要有利于实现教学目的，在确定知识点的基础上选用不同的表现方式创设教学情境；还要注重学习对象的分析，内容的顺序、结构的逻辑要清楚、明确，符合学生的认知规律；另外，在运用中不要忽视教与学的体现、忽视对学生各种能力的培养，要不断进行评价与修改，要将课件融入教学中，利用 PPT 的优势，变抽象为形象，变复杂为简单，帮助学生突破难点，解决疑点。不能一味追求多彩的图片、优美的声音和悦目的动画，胡乱拼凑，更不能将多媒体课件完全代替教材，取代教师。

Excel：Microsoft Excel 是电子数据表程序，是进行数字和预算运算的软件程序。Excel 就像是一个"数据库"，可以实现操作者的任何查找、计算搜索等要求。掌握一些常用函数的使用方法，可以使我们的工作量大为减少。比如，RANK（number、ref、order）的功能是返回某数字在一系列数字串中相对于其他数的大小排位，这在查看与统计某一学生的班级排名时方便至极；countif（range，条件）用于统计某区域满足某条件的数据数，经常使用某区域可以将该区域命名，下次引用即可；等等。另外还有 and（）、if（）、int（）、round（）、right（）等函数也都有着独特的作用。其实，除了这些基本数理统计功能外，Excel 在专业方面最为强大的功能应用还是在数据分析方面，主要用法和常见用法是由"工具"菜单中选择"加载宏"，在弹出的加载宏对话框中选定"分析工具库"和"分析数据库——VBA 函数"，确定后，"工具"菜单中增加了"数据分析"子菜单，其中有"描述统计""协方差""相关系数""回归""方差分析""Z-检验""T-检验""F-检验"等工具。虽然统计分析软件有 SAS、SPSS 等专业软件,这些软件功能强大、计算精度高,但是这些软件往往由于系统庞大、结构复杂,大多数非统计专业人员难以运用自如,而且其正版软件价格昂贵,是一般人难以承受的。而 Excel 只要安装了办公软件 Office 后,随之就有了 Excel,不需要另外投资。Excel 的使用并不复杂,学习起来也会比其他的专业软件得心应手一些,很多巨型国际企业都是依靠 Excel 进行数据管理。它不仅能够方便地处理表格和进行图形分析,其更强大的功能体现在对数据的自动处理和计算上。Excel 的数据处理功能在现有的文字处理软件中可以说是独占鳌头,几乎没有什么软件能够与它匹敌。

Excel 具有强大的数据处理与统计功能,而在药学研究中,血药浓度的计算、药动学参数的求解、给药方案的设计、数据设计及组织管理、绘制图表等都需要进行大量而烦琐的数据处理、绘制各式图形。在医学数据的处理上,数据的科学统计也是非常重要的。电子表格处理系统 Excel 是具有强大的数据处理及管理、图表绘制和打印等功能的软件,该系统操作简单,提供数据的动态显示和报告,数据分析工作直观,图表与 Word 等处理软件兼容性好,能相互切换,可以方便地用于医学和药学研究的数据处理。Excel 中的"数据分析工具"智能地同步引用了多个统计函数对样本数据进行分析,可同时返回所希望的多个分析结果甚至图表,使药学职业教师在进行科学研究及实验数据处理时不再忙于繁杂的数据计算过程,而更加专注于试验设计,计算分析结果的编辑打印则更便于资料的存档和交流。所以,可以总结出 Excel 是一款优秀的软件,其在数理统计中的运用,主要是数据信息的存储、检索和统计资料的分析和检索。

Office 办公软件通过多年的普及,目前已经达到普遍使用,利用 Office 办公软件,也能很好地解决办公和学习的众多问题。

1.2.2 Photoshop 应用

Photoshop 软件是由 Adobe 公司开发的图形处理系列软件,是目前世界上最优秀的平面设计软件之一,并且广泛用于包装设计、广告设计、网页设计、插图设计和平面设计等领域。Photoshop 属于位图式的图像软件,用它保存的图像都是位图式图像,但它能够与其他向量式图像软件交换文件,可以打开向量式图像。在制作 Photoshop 图像时,像素的数目和密度越高,图像就越逼真。记录每一个像素或色彩所使用的位元数量,决定了它可能表现出的色彩范围。如果用 1 位数据来记录,那么它只能记录 2 种颜色;如果以 8位来记录,便可以表现出 256 种颜色或色调。因此,使用的位元数量越多,所能表现的色彩也越多。通常我们使用的颜色有 16 色、256 色、增强色 16 位和真彩色 16 位,一般所说的真彩色是指 24 位的。Photoshop 有强大的功能和众多的优点。Photoshop 设计人员的最终目的并不是用 Photoshop 做一些漂亮的图片,或对照片进行简单的加工,而是要有创意。然而创意往往比较难,Photoshop 归根到底是一个工具软件,只能是通过工具将创意更好地展现出来。

使用 Photoshop 时需要理解几个非常重要的概念。一是图层,通常图层可以理解为一个个叠加起来的透明胶片,可以在每张胶片上面画上自己喜欢的东西,并且对其他图层没有任何的影响,如果改变图层的顺序和属性可以改变最终的效果。图层也可以看成叠放在一起的用于绘制图像的透明的画布。图层好像是透明的玻璃纸,如果图层上没有任何东西的话,你就可以透过它直接看到下一层。把图像的不同部分画在不同的图层中,叠放在一起便形成了完整的图像。对每一个图层中的图像进行修改时，其他图层中的图像丝毫不受影响，这为我们修改、编辑图像提供了很大方便。二是蒙版，蒙版就是选框的外部（选框的内部就是选区）。蒙版一词本身来自生活应用，也就是"蒙在上面的板子"的含义。蒙版的概念来源于照相排版印刷技术，通过在透明底片上涂抹黑色颜料来遮挡照片底片的部分区域，实现选择性曝光，完成图像合成或分解。在 Photoshop 中，蒙版用于图层上的选择（快速蒙版）或遮挡（图层蒙版）。其实蒙版是一个 8 位的灰度图层，它的颜色只有简单的黑白灰，一共有 256 个等级过渡。蒙版可以看作图像选择区域的直观显示。默认情况下，蒙版中的黑色代表图像未被选中的部分；白色代表图像中完全被选择的区域；而灰色部分，则根据其亮度来判断被选择的程度，亮度越高，选择的百分比越高。三是通道，通道就是一种选区。通道的概念是由蒙版演变而来的。在早期的通道中，以白色代替透明表示要处理的部分（选择区域），以黑色表示不需处理的部分（非选择区域）。因此，通道便演化为两大功能，即储存图像颜色信息和存储选区。蒙版和通道是 Photoshop 中的重要概念，掌握蒙版和通道操作，可使图像的编辑更加灵活，尤其在利用多张图片合成新的图像效果时，功能显得更加强大。四是色彩的基本理解，色彩的色相、饱和度和色调称为色彩的三个特征，这对于认识色彩和表现色彩是极为重要的。色相是色彩的最大特征，它是指色彩的相貌（即颜色），用于区别各种不同色彩的名称，如红、绿等。对色相进行调整是指在多种颜色之间变化。色调也称为明度，是指色彩的明暗程度。色调可用黑白度来表示，愈接近白色，色调愈高；愈接近黑色，色调愈低。饱和度则是指色彩的纯度，又称为彩度，也就是色彩鲜浊、饱和、纯净的程度。对比度是指不同颜色之间的差异，调整对比度就是调整颜色之间的差异。提高对比度，则两种颜色之间的差异会变得很明显。例如，提高一幅灰度图像的对比度，将使其黑白分明，达到一定程度时将成为黑、白两色的图像。暖色与冷色是色彩冷暖感觉的区别，暖色（黄、黄橙、橙、红、红橙、红紫）给人以前进感，冷色（黄绿、绿、蓝绿、蓝、蓝紫、紫等）给人以后退感。色彩模式在对色彩的理解中也比较重要。例如，屏幕显示的色彩是由 RGB（红、绿、蓝）三种色光所合成的，可以用加色法来计算混合后的色彩，色光越多越接近白色。印刷色彩由 CMYK（青、品红、黄、黑）四色油墨产生，其不同于电子图像的 RGB 三原色。Lab 模式是用一个亮度分量和 a、b 两个颜色分量来表示颜色的模式，其中 L 分量表示图像的亮度，其取值为 $0 \sim 100$；a 分量表示由绿色到红色的光谱变化，取值为 $-120 \sim 120$；b 分量表示由蓝色到黄色的光谱变化，取值范围和 a 分量相同。HSB 模式是指其中色相取值为 $0 \sim 360$；色调的取值为 0%（黑色）$\sim$ 100%（白色）；饱和度取值为 0%（灰色）$\sim$ 100%（纯色）。位图模式是指由黑和白两种像素来表示图像的颜色模式。只有处于灰度模式或多通道模式下的图像才能转化为位图模式。灰度模式中只有灰度颜色而没有彩色，Photoshop 将灰度图像看成只有一种颜色通道的数字图像。在灰度模式图像中，每个像素都以 8 位或 16 位表示，因此每个像素都是介于 0（黑色）$\sim$ 255（白色）中的一种。双色调模式由灰度模式发展而来，是用一种灰色油墨或彩色油墨来打印一幅灰度图像的。通过使用 $2 \sim 4$ 种不同颜色的印刷油墨来代表灰度图像上的颜色，以便在图像上印出 $2 \sim 4$ 种油墨颜色。因此在并不需要全彩色的情况下，用双色来印刷可以降低印刷成本。主要用于增加灰度图像的色调范围，以 2 种、3 种或 4 种油墨来打印灰度图像。要将图像转换为双色调模式，必须先转换为灰度模式，然后再进一步转换。索引模式是系统预先定义好的一个含有 256 种典型颜色的颜色对照表。当图像转换为索引模式时，系统将图像的所有色彩映射到颜色对照表中，这样图像的所有颜色都在它的图像文件里定义。当打开该文件时，构成该图像的具体颜色的索引值都将被装载，然后根据颜色对照表找到最终的颜色值。索引模式可以极大地减少图像文件的存储空间，但图像在转换成索引模式时存在一定程度上的失真，很可能会在原本平滑的图像边缘造成边缘效应。此外，还要理解数字色彩。位图图像在技术上称为栅格图像，它使用彩色网格即像素来表现图像，其图像均由许多小方点（像素）构成，每个像素都具有特定的位置和颜色值，并以矩阵的方式排列。矢量图形是由称为矢量的数学对象定义的线条和曲线组成的。矢量根据图像的几何特性描绘图像。数字图像的色彩是经由二进制的位（bit）计算和组合而来。单纯的黑白图像是最简单的色彩结构，在计算机上用 1 位表示。虽说只有黑色和白色，但仍能透过疏密的矩阵排列，将黑与白组合成视觉上近似的灰色调阶。灰阶的图像共有 256 个阶调，看起来类似传统的黑白照片。除黑、白二色之外，尚有 254 种深浅的灰色，计算机中用 8 位表示 256 种阶调。全彩是指 RGB 三色光所能显示的所有颜色，每一色光以 8 位表示，各有 256 种阶调，三色光交互增减就能显示 24bit 共约 1678 万种颜色（256×256×256＝16 777 216），这个数值通常被称为 RGB Ture Color（真彩色）。8 位色是指具有 256 种阶调或 256 种色彩的图像。若要把 24 位的全彩图片转成 256 色的 8 位，通常必须经过索引步骤，也就是在原本 24 位的 1678 万种颜色中，先建立颜色分布表，然后再找出最常用的 256 种颜色，定义出新的调色板，最后再以 256 色取代原图。五是滤镜，Photoshop 中另外一个重要模块和重点技术是滤镜。滤镜类似于传统摄影时使用的特效镜头，它的产生主要是为了适应复杂的图像处理需求。滤镜本身是一种植入 Photoshop 的外挂功能模块，或者也可以说是一种开放式的程序，它是图像处理软件为增加图像特效功能而设计的系统处理接口。Photoshop 中的滤镜可大致分为两类：矫正性滤镜，如模糊、锐化、视频和杂色等，矫正性滤镜对原图像的影响较小；破坏性滤镜，这类滤镜对图像的改变很明显，主要用于构造特殊的艺术图像效果。对于这些基本的概念，不同的人有不同的理解，但有一点可以确定——操作过软件很多次的人才会有自己独到的理解。

1.2.3　EndNote 文献检索应用

EndNote 是世界著名的汤姆森公司推出的一款文献管理软件，检索文献的功能十分强大。现在普遍使用的是 EndNote8 版本。EndNote 支持国际期刊的参考文献格式有 3776 种，写作模板有几百种，涵盖各个领域的杂志，可以方便地使用这些格式和模板。软件的主要功能：一是在线搜索文献，直接从网络搜索相关文献并导入 EndNote 的文献库内；二是建立文献库和图片库，收藏、管理和搜索个人文献和图片、表格；三是定制文稿，直接在 Word 中格式化引文和图形，利用文稿模板直接书写合乎杂志社要求的文章；四是引文编排，可以自动帮助我们编辑参考文献的格式。EndNote 的在线搜索，利用相关信息获取协议可以方便进入全世界绝大多数的文献数据库，如 ISI、EI、SpringerLink、SciFind 等，并将连接和搜索这些数据库的信息用一定的形式储存起来直接提供给使用者。EndNote 新版本增加了很多功能。例如，EndNote 现在可以支持 Unicode，可以用任何语言增加、编辑及显示参考资源并从事研究。一位或二位字体都可以完美地在 EndNote library 里面执行，并流畅地引导使用者至引用及书目资源。此外，EndNote library 档案大小不受限制。

用新的 EndNote library 组织更多资料：现在使用者可以创造任何尺寸的 EndNote library，最多可达 32 000 笔参考记录；也可以输入更长的摘要及注记，每一笔记录有 50kB 或 10 页内容的容量；并增加新的参考资料形式及栏位，以帮助使用者引用电子参考资料；增加最新的参考形式包括电子期刊、电子书、在线资料库、在线多媒体、会议论文、古典文学、政府单位报告和法律条文／法规等；增加最新的参考栏位包括电子资源号码（DOI）、PDF 联结、研究注记、存取日期、最近一次修改日期、翻译作者、翻译标题、资料库名称、资料库供货商和语言。

药学职业的教师和学生主要用 EndNote 进行两方面的应用：第一是个人文献管理，包括按课题建立自己的文献数据库，方便整理、查找自己的文献；通过建立链接，准确调阅出需要的 PDF 全文、图片、表格等；撰写、管理读书笔记；对文献信息做简单的分析。第二是撰写文章，包括撰写论文时，随时从 Word 文档中调阅、检索相关文献和图表，并插入论文相应的位置中；自动按顺序生成文后的参考文献，并可方便地改变顺序；投稿时，可以很快将论文格式或参考文献格式转换成所投期刊的格式。

1.2.4　XMind 应用

XMind 是当今最受欢迎的思维导图软件，可以帮助提升个人生产率及创造力，全球超过 100 个国家和地区的上百万用户在使用 XMind 思维导图。思维导图又称心智导图，东尼·博赞发明了思维导图，其是表达发散性思维有效的图形思维工具。它简单却又极其有效，运用图文并重的技巧，把各级主题的关系用相互隶属与相关的层级图表现出来，把主题关键词与图像、颜色等建立记忆链接，从而开启人类大脑的无限潜能。因此，思维导图具有人类思维的强大功能。运用思维导图，可以记录和总结自己的听课笔记、读书笔记。同时它也可以帮助我们梳理自己的思路，将学到的知识体系化，转化为自己的知识体系。在绘制思维导图的过程中，会给你许多原先未曾发现的灵感。

XMind 有 4 个版本：XMind Free（免费版）、XMind Plus（增强版）、XMind Pro（专业版）和 XMind Pro Subscription（专业订阅版）。其中，XMind Free 是一款开源软件，作为基础版本，其虽然免费，但功能强大，并在全球最大开源社区 Sourceforge.net 的社区选择奖中荣获"最佳教育软件项目"。XMind Plus、XMind Pro 和 XMind Pro Subscription 包含更多专业功能，类似导出到 Word/PDF/Excel/Project、"头脑风暴""演示模式""甘特图"等高级功能。最受欢迎的功用是学生可以用它归纳书中的难点、重点、考点，梳理出各科考试必备的知识点。XMind 是集思维导图与头脑风暴于一体的"可视化思考"工具，可以用来捕捉想法、理清思路、管理复杂信息并促进教学的思维理解。XMind 有 8 款 16 种不同的结构可选择使用，它们分别是思维导图、平衡图（向下、顺时针、逆时针平衡图）、组织结构图（向上和向下结构图）、树状图（向左和向右树状图）、逻辑图（向右和向左逻辑图）、时间轴（水平和垂直时间轴）、鱼骨图（向右和向左鱼骨图）及矩阵图（行和列矩阵图）。XMind 有 4 种不同类型的主题，即①中心主题：每张思维图有且仅有一个中心主题，这个主题在新建图的时候会被自动创建并安排在图中心的位置。当保存这个新建图的时候，中心主题的内容会默认设置为保存文件的名字。②分支主题：中心主题周围发散出来的第一层主题即分支主题，分支主题被用来记录与中心主题息息相关的信息。③子主题：分支主题、自由主题后面添加的主题都被称为子主题，子主题可以有自己的子主题。④自由主题：通常中心思想之外总会有些关键的，但是临时缺少合适位置的信息。这些信息都将以自由主题的形式存在于思维图之中，甚至可以使用自由主题开始另外一个同中心主题并行的分支。在 XMind 中，自由主题也有两种不同的形式——自由中心主题和自由分支主题，便于用户根据需要选用。XMind 的界面非常简洁美观，可以在 XMind 画布上任意添加自己的创意和想法。除此之外，还可以从世界最大的图标库 iconfinder.com 中搜索、添加超过 60 000 个精美的图标到 XMind 中，让思维导图更加直观。例如，图 1-1 是药品经营与使用管理知识点思维导图。

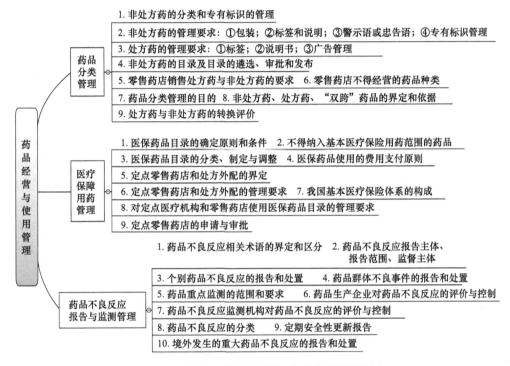

图 1-1 药品经营与使用管理知识点思维导图

XMind 思维导图有几个优势：首先，可以节省写字的时间，把时间放在知识点理解上面，方便记录书中的重点及自己喜欢的知识点。其次，可以加强理解书中内容，提高读书效率；方便复习，因为读书笔记的重点内容都全部总结好了；促进思考，把书中内容变成自己的知识。最后，也是最为重要的一点，是可以把书的内容变成一张直观的网。

1.2.5 ChemBioOffice 应用

ChemBioOffice 软件是剑桥公司开发的一款生物学和化学类相关专业的综合性大型专业软件，其最重要的特点是模拟和仿真功能强大，也是近年来颇受药学院校师生欢迎的模拟和仿真应用软件。其使用方法简单，可视化效果逼真，模拟和分子分析合理，在药学院校教师和学生的专业学习、科研教学和投稿中起到了重要的辅助工具作用。ChemBioOffice 软件最早的版本发布于 1985 年，后来推出了一系列的软件套装。ChemBioOffice 软件的 2004 版本是曾经在中国使用最为广泛的专业类软件之一，近来其主流使用版本是 2016 版本，并且软件中的 Chem3D 分子模块和仿真模块是其最受欢迎的使用模块。该软件主要包括 ChemDraw、Chem3D 和 ChemFinder 三个主要功能模块。ChemDraw 一级模块主要进行二维的化学和生物绘图功能模拟，其子模块可继续自动依照国际理论化学与应用化学联合会（IUPAC）的标准命名方式进行命名；然后其 ChemNMR 子模块可根据其数据库信息对二维机构进行 ^{13}C 和 ^{1}H 的核磁共振（NMR）光谱的模拟和仿真预测；ChemSpec 子模块还可以对其模拟的光谱结果进行比较分析；另一子模块 ChemProp 还可进行单级（BP）、双级（MP）、临界温度、临界气压、吉布斯自由能、log$P$、折射率、热结构等的模拟预测；还有其 ClipArt 子模块，它可以仿真高品质的实验室玻璃仪器图来形象化相关专业研究。Chem3D 一级模块是典型的三维模拟模块，可以模拟相关化学及生物学的 3D 分子轮廓图及分子轨道，进行特性分析，并同时提供完整的三维仿真界面，其已成为分子仿真分析最受欢迎的开发专业平台环境；其子模块 Gaussian Client 还可以完成量子化学计算——高斯计算；子模块 MOPAC Pro 同样可以较好地完成分子计算的方法奥斯丁模型（AM）1、参数化模型编号（PM）3、微分重叠忽略（MNDO）、改进中间忽略差异重叠（MINDO）/3 和新的 MINDO 的量子计算，还可以计算瞬时的几何形状及物理特性等。Chem3D 一级模块通常被称为分子动力学和分子模拟的最佳模拟软件平台。ChemFinder 一级模块是与信息搜索和获得相联系的模块，通常被称为智能型的搜寻引擎网站，是世界上比较知名的分子结构类大型数据库检索软件模块，包括 ChemACX 和 ChemACX-SC、Merck 索引和 ChemMSDX 等，识别的数据文件格式也较多，如 Word、Excel、Powerpoint ChemDraw、ISIS 格式的分子结构文件，甚至可以完成关联式数据库 Oracle 及 Access 的读取。另外，伴随着互联网和手机移动互联实时通信技术的发展，ChemBioOffice 软件还可以通过互联网和以 WEB 模式获得和使用大量其他科研机构或科技公司的仿真模拟信息资料，如 Sigma、Aldrich、Fisher Acros 的强大互联网数据库。

　　ChemBioOffice 软件在药物化学课程教学中的应用：药学专业的教学体系中主要专业课分为药物化学、药理学、药物分析、药剂学和制药工艺学五大主干基础课程。首先来看一下在第一门课程——药物化学教学中的应用，药物化学本质上是一门以药物先导化合物合成为主要内容的课程，其教学中应用最多的就是化学结构式的书写和合成路线分析。因此，ChemBioOffice 中的 ChemDraw 模块的化学结构绘图功能就发挥了重要的作用，同时可以完成大量的结构图和合成路线示意图，完成基本元素化学键及其相关的教学视图，可以对合成路线进行合理的化学场能数据分析，验证合成路线的合理性。其次还可以完成新合成化学物的核磁光谱的分析预测，如对改造基本药物结构的核磁共振氢谱（H-NMR）和核磁共振碳谱（C-NMR）的核磁数据进行仪器前分析，以利于新合成先导化合物的结构确定，同时完成新合成先导化合物的三维空间构图的转换；模拟新合成化合物的 3D 立体分子模型，并进行优势构象的计算。最重要的是，通过该软件能够搭建立体分子模型，并最终制作成动画展示在多媒体课件中，使药物化学教学中抽象的分子结构变得更加直观生动，易被本科学生理解和记忆，提高教学效果。

　　ChemBioOffice 软件也可以应用于药物有机化学基础课程教学。有机化学基础课程是药学专业教学中最为重要的公共基础课程，在全国各医药类高校中普遍具有开课广泛、适用性强等特点，对药学专业后续课程（如药学生物化学、生理学、药理学、病理学及药物毒理学等课程）的学习具有非常重要的辅助作用。有机化学基础课程是药学相关专业学生进行高等化学教育的开始，一般学生刚从高中填鸭式化学教学接触大学高等化学会有很多不适应。因其具有内容晦涩、符号较多、课堂内容量较大、逻辑思考快速等特点，使药学相关本科学生普遍感到该门课程是学习难度系数较大的基础课程之一。ChemBioOffice 软件的各种强大功能恰好帮助学生进行有机化学基础课程的学习。首先，我们在课堂教学中可以引入 Chem3D 一级模块功能，通过其三维转换功能展示各种有机化学基本化合物的三维立体结构，使习惯于使用现代计算机的“90后”和“00后”学生从立体图形空间上理解复杂的有机分子结构。例如，在药学院有机化学基础的教学中，多酚类物质的结构较为复杂，特别是多酚类结构大分子质量物质，通常会结合葡萄糖酯、没食子酸和黄烷醇，如何结合才会属于多酚类化合物，单从二维的平面结构来观察构象，学生理解相当困难。这时 ChemBioOffice 软件通过三维立体结构来展示空间构象就完全可以帮助学生理解多酚类物质的命名及其衍生物的空间构象结构。其次，在有机化学基础课程中，学生感觉最难掌握的知识点就是计算分子的电荷分布。ChemBioOffice 软件可以帮助学生计算分子的电荷分布，进而理解课堂上比较晦涩难懂的理论观点。例如，在学习苯环上取代基的定位效应时，当取代基为卤素时，为邻、对位定位效应，但又是钝化基团，教材上的一些理论解释得不太清晰、明确，这时就可以使用 ChemBioOffice 软件计算分子的电荷分布来说明。此外，ChemBioOffice 软件还可以完成教学中的判断烯烃加成反应的取向，从而优于马氏规则的经验理论。对过渡态能量进行优化也是这款 ChemBioOffice 软件可以做到的，进而帮助学生加深对有机化学反应机理的解释。因此，ChemBioOffice 软件对药学专业的有机化学基础课程教学具有多方位的辅助作用，并且在很多高校的化学公共课程中被广泛使用。

　　ChemBioOffice 软件在药物设计课程教学中的应用：药物设计课程是全国各大药学院校最为重要的专业课程，特别是在医科大学的药学院及其相关专业。药物设计教学通常与科研实验紧密相连，并且通常应用在药学专业科学研究的前沿。药物设计课程是药学专业最为前沿的和融合计算机课程、药物化学课程、生化药理课程及数学计算课程的综合性应用课程。说其前沿，主要不是药物设计课程颠覆了传统药理学活性实验筛选先导化合物的传统药物研发模式，而是开创了新的获得先导化合物的方法，在科研角度等于新建了一个学科方向。药物设计课程在本科教学中主要是完成药物的从头设计和合理的药物设计两个主要重点教学内容，其中合理的药物设计是药物设计课程教学的重点和难点。合理的药物设计主要是根据与药物作用的靶点，如比较常用的靶点：酶、受体、离子通道、膜、抗原、病毒、核酸、多糖等，进而寻找和设计合理的药物分子结构。设计的主要目的是，在分子水平及电子水平上通过对药物和受体的结构全面准确地了解，进行基于结构的药物设计；通过对靶点的结构、功能、与药物作用方式及产生生理活性的机理的认识，进行基于机理的药物设计。而在这些药物设计中，ChemBioOffice 软件可以完成众多的教学任务，非常适合本科教学使用。首先，ChemBioOffice 软件可以参与完成抑制剂类药物设计实验教学。例如，在肿瘤坏死因子抑制剂的药物设计教学中，可以采用 ChemBioOffice 软件中的 ChemDraw 模块绘制分子化学结构，即通过数据查找，从文献资料中找到多个存在于不同种类样品中的活性化合物，利用 ChemDraw 绘制这些化合物的二维结构，同时记录下其属名、来源、参考文献等相关数据。利用 ChemFinder 一级模块构建配体数据库，寻找肿瘤坏死因子的受体的三维结构活性部位，对配体小分子进行3D 衍生，然后对接打分，筛选最理想的药物新分子。其次，新版本的 ChemBioOffice 软件 Chem3D 一级模块可以完成药物设计中的量子化学计算，对化合物进行能量计算、结构优化、电荷布局分析、振动频率分析等；Chem3D 还可以通过接口调用其他量子化学计算软件对分子的属性进行更为精确的计算，具体包括分子力学（MM）2 计算（主要进行分子动力学计算）、格梅斯（Gamess）计算、MM2 计算、高斯（Gaussian）计算、美洲豹（Jaguar）计算、默克分子力场（MMFF）94 计算（最小能和势能计算）和分子轨道程序包（MOPAC）计算，通过计算辅助完成药物设计的基本运算。例如，在苯环己胺类药物设计的定量构效关系 QSAR 研究中，可以利用 ChemBioOffice 软件计算的基于距离的拓扑参数，用逐步多元线性回归法建立其结构参数与药物活性之间的定量结构活性关系，这为快速地筛选高效的药物分子及为将来设计、合成新的更有效的药物分子提供了参考依据。此外，在药物设计中药物的受体或靶点为 DNA 和 RNA 结构时，ChemBioOffice 软件还可以模拟完成药受体 DNA 和 RNA 的绘制及结构计算，为药物分子药理学机制研究打下基础。药物波谱分析是药学教学中需要学生进行逻辑思维最多的一门课程，是一门理论性与实用性兼备的课程，大多数本课程教师都在不断探索和调整课程教学形式和内容，许多同学该门课程的成绩普遍不高，因为内容不易理解，特别是对核磁共振氢谱和碳谱的波谱数据不熟悉，再有就是对化学结构和核磁共振图谱的影响因素不清楚等原因。ChemBioOffice 软件可以在教学中，通过它的核磁共振图谱模拟功能给学生演示大量图谱，以直观的方式增强学生的理解能力，即使对于更加复杂的结构，ChemBioOffice 软件也能给出与实测值近似的图谱。因此，在药物波谱分析教学课堂中引入 ChemBioOffice 软件，通过其对有机化合物核磁共振图谱的模拟，可提供模拟仿真信息，同时将模拟数据与实验值相比较，判断出 ChemBioOffice 软件模拟图谱的准确度。利用 ChemBioOffice 软件辅助解析图谱，能够开阔学生的视野，激发学生的学习热情，使学生更容易掌握波谱解析的技术和要领。此外，红外光谱的波谱分析也可以通过 ChemBioOffice 软件的 Gamess 计算来预测傅里叶红外光谱分析和拉曼光谱分析，通过软件对红外光谱的预测分析可以帮助学生进行相关红外光谱的解谱分析。这些使用有利于学生进行天然产物药物研发的波谱解析能力的快速提升，克服在教学中老师经验图谱数据教学的缺点，更加具有准确快速、容易记忆、便于课后练习等诸多优点（王宝庆等，2013）。

ChemBioOffice 软件的使用对药学专业教学法的重要意义显而易见。首先，可以制作新颖、个性化立体三维的电子教案和课堂视频图像。其次，通过软件教学可以提高学生对药学专业结构绘图、分子模拟和数据整合的理解，培养学生对药学相关互联网数据资源的检索和筛选比对能力。最后，最为重要的是可以不断更新、优化药学教学老式的思维模式，促进信息、计算科学和药学教学的融合。

1.2.6 GMP 仿真实训软件

近年来仿真实训软件不断发展，很多药学专业仿真实训软件不断应用到药学专业教学中。例如，北京欧倍尔的 GMP 仿真实训软件，该软件主要运用 Maya 建模和 C++开发。GMP 仿真实训软件包含了固体、小容量注射剂两大生产车间 20 个实训任务，30 个生产岗位，100 个 3D 模型，1000 个知识点，并且有高品质 3D 设备和场景仿真，让学生有真实车间环境的体验。现代化制药工厂一比一搭建，多任务、多岗位、多角色、流程化。最先进的生产设备为原型设备动态模块化演示自由切换。3D 场景中嵌入丰富的知识点，使教与学更加便捷。生产标准操作规程（SOP）、清洁 SOP 设备操作、保养 SOP，可以表格记录，同时 3D 动画辅助原理讲解。知识拓展班级管理、考试管理等功能给予教师更多的权限。姓名、考试时间等信息方便自测及考核，详细的步骤操作及评分，1000 多个知识点，内容覆盖广、形式多样，授课功能，方便备课，解决了教学备课资源难寻和学生实训场地难寻的问题，轻松实习。随时随地，轻松学习。并且该软件加入了虚拟现实（VR）、增强现实（AR）的沉浸式体验。AR 技术借助 Android（安卓）设备可识别设备图片、实际物体。通过安卓移动端程序能够将真实世界和虚拟世界的信息无缝集成，达到人眼看到的虚拟设备与真实世界信息相互补充叠加的效果。把原本在现实世界的一定时间、空间范围内很难体验到的实体信息，通过 AR 技术模拟仿真后再叠加，将虚拟世界的信息应用到真实世界，被用户感官所感知，从而超越现实的感官体验。系统具有突出的特点：真实世界和虚拟世界的信息集成，具有实时交互性，在三维尺度空间中增添定位虚拟物体。通过屏幕的手势操作对识别出来的虚拟设备缩小、放大、旋转。可点击现实世界中设置的按钮对虚拟信息进行操作，点击屏幕上的步骤按钮对虚拟物体进行步骤演示操作。手持安卓端程序，在围绕识别出来的虚拟设备移动的同时可详细观察设备的零件组成，这对 GMP 学习帮助很大。此外，对 GMP 培训项目的操作情况可以由评分系统进行评价，一个培训项目对应一份试卷。在培训项目运行过程中，评分运行系统对项目对应的试卷进行实时评定；在培训项目终止培训时，评分运行系统可以打印出对应试卷的具体操作，做得十分详细。

此外，GSP 认证模拟软件也是北京欧倍尔开发的。GSP 认证模拟软件以现代化批发企业、药品零售企业的 GSP 认证申报为原型，以《药品经营质量管理规范》（根据 2016 年 6 月 30 日《国家食品药品监督管理总局关于修改〈药品经营质量管理规范〉的决定》修正）、《药品经营质量管理规范实施细则》《药品经营质量管理规范（GSP）认证管理办法》《药品经营质量管理规范现场检查指导原则》为依据，综合多省、自治区、直辖市的《药品经营质量管理规范》认证相关规定、程序、办事指南，使用 B/S 软件架构方式构建。以 GSP 模拟认证为中心，将 GSP 认证申请和 GSP 法规理论知识相结合，让学生完全融入 GSP 认证整个过程，学习并掌握 GSP 法规及其应用。软件不仅有练习模式，还有考核功能。考核又分认证流程考核和理论知识考核。在对认证流程进行考核的同时，教师还可以设置题目、组建题库，并可从题库中选择出需要的考题，组合成一份计算机考卷，用以考核学生的学习效果。系统提供试卷分析功能，通过该功能教师可以了解学生对不同知识点的掌握情况，从而更好地指导学生更深入地学习实践技能知识，理解药品 GSP 认证。

GSP 认证模拟软件有四大功能模块：GSP 认证练习、考试系统、资料库、论坛。GSP 认证练习模块：认证练习模块分为选择学习和顺序学习两种模式。认证练习模块将药品经营企业分为药品批发企业、药品零售连锁总部、药品零售连锁门店、药品零售单体门店 4 类。针对每类药品经营企业都有与之对应的 GSP 认证申请、变更、补证流程练习。GSP 认证申请流程包括资料填写、技术审核、现场审核、发布公告、发证 5 步，在选择学习模式下学生可随意进入流程中的任何一步，在顺序学习模式下学生只有达到正在操作的步骤所要求的完成条件后才可进入下一步骤。资料填写步骤不仅提供空白表格供学生练习填写，还提供相应的模板供学生参考，以便学生尽快掌握表格填写的要领。学生点击提交按钮后系统自动标出未填写的必填项。在顺序学习模式下，必填项全部填写完成后才可进入技术审核步骤。技术审核步骤通过系统出题的形式来验证学生对相关知识的掌握，系统会自动从题库抽出 30 个题目给学生作答。学生可点击重新出题按钮重新抽取一组题目，点击提交按钮后系统自动标出正确答案及作答错误的题目。在顺序学习模式下，出现30个题目全部答对的情况才可进入现场审核步骤。现场审核步骤播放依据《药品经营质量管理规范现场检查指导原则》制作的现场审核典型案例交互动画。发布公告和发证步骤显示根据学生填写内容生成的公告和GSP证书。考试系统模块：考试系统包括GSP认证申请考试管理、GSP理论考试管理、班级管理、题库管理。① GSP认证申请考试管理：学生可以进行GSP认证申请资料填写考试和技术审核考试，系统在学生点击提交按钮后对技术审核考试进行自动评分；教师可对学生GSP认证申请资料的填写情况进行批改，查看学生的技术审核考试成绩。② GSP理论考试管理：教师可在线编辑试卷、组织考试、批卷评分、成绩管理等，实现了整个考试流程，给教师的考试管理工作带来便利。提供试卷分析功能，通过该功能，教师可以了解学生对不同知识点的掌握情况，从而更好地指导学生更深入地学习实践技能知识。学生可以在平台上进行在线考试、查看评分、查看试卷等操作，能有效提高考试教学效果。③班级管理：通过班级管理模块，教师可以方便地管理各个班级学员、课程、班级公告等事项，包括班级学员信息的编辑、导入、导出；班级课程内容、学习情况管理；班级公告的添加、发布、编辑等内容。④题库管理：教师可以灵活地创建题库集，进行章节、题目内容、题目难度等设置，并可以进行题库批量导入、导出操作，实现对题库的全面管理。资料库模块：为了丰富教学内容，资料库平台提供了资源管理模块，可以将丰富的教学资源上传至平台供学生进行学习，资源涵盖课件、法律法规、药学典籍、视频资源等类型。该模块提高了教学资源的利用率，丰富了学生学习素材，提高了教师教学、学生学习的效率。该软件主要有两大核心学习内容：GSP规范理论知识学习、GSP认证流程模拟学习。① GSP规范理论知识学习：理论知识包括法律法规、扩展知识、GSP实施现状等知识点，可以制作丰富的多媒体资源，解决教师好的教学资源难寻的问题，帮助学生更好的理解。② GSP认证流程模拟学习：模拟流程包括网上申请、网上签收、材料初审、技术审查、现场检查、发布公告、领取证书。认证初审：初审材料包括药品经营质量管理规范申请表，自查报告，企业负责人员和质量管理人员情况表，企业药品验收、养护人员情况表，企业经营场所、仓储、验收养护等设施、设备情况表，质量管理制度目录，质量管理组织、机构的设置与职能框图，经营场所和仓库的平面布局图及其他材料。初审结果包括不予受理、受理、补正材料。技术审查：通过客观题考试形式，学习技术审查要点。现场检查：播放依据《药品经营质量管理规范现场检查指导原则》制作的现场审核典型案例交互动画。通过认证现场检查的企业将发布公示公告，领取证书。GSP软件可以辅助解决药学专业学生实训及GSP培训的问题。

快速发展的仿真实训软件虚拟现实技术在教学中的具体应用主要体现在以下几个方面：①利用虚拟现实技术进行知识学习；②利用虚拟现实技术进行虚拟实验；③利用虚拟现实技术进行技能训练；④利用虚拟现实技术进行网络化教学。这些都对药学专业教学有着重要的促进作用。

1.3 教师礼仪

教师礼仪不仅体现了教师的威信，而且是学生模仿的重要对象。学高为师，身正为范，教师应该成为学生的表率，做到平等相处、尊重学生；以身作则、为人师表；举止大方，仪表端庄；说话和气，语言文明。教师礼仪具体包括教师的着装、言谈与举止等方面。良好的教师形象对于激发学生的学习兴趣和主动性也有重要作用。

1.3.1 衣着

教师的礼仪不仅与教师的学识、能力等密切相关，同时也受教师外在形象的影响。举止文雅、仪态端庄的教师形象，为学生所欢迎；反之，不注意个人仪容仪表、形象欠佳的教师，往往成为学生背后议论的对象。当学生第一次与教师接触时，通常会特别注意教师的仪表装束。教师大方得体的衣着往往会成为拉近学生距离感的重要方式之一。教师着装礼仪的基本要求如下。

（1）教师着装"六忌"

忌脏，即忌懒于换洗衣服而使衣服皱皱巴巴；

忌露，即不宜身穿露胸、露肩、露背、露腰及暴露大腿的服装；

忌透，即外穿的衣服不能过于单薄透明，不外穿吊带衫；

忌短，即不能穿着过于短小的服装；

忌紧，即不宜穿着紧紧地包裹自己身体的服装；

忌异，即不宜着装过分怪异，化妆色彩过于艳丽，耳环、项链等饰物不能过于夸张。

（2）教师着装具体要求

男教师不留长发，不留胡子，不佩戴怪异的项链、手链、戒指，在教学区不穿背心、短裤、拖鞋，服装遵循整洁大方的原则即可。

女教师不染彩发，发型力求简洁，要求将长发束起；上班时可着淡妆，忌浓妆艳抹，口红颜色的选择应以接近唇色为主；尽可能少佩戴首饰，尤其是外表夸张的项链、手镯、手链、耳环等；上班时间一律不得穿吊带装、细带裙、低胸装、露背装、露脐装、无袖装、超短裙及短裤，不穿过透或很薄的服装，不穿拖鞋，不留不涂长指甲。[①]

1.3.2 语言与举止

教师表达的内容，包括口语表达、书面语言表达和写作表达。客观地说，教师彬彬有礼、幽默善谈、平易近人的语言风格往往让学生如沐春风，乐于享受课堂的美好时光。

"亲其师"而"信其道"，便于教师顺利完成教育教学任务，提高工作效率和教育实效。彬彬有礼的言行，有利于在学生心目中树立良好的正面形象，便于拉近学生与教师的距离。一般来说，语言的范围除了口语与书面语言之外，教师的肢体语言，即教师的行为举止，同样至关重要。如图1-2所示，艾伯特·梅拉比安模型揭示了有效沟通的三大重要因素，即可视性语言、语调和语言，而它们的重要性在整个技能中的比例竟然是55∶38∶7。

河南省洛阳市宜阳县柳泉镇鱼泉小学的高喜鸟老师在《浅谈教师肢体语言的魅力》中，将肢体语言分为姿态、表情、手势等。

（1）姿态

教师在上课时，一般都采用站立的姿势：身体直立，双手自然下垂。当你站在讲台上时，学生的注意力马上被吸引了，看到老师腰板挺直地站在讲台上，学生也会马上坐端正，力争得到老师赞许的目光。这样不用太多的言语，就能很快调整学生听课的情绪，使学生很快进入听课的状态。并且，还能节省好多的时间。当然，教师站立的位置不同，所表达

资料来源：苏州观前校区、南通如皋校区教师守则

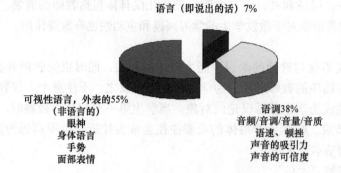

语言（即说出的话）7%

可视性语言，外表的55%
（非语言的）
眼神
身体语言
手势
面部表情

语调38%
音频/音调/音量/音质
语速、顿挫
声音的吸引力
声音的可信度

图 1-2　艾伯特·梅拉比安模型

的意思也有所不同。例如，教师站在讲台中央，表示严肃庄重，学生就不敢很随意，听课的状态自然就高度集中。而站在讲台的两边则显得随和，学生就会感到轻松。如果教师能走下讲台，更能使学生感到亲切（在新课改的推动下，如今我们的广大教师都是以这样的方式进行教学的，也收到了不错的效果）。倾听学生回答问题时身体微倾，就会显得教师有亲和力，拉近了教师与学生的距离，使学生的身心备受鼓舞，课堂效率也会随之提高。

由此可见，正确优美的姿态，能让学生在课堂上及时调整自己的不足，而且精神饱满；还能让学生振奋，更能激发学生在课堂上的积极情绪，增加学生的学习主动性，提高课堂教学质量；还能让课堂节省好多的时间——教师不用再用语言来维持秩序。

（2）表情

表情是表达思想感情内容的交际辅助手段，教师的脸色和眼神在教学中发挥着妙用。眼睛是心灵的窗户。上课时，当你走上讲台，表情严肃，用威严的目光向教室扫视一圈，学生就会马上安静下来，坐直身子，目光注视正前方，做好听课的准备；课堂上，如果某个学生在随意说话或做小动作，老师的声音戛然而止，目光盯向他，不用说任何话，就能把思想开小差的同学拉回来；或者在讲课的过程中，眼睛一直朝着某个方向的学生，也能引起大片学生的注意。学生回答不出问题时，教师期待的眼神，也能让学生的身心得到鼓舞，思维的闸门也会尽快打开。原本是"山重水复疑无路"，有了教师这样的目光，一定会使学生"柳暗花明又一村"的。讲课时，教师热情、诚恳、坦荡的目光会使学生振奋，会给学生力量，使学生在课堂上发挥自身潜能，教师更能顺利地完成教学任务。

脸色的变化能充分显示人物的内心世界。课堂上，老师的喜、怒、哀、乐能感染学生，影响学生听课的情绪。当你"慈眉善目""神采奕奕""高高兴兴"地出现在课堂上时，学生也会面带笑容、心情舒畅、大胆踊跃地回答问题，甚至于成绩最差的学生也会举手敞开心扉，轻轻松松地就完成了本节课的教学任务。反之，若"面色铁青""目光严厉""大发雷霆"，则学生畏惧之极，惶惶然不知所以，不用说发言了，连手也不敢举了。这样紧张的课堂气氛，怎能顺利地完成教学任务呢？

由此可见，丰富的表情确实能让学生轻松自如、尽情发挥想象，思维能力也会不断提高。"亲其师"才能"信其道"，学生喜欢你和蔼的表情，自然就想学这门功课。只要兴趣有了，教学效果还会很差吗？

（3）手势

我们上课时，会做出各种各样的手势，不同的手势也能表达出人们潜在的内心活动和各种微妙的情感。在课堂上适当地应用手势，也是一种不错的教学策略。例如，跷起大拇指表示对学生称赞；五手指由外向内收拢，表示力量集中，给学生精神上的鼓舞；两手掌由合而分，向上摊开表示失望、分散和无可奈何；拳头高举表示反动；向前快速伸出表示打击。另外，手指还能表示数，大拇指和食指伸开的形状表示"对"；两手十指相交又表示"错"；小拇指和大拇指同时伸开，表示"6"；在数学课堂上适当地应用这些手势，既节省时间，又会让教师很快掌握学生的学习情况。此外，当教师手指相拢后，映在墙上的阴影形状表示的动物也都大大激发了学生的学习兴趣。

由此可见，大方、得体的手势能激发学生的兴趣，使学生产生学习的主动性，特别有助于教学，尤其是小学数学教学。

2 中职教师职业的基本内容

为促进中等职业学校教师的专业发展，建设高素质"双师型"教师队伍，根据《中华人民共和国教师法》《中华人民共和国职业教育法》《中华人民共和国劳动法》，特制定《中等职业学校教师专业标准（试行）》（以下简称《专业标准》）（表1-1）。

中等专业学校、技工学校的教师资格由县级以上地方人民政府教育行政部门组织有关主管部门认定。

表 1-1 中等职业学校教师专业标准（试行）

维度	领域	基本要求
专业理念 与师德	（一）职业理解 与认识	1. 贯彻党和国家教育方针政策，遵守教育法律法规 2. 理解职业教育工作的意义，把立德树人作为职业教育的根本任务 3. 认同中等职业学校教师的专业性和独特性，注重自身专业发展 4. 注重团队合作，积极开展协作与交流
专业理念 与师德	（二）对学生的 态度与行为	5. 关爱学生，重视学生身心健康发展，保护学生人身与生命安全 6. 尊重学生，维护学生合法权益，平等对待每一个学生，采用正确的方式方法引导和教育学生 7. 信任学生，积极创造条件，促进学生的自主发展
	（三）教育教学 态度与行为	8. 树立育人为本、德育为先、能力为重的理念，将学生的知识学习、技能训练与品德养成相结合，重视学生的全面发展 9. 遵循职业教育规律、技术技能人才成长规律和学生身心发展规律，促进学生职业能力的形成 10. 营造勇于探索、积极实践、敢于创新的氛围，培养学生的动手能力、人文素养、规范意识和创新意识 11. 引导学生自主学习、自强自立，养成良好的学习习惯和职业习惯
	（四）个人修养 与行为	12. 富有爱心、责任心，具有让每一个学生都能成为有用之才的坚定信念 13. 坚持实践导向，身体力行，做中教，做中学 14. 善于自我调节，保持平和心态 15. 乐观向上、细心耐心，有亲和力 16. 衣着整洁得体，语言规范健康，举止文明礼貌
专业知识	（五）教育知识	17. 熟悉技术技能人才成长规律，掌握学生身心发展规律与特点 18. 了解学生思想品德和职业道德形成的过程及其教育方法 19. 了解学生不同教育阶段及从学校到工作岗位过渡阶段的心理特点和学习特点，并掌握相关教育方法 20. 了解学生集体活动特点和组织管理方式

续表

维度	领域	基本要求
专业知识	（六）职业背景知识	21. 了解所在区域经济发展情况、相关行业现状趋势与人才需求、世界技术技能前沿水平等基本情况
		22. 了解所教专业与相关职业的关系
		23. 掌握所教专业涉及的职业资格及其标准
		24. 了解学校毕业生对口单位的用人标准、岗位职责等情况
		25. 掌握所教专业的知识体系和基本规律
	（七）课程教学知识	26. 熟悉所教课程在专业人才培养中的地位和作用
		27. 掌握所教课程的理论体系、实践体系及课程标准
		28. 掌握学生专业学习认知特点和技术技能形成的过程及特点
		29. 掌握所教课程的教学方法与策略
	（八）通识性知识	30. 具有相应的自然科学和人文社会科学知识
		31. 了解中国经济、社会及教育发展的基本情况
		32. 具有一定的艺术欣赏与表现知识
		33. 具有适应教育现代化的信息技术知识
专业能力	（九）教学设计	34. 根据培养目标设计教学目标和教学计划
		35. 基于职业岗位工作过程设计教学过程和教学情境
		36. 引导和帮助学生设计个性化的学习计划
		37. 参与校本课程开发
	（十）教学实施	38. 营造良好的学习环境与氛围，培养学生的职业兴趣、学习兴趣和自信心
		39. 运用讲练结合、工学结合等多种理论与实践相结合的方式方法，有效实施教学
		40. 指导学生主动学习和技术技能训练，有效调控教学过程
		41. 应用现代教育技术手段实施教学
	（十一）实训实习组织	42. 掌握组织学生进行校内外实训实习的方法，安排好实训实习计划，保证实训实习效果
		43. 具有与实训实习单位沟通合作的能力，全程参与实训实习
		44. 熟悉有关法律和规章制度，保护学生的人身安全，维护学生的合法权益
	（十二）班级管理与教育活动	45. 结合课程教学并根据学生思想品德和职业道德形成的特点开展育人和德育活动
		46. 发挥共青团和各类学生组织自我教育、管理与服务作用，开展有益于学生身心健康的教育活动
		47. 为学生提供必要的职业生涯规划、就业创业指导
		48. 为学生提供学习和生活方面的心理疏导
		49. 妥善应对突发事件
	（十三）教育教学评价	50. 运用多元评价方法，结合技术技能人才培养规律，多视角、全过程评价学生发展
		51. 引导学生进行自我评价和相互评价
		52. 开展自我评价、相互评价与学生对教师的评价，及时调整和改进教育教学工作
	（十四）沟通与合作	53. 了解学生，平等地与学生进行沟通交流，建立良好的师生关系
		54. 与同事合作交流，分享经验和资源，共同发展
		55. 与家长进行沟通合作，共同促进学生发展
		56. 配合和推动学校与企业、社区建立合作互助的关系，促进校企合作，提供社会服务
	（十五）教学研究与专业发展	57. 主动收集分析毕业生就业信息和行业企业用人需求等相关信息，不断反思和改进教育教学工作
		58. 针对教育教学工作中的现实需要与问题，进行探索和研究
		59. 参加校本教学研究和教学改革
		60. 结合行业企业需求和专业发展需要，制订个人专业发展规划，通过参加专业培训和企业实践等多种途径，不断提高自身专业素质

3　中职药学类教师的基本要求

根据《专业标准》中针对中等职业学校教师的职业定位，中等职业学校药学类教师是履行中等职业学校教育教学工作职责的专业人员，要经过系统的培养与培训，具有良好的职业道德，掌握系统的药学相关专业知识和专业技能，专业课教师和实习指导教师要具有相关药学或医药企事业单位工作经历或实践经验，并达到一定的职业技能水平。

3.1　专业知识与素养

中职学校药学类教师的专业知识素养包括精深的药学学科专业知识、广博的科学文化知识和教学理论基础及教学实践经验和教育智慧。

第一，中职学校药学类中职教师要具有广博的科学文化知识，如人文素养和科学素养方面的人文社会知识、科技类知识、工具类知识、艺体类知识、劳技类知识等。在拓展中职学校药学类学生的素质培养过程中，教师博学的人文和科学素养将促进学生综合素质和创新能力的提升。中职学校药学类教师应注重与非药学的其他学科进行融会贯通，培养学生开放的创新思维。

第二，中职学校药学类教师要具有丰富的药学专业知识。丰富的药学学科专业知识是中职药学类教师从事教学工作的基础，主要包括药学学科的基础理论知识、药学学科的教育知识、药学的教学策略知识等。这就要求中职学校药学类教师在掌握药学相关教材的基本内容和完整的药学基本知识体系之外，加强药学业务知识的进修和学习，拓展药学业务知识的国际视野，尤其掌握药学相关专业知识的新动向、新观点。

第三，中职学校药学类教师要具有系统的教育学与心理学的知识。科学地掌握与运用教育学和心理学知识是教师从事职业行为的重要保障。作为中职学校药学类教师，需要通过将自己的学科知识与教育学和心理学的知识进行有机结合，在科学的教育学与心理学理论的指导下，真正了解怎么教和为什么教。

第四，中职学校药学类教师要有丰富的实践性知识。与高等院校药学类教师的实践教学能力相比，中职学校药学类教师的实践性知识更为重要。实践性知识是对教师各种知识和能力的综合实践训练和检验。中职学校药学类教师的实践性知识主要体现在培养学生的实训能力方面，教师只有将教育教学活动中解决具体问题的知识进行整合，才能激励与促进学生专业实践知识的深化，并对未来从事本行业的学生产生重要的引导和榜样作用。

在打造中职药学师资队伍建设过程中，山东力明科技职业学院在2015年药学专业人才培养方案中明确指出：打造优秀的中职药学教师队伍不容忽视。具体方式如下。

（1）优质课竞赛

学院定期组织优质课竞赛，主要由中青年教师参加，鼓励中青年教师积极上进，从而带动教师的学习氛围，整体提高教师的教学水平。

（2）说课比赛

按照高职高专人才培养水平评估的整体要求，学院在观摩教学的基础上，开展了说课比赛，最初由学科带头人做示范性说课，其他中青年教师效仿学习，之后组织集中说课。

（3）观摩教学

观摩教学为临床学院六大教学制度之一，通过观摩教学，及时了解和解决教学中的实际问题，督促教师不断改进教学，提高教学质量。学院通过观摩教学，实现了以老带新，以及中青年教师之间的互相学习，大大提高了学院教师的课堂教学水平。

（4）严格执行新教师试讲制度

课堂教学是教学工作的关键环节，教学效果的优劣直接影响教学质量。新任教师试讲是严把教学质量关的重要环节，是了解新教师教学水平和能力的重要途径，也是帮助新教师提高课堂教学水平的有效措施。学院严格执行新教师试讲制度，试讲合格者方有资格正式讲课。

（5）教案评比

通过开展教案检查及优秀教案评比活动，一是调动广大教师搞好课堂教学的积极性，督促教师尤其是青年教师端正教学态度，熟悉教学业务，规范教学过程，改进教学方法，培养教学能力，提高教学水平；二是进一步加强教学管理，树立教学典范，促进教学改革，提高教学质量。

（6）集体备课

集体备课为临床学院六大制度之一，每周四下午四点十分按时进行。按照教学大纲的规定，认真钻研教材，研究教材教法、知识点的确定及学法指导，选择科学的教学方法。

（7）"双师型"教学人才培养

学院定期派教师到中国人民解放军济南军区总医院、山东省千佛山医院、济南市第四人民医院、济南市第五人民医院、齐鲁制药有限公司、漱玉平民大药房顶岗学习。

3.2 案例分析

案例 1： 中职药学专业毕业生去市医院药房进行实习，夜班遇到一患者急救，患者男，66 岁。经医院确诊为左肺肿瘤并肺内转移，咳嗽、胸痛剧烈。服用去痛片（主要为解热镇痛抗炎药复方制剂）两天，疼痛未见缓解；来医院换用硫酸吗啡控释片（美施康定），患者疼痛缓解。但药房取药后，实习药师只告诉了其成瘾性，注意剂量使用，而没有具体提醒患者硫酸吗啡控释片宜从每 12h 服用 10mg（10mg 规格 1 片）或 20mg（10mg 规格 2 片）开始，患者在 12h 内擅自服用硫酸吗啡控释片 6 片，出现恶心、呕吐、血压降低、嗜睡、反应迟钝、呼吸浅慢、双瞳孔缩小成针尖样。来医院急救，给予呼吸兴奋剂及升压药，20min 后呼吸稍好转，但仍昏迷。在主治医生给予纳洛酮后，患者神志清楚，血压 90mmHg[①]/60mmHg，1h 后血压 110mmHg/70mmHg，呼吸 22 次 / 分。

分析： 在药学专业的实习中，准确的专业知识是非常重要的，因为合理丰富的专业知识和剂量使用经验，才能让患者合理用药，安全用药，避免因为不合理用药产生不良反应，甚至危及生命。该案例涉及大量药学专业知识。首先，患者为癌性疼痛，给予解热镇痛抗炎药，其镇痛作用为抑制前列腺素合成酶——环氧酶，抑制前列腺素的合成，主要用于外周发挥镇痛作用，可用于轻、中度疼痛，且无成瘾性，因此本例患者首先选用该类药物镇痛。其次，患者为剧烈癌痛，给予解热镇痛抗炎药未见缓解，改用硫酸吗

---

① 1mmHg＝0.133kPa

啡，吗啡激活阿片受体，抑制痛觉冲动的传导，为作用于中枢的镇痛药，因有成瘾性，主要用于其他药无效的急性锐痛；因此，本例患者的剧烈癌痛给予解热镇痛抗炎药无效后，改用吗啡，并缓解疼痛。此外，患者擅自大剂量用药，出现的反应为吗啡的急性中毒反应，严重的呼吸抑制甚至可导致死亡，因此医生除对症给予升压药外，还给予呼吸兴奋剂，并改善了呼吸抑制。最为重要的知识点是吗啡的急性中毒反应未完全好转，给予纳洛酮后好转。纳洛酮为阿片受体的拮抗剂，能迅速对抗吗啡等阿片类药物中毒引起的呼吸抑制、血压下降和中枢抑制等症状，临床主要用于阿片类药物中毒的抢救，因此本例给予纳洛酮后患者好转。所以，在药学中职学校专业教学中，要加强用药过程药理学重点知识点的理解和记忆。

案例 2：夏日傍晚，东北边陲小城市的一位县医院的药剂科药师，因疏忽错将抗病毒药当抗菌药给了患者家属，患者是一位两岁儿童。发现用药错误后，因不知道两岁儿童患者的家庭地址，紧急向边防派出所求助。随后，边防、公安、居委会和卫生所等人员倾力协作，最后终于找到了这个孩子，避免了一起严重医疗事故的发生。

分析：这个案例反映了医药工作的药师高尚的职业道德和良好的工作作风，值得称赞。在当今医药行业药品回扣返点流行的当下，为患者着想、积极承认错误并解决问题是药学工作者应有的职业素质。这也从侧面反映出药学从业人员必须终身学习，不断更新自己的专业知识，即使是老师或者有高级职称者也要更新自己的药学专业知识，进行持续性学习。

?? 思考题

1. 如何理解教师职业的内涵？
2. 中职药学教师职业的基本要求有哪些？
3. 请结合实际，谈谈中职学校教师职业的特点。
4. 教师着装礼仪的要求有哪些？
5. 阐述教师语言表达的重要意义。

教育部 财政部关于实施职业院校教师素质提高计划（2017—2020 年）的意见

"双师型" 教师

只有教师的知识面比学校教学大纲宽广得多，他才能成为教学过程的精工巧匠。

——苏霍姆林斯基

◎ 学习目标

1. 理解"双师型"教师的内涵。
2. 了解中职药学专业"双师型"教师的基本要求。
3. 了解中职药学专业"双师型"教师的胜任力结构。
4. 了解中职药学专业教师胜任力素质现状。
5. 了解中职药学专业教师胜任力结构建设。

✎ 知识导图

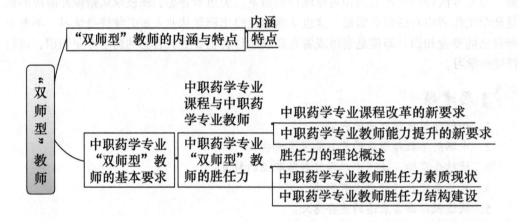

◎ 重点、难点

重点：中职药学专业"双师型"教师基本的要求。

难点：中职药学专业"双师型"教师的胜任力结构。

正文

1 "双师型"教师的内涵与特点

截至 2015 年，全国共有职业院校 1.28 万余所，年招生 952.7 万人，在校生 2722.8 万人。我国建成了世界上规模最大的职业教育体系，基本具备了大规模培养高素质劳动者和技能型人才的能力，为经济社会持续健康发展做出了重要贡献。早在 1998 年，国家教育委员会发布的《面向二十一世纪深化职业教育教学改革的原则意见》中指出：实施职业教育应当根据实际需要，同国家制定的职业分类和职业资格制度相适应，职业教育的有关标准应当与职业资格标准相协调，积极推行学业证书和职业资格证书两种证书制度。

通过学校学业考试和有关部门组织的职业技能鉴定两个方面的考核，促进职业能力的提高。凡所学专业与当地职业技能鉴定所开考专业（工种）相同的职业学校学生，应积极参加当地的职业技能鉴定。各有关部门之间应该加强协调，根据职业学校教育的特点，合理安排和组织考核、鉴定工作。有条件的职业学校应建立相关专业（工种）的职业技能鉴定站（点）。

1.1　内涵

针对"双师型"教师的内涵定位，不同学者的理解不同。目前，有的学者将其概括为两种：一是"双职称型"，即教师除需获得教师系列职称外还需要取得另一职称；二是"双素质型"，即教师既要具备理论教学的素质，也应具备实践教学的素质。而有的学者则将"双师型"教师的理解概括为三种：一是"双证书论"，认为具有工程师、工艺师等技术职务的人员，取得教师资格并从事职业教育教学工作的人员即为"双师型"教师；二是"双能力论"，认为只要能胜任理论教学，又能指导学生实践的教师，就可看作"双师型"教师；三是"双融合论"，即既强调教师持有"双证"，又强调教师有"双能力"。

1.2　特点

"双师型"教师是职业教育教师队伍建设的特色。"双师型"教师应具备相应的实践经验或应用技能。

1）从技术职务（职业资格）的条件看，如果已经是一个合格的高校教师，又具备初级以上技术职务（职业资格）的话，就可以进入"双师型"教师行列。

2）对已获取初级以上技术职务（职业资格）的教师来说，不能见到"双证"就定为"双师"，学院应进行以下方面的把关。一是看其拥有的技术职务（职业资格）是否与其所施教的专业一致；二是看其考取的证书是否从理论到理论，即是否通过纯考试手段获得的。据此，我们建议将教育部"有两年以上在企业第一线本专业实际工作经历"与"有中级（或以上）技术职务"的分别规定合而为一，并作如下修正，即符合如下条件的可认定为高职"双师型"教师："具备助教以上的合格教师，获取初级以上技术职务（职业资格），并在基层生产、建设、服务、管理第一线有累计两年以上实际工作经历的合格教师"。

3）将"主持或主要参与两项应用性项目研究，其研究成果被企业应用，并取得良好经济效益和社会效益"作为"双师型"教师"实践能力"的条件，我们认为应该将"良好"从定性转向定量。例如，规定科研成果须给企业当年直接增加税后净利10万元以上，或获得区（县）以上政府特别嘉奖的，方能作为高层次"双师型"教师实践能力的条件。

此外，不同层次的"双师型"教师的素质和使命应有所不同。按照专业理论水平和实践能力，"双师型"教师可分为初级、中级和高级，分别对应助教、讲师和副教授以上三个层面。①助教级的"双师型"教师，主要以讲授理论课为主，同时能够指导实训。在实践应用方面，他们一般不够全面和深入，但对所授专业相关的社会实践有整体的了解。他们必须通过学校实验、实训和参加更多的社会实践，丰富实践经验，提高实践技能。②讲师级的"双师型"教师应具备扎实的专业知识、专业技能，掌握所授专业相关行业动态和职业技能；同时能够根据行业和职业的发展变化，对本专业建设提出有价值的建议。③副教授级的"双师型"教师的专业水平和专业应用能力，应相当于专业指导委员会委员的水平，能够通过参加高级专业研讨会、亲身社会实践、进行行业（职业）调查和专业分析等一系列活动，对专业的社会适用性、专业课程的设置和调整、专业的变化方向及实践教学创新等提出建设性意见。

2 中职药学专业"双师型"教师的基本要求

2.1 中职药学专业课程与中职药学专业教师

2.1.1 中职药学专业课程改革的新要求

加快发展现代职业教育，提高职业教育人才培养质量，教师队伍是关键。随着经济结构调整和产业转型升级，企业技术技能加速进步更新，职业院校专业动态调整和学生规模持续扩大，教师队伍建设成为制约现代职业教育加快发展的"瓶颈"和"短板"，急需中央和地方加大支持力度予以解决。2014 年 6 月，习近平总书记就加快职业教育发展做出重要批示，为加强职业院校教师队伍建设指明了方向。《国务院关于加快发展现代职业教育的决定》对建设"双师型"教师队伍提出了明确要求："加强校长培训，实行五年一周期的教师全员培训制度；落实教师企业实践制度；政府要支持学校按照有关规定自主聘请兼职教师。"

2.1.2 中职药学专业教师能力提升的新要求

为贯彻落实党中央、国务院有关文件精神，围绕解决职业院校"双师型"教师素质亟待提升、中高职协同机制不够健全、产教融合不够深入等突出难题，中央财政继续加大经费投入力度。在"十一五""十二五"的基础上，支持实施新一周期职业院校教师素质提高计划，重点加强"双师型"教师培养培训，提升中高职教师素质协同发展能力，推进校企人员双向交流合作，旨在通过示范引领、创新机制、重点推进、以点带面全面提升职业院校教师队伍的整体素质和建设水平，加快建成一支师德高尚、素质优良、技艺精湛、结构合理、专兼结合的高素质专业化的"双师型"教师队伍。

2.2 中职药学专业"双师型"教师的胜任力

2.2.1 胜任力的理论概述

1973 年，McClelland 将胜任力定义为：与工作、工作绩效或生活中其他重要成果直接相似或相联系的技能、能力、特质或动机。并在《美国心理学家》杂志上提出胜任力模型的构建方法，提出人类需要测量的是胜任力而非智力。

一般来说，不同的工作内容对于不同测试者胜任力的要求不同。如图 1-3 所示，胜任力是指任何可以展示的特性和行为。其中，容易观察到和考量的胜任力具体包括日常学习的技能与知识；难以观察到但是有决定性作用的胜任力则具体表现在测试者的价值、自我、性

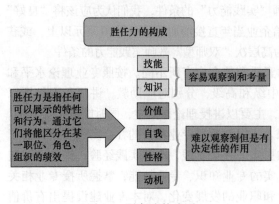

图 1-3 胜任力构成图

格及动机方面。具体来看，知识的主要表现形式为具体职业领域需要的知识信息；技能则是掌握具体职业领域内的技术能力，并能够合理运用的具体或专门技术的能力；价值作为衡量的准绳，有助于促进具体职业领域的道德伦理意识的提升与定位，如以真、善、美为追求的理想的价值观；自我主要以自我认知为主，即个体对于社会规范的理解和对自身的评价；性格是自我所具有的独特性或典型的行为方式；动机是个体内在稳定的想法或念头。

2.2.2 中职药学专业教师胜任力素质现状

目前，在中职院校办学条件相对较弱的情况下，中职药学专业教师胜任力素质的培养力度不强，质量保障体系不够完善，使得"双师型"教师的数量与质量堪忧，中职药学专业教师的胜任力素质较低，并严重制约了中职药学专业教育的健康发展。

第一，知识与技能拓展不足。中职药学专业教师胜任力的知识与技能素质相对于高职院校来说，整体水平偏低。构建中职药学专业教师的知识能力与技能水平不能单纯地依赖于教材固定的知识，应该通过对于国外中职药学专业教师知识与技能的了解，强化自身的知识底蕴与技术能力。

第二，自我认知与价值定位不明确。中职院校通常将胜任力的研究仅仅局限于院系的高层管理者，对于在教学一线与管理一线的与学生学习和生活密切相关的教职员工的研究不足，使得大部分教职员工对自我工作的定位、价值、认知产生质疑，严重影响了中职药学专业教师队伍的稳定发展。

第三，性格特征与工作岗位匹配不足。中职药学教师面临的学生群体的特殊性，决定了检验中职药学专业教师胜任力素质的重要依据。增加主观因素的参考变量，研究中职药学专业教师工作岗位与自身性格的匹配度，进而检验教师的胜任力与专业素养。

第四，动机跟踪研究的缺失。纵然，中职院校希望通过对教师胜任力的测量，解决教师教与学过程中出现的问题，但是由于各种条件限制，我国学者无法对中职药学专业教师的工作动机、教学动机、评价动机进行专门长期研究。因而，这类测信度的检验无法满足对中职药学专业教师的工作动机、学习动机及评价动机等一系列想法和意念的要求，未能达到较全面的测试追踪研究。

2.2.3 中职药学专业教师胜任力结构建设

中职药学专业的"双师型"教师与传统意义的"双师型"教师的内涵理解基本相同。一般来说，一种是药学类教师在获得教师系列职称外，还需要获得药学专业职称，即"双职称型"；另一种是"双证书论"，认为具有药学职业资格证书技术职务的人员，取得教师资格并从事职业教育教学工作的人员。

第一，增加培养中职药学"双师型"教师的力度，重视知识与技能的拓展。中职药学专业老师数量不足与质量保障体系不够完善的问题阻碍了中职药学"双师型"教师的知识培养与技能培训。目前，市场需求推动了中国中职教育规模的扩大化，并逐渐成为中等职业教育发展的根本动力。因而，中职院校必须以培养药学知识与实践技能的优秀教师为主，达到企事业的需求标准，不断培养创新技术人才。

第二，增加培养中职药学"双师型"教师的力度，关注自我认知与价值定位。胜任力建设需要有一定的管理基础。对于中职药学专业的"双师型"教师定位来说，关键在于在岗教师是否可以通过学校培养的力度，实现教学能力与专业能力的双赢，实现知识与实践相结合的教学成效。因此，作为中职药学专业的管理者，关注教师的自我认知与价值定位至关重要，这关系着教师是否可以成为学校、学科、专业所期望的人才。事实上，自我认知与价值定位的准确性不仅提升了教师的工作能力水平，而且在教师的生活方面也起到了重要的调节作用。

第三，增加培养中职药学"双师型"教师的力度，把握好性格特征与岗位匹配度的关系。清晰的岗位职责体系是中职药学专业建立教师队伍胜任力的基础。如何确定岗位与性格特征的匹配度对于学校的发展具有重要的影响。通常建立与教师的职业生涯发展相匹配的规划，需要有发展性地固化岗位的需求。不同性格的教师对于不同岗位的需求不同。如何实现不同胜任素质具备不同岗位能力的准确定位，可以从教师的性格特点出发，帮助教师进行岗位选择，便于其有针对性地提升个人素质，增加职业认同感。

第四，增加培养中职药学"双师型"教师的力度，倡导动机深入且长期跟踪的重要性。中职药学专业教师的胜任力结构应建立在自身专业与行业特色之上。大部分中职院校在构建和研究了适合其学校发展的教师胜任力结构素质模型后，往往运用年限会长达5～10年。其实，不断研究胜任力素质结构模型中教师的动机，长期与深入研究对中职院校的发展有重要的决定作用。即便在中职院校，教师胜任力素质模型相对稳定，也不能放松对教职工群体学习与工作实践中动机的深入跟踪研究。否则，中职药学专业的教师与学生在市场竞争中必然失去现有的重要地位。因此，中职院校在培养药学专业"双师型"教师时，需要适时调整其胜任力素质模型，关注测试者动机的缘起，并每隔一段时间进行重新梳理。

思考题

1. "双师型"教师的内涵是什么？
2. 中职药学专业"双师型"教师的基本要求包括哪些？
3. 中职药学专业"双师型"教师的胜任力结构的具体内容有哪些？
4. 结合实际，谈谈中职药学专业教师胜任力素质现状。
5. 阐述中职药学专业教师胜任力结构的建设规划。

师 德 规 范

教师不懂心理学，这就如同一个心脏专业医生不了解心脏的构造。

——苏霍姆林斯基

◎ 学习目标

1. 理解教师职业道德规范的基本内容。
2. 理解中职教师职业道德的基本理念。
3. 理解中职教师职业道德规范建设的具体要求。
4. 了解中职药学专业教师职业道德规范的基本要求。
5. 了解中职药学专业教师职业道德规范的建设。

✎ 知识导图

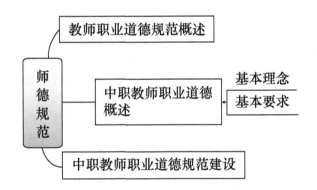

◎ 重点、难点

重点：理解中职教师职业道德规范建设的具体要求。

难点：了解中职药学专业教师职业道德规范的建设。

📖 正文

1 教师职业道德规范概述

一方面，未来教师职业工作者根据社会需要、个人意愿、能力、个性特征，选择适合自己发展的职业或工作岗位；另一方面，教师职业或工作岗位本身也对求职者进行选择，不同领域的教师职业需求对求职教师职业工作者的知识、能力、性格、心理品质等有不同要求。

职业道德是指人们在职业生活中应遵循的基本道德，即一般社会道德在职业生活中的具体体现。它是职业品德、职业纪律、专业胜任能力及职业责任等的总称，属于自律范围，它通过公约、守则等对职业生活中的某些方面加以规范。

教师职业道德，简称"师德"，是一种职业道德。它是教师和一切教育工作者在从事教育活动中必须遵守的道德规范和行为准则及与之相适应的道德观念、情操和品质，是教师的从业之德，是对教师这一行业者的道德要求。它是调整教师与学生、教师与教师、教师与集体、教师与社会之间相互关系的行为准则。

师德是教师应有的道德和行为规范，是全社会道德体系的组成部分，是青少年学生道德修养的楷模之一。从实践的角度看，具有高尚情操、渊博学识和人格魅力的教师，会对其学生产生一辈子的影响。

师德，是教师工作的精髓，可以用"师爱为魂，学高为师，身正为范"概括其内涵。师爱为魂，"师爱"是指教师对学生无私的爱，它是师德的核心，即"师魂"。从爱学生的角度讲，就是教师要做学生的良师益友（张守臣，2016）。

2　中职教师职业道德概述

2.1　基本理念

国家对合格的中等职业学校教师专业素质的基本要求，是中等职业学校教师开展教育教学活动的基本规范，是引领中等职业学校教师专业发展的基本准则，是中等职业学校教师培养、准入、培训、考核等工作的基本依据。中职教师职业道德规范的基本理念具体包括以下几个方面。

第一，师德为先。热爱职业教育事业，具有职业理想、敬业精神和奉献精神，践行社会主义核心价值体系，履行教师职业道德规范，依法执教。立德树人，为人师表，教书育人，自尊自律，关爱学生，团结协作。以人格魅力、学识魅力、职业魅力教育和感染学生，做学生职业生涯发展的指导者和健康成长的引路人。

第二，学生为本。树立人人皆可成才的职业教育观。遵循学生的身心发展规律，以学生发展为本，培养学生的职业兴趣、学习兴趣和自信心，激发学生的主动性和创造性，发挥学生特长，挖掘学生潜质，为每一个学生提供适合的教育，提高学生的就业能力、创业能力和终身学习能力，促进学生健康快乐成长，学有所长，全面发展。

第三，能力为重。在教学和育人的过程中，把专业理论与职业实践相结合、职业教育理论与教育实践相结合；遵循职业教育规律和技术技能人才成长规律，提升教育教学专业化水平；坚持实践、反思、再实践、再反思，不断提高专业能力。

第四，终身学习。学习专业知识、职业教育理论与职业技能，学习和吸收国内外先进职业教育理念与经验；参与职业实践活动，了解产业发展、行业需求和职业岗位变化，不断跟进技术进步和工艺更新；优化知识结构和能力结构，提高文化素养和职业素养；具有终身学习与持续发展的意识和能力，做终身学习的典范。

2.2　基本要求

2000 年 5 月 16 日，教育部、全国教育工会关于印发《中等职业学校教师职业道德规范（试行）》（以下简称《规范》）的通知，规定中等职业学校教师职业的基本要求如下。

第一，坚持正确方向。学习、宣传马克思列宁主义、毛泽东思想和邓小平理论，拥护党的路线、方针、政策，自觉遵守《中华人民共和国教育法》《中华人民共和国教师法》《中华人民共和国职业教育法》等法律法规。全面贯彻党和国家的教育方针，积极实施素质教育，促进学生在德、智、体、美等方面全面发展。

第二，热爱职业教育。忠诚于职业教育事业，爱岗敬业，教书育人。树立正确的教育思想，全面履行教师职责。自觉遵守学校规章制度，认真完成教育教学任务，积极参与教育教学改革。

第三，关心爱护学生。热爱全体学生，尊重学生人格，公正对待学生，维护学生的合法权益与身心健康。深入了解学生，严格要求学生，实行因材施教，实现教学相长。

第四，刻苦钻研业务。树立优良学风，坚持终身学习。不断更新知识结构，努力增强实践能力。积极开展教育教学研究，努力改进教育教学方法，不断提高教育教学水平。探索职业教育教学规律，掌握现代教育教学手段，积极开拓，勇于创新。

第五，善于团结协作。尊重同志，胸襟开阔，相互学习，相互帮助，正确处理竞争与合作的关系。维护集体荣誉，创建文明校风，优化育人环境。

第六，自觉为人师表。注重言表风范，加强人格修养，维护教师形象，坚持以身作则。廉洁从教，作风正派，严于律己，乐于奉献。

3 中职教师职业道德规范建设

2014 年教师节前夕，习近平总书记在同北京师范大学的师生座谈时指出："做好老师要有道德情操"。教师承担立德树人的神圣使命，必须要师德垂范。"立德先立师，树人先正己"，培养和造就一支学高身正的教师队伍，是立德树人成败的关键。

中职教师的道德情操是践行中职教育的重要品质。具有道德情操的中职老师，不仅敬业爱生，而且在师德修养过程中不断提升自身的道德追求。

江泽民于 2000 年在《关于教育问题的谈话》中指出，教师作为"人类灵魂的工程师"不仅要教好书，还要育好人，各方面都要为人师表。教师职业道德的水准，不仅体现着学校精神文明程度和管理水平的高低，而且关系着教育质量的高低，关系到学生的健康成长，关系到深化教育改革全面推进素质教育能否顺利进行。2014 年 5 月 10 日《中国教育报》刊发《用社会主义核心价值观指导青年学生成长成才——各地高校学习领会习近平总书记五四重要讲话精神》一文，文中陕西省汉中职业技术学院护理系党总支副书记李小玲说："高校教师应当不断提高和丰富自己的理论修养，以高尚情操、丰富学识和人格力量，示范引领，成为学生道德品行的楷模和榜样"。

目前，中等职业学校的广大教师在教学和管理岗位上，兢兢业业地工作，为我国中等职业教育事业的发展做出了巨大的贡献，这是应该充分肯定的。但是同时也应该看到，中等职业学校教师的素质，其中包括职业道德素质，与深化教育改革、全面推进素质教育的要求，以及离党和国家的要求与希望，还有一定的差距，教师职业道德在新形势下还面临着一些新的问题。加强中等职业学校教师的职业道德建设是一项十分重要的任务。加强师德建设，既是中等职业学校德育工作的一个重要组成部分，也是加强中等职业学校管理和师资队伍建设的一个重要方面。各地应切实采取有力措施，把中等职业学校教师的职业道德建设抓紧抓好。

第一，提高对加强中等职业学校教师职业道德建设意义的认识，增强广大教师教书育人的使命感和责任感，更加严格地要求自己，在工作和生活等各个方面都能做到为人师表。

第二，各地教育行政部门在促进和加强中等职业学校师德建设工作的过程中，应充分重视各级工会、共青团和妇女组织的作用和积极性，与他们密切配合，共同做好这项工作；各级教育工会组织应积极主动地参与到中等职业学校的师德建设工作中来，献计献策，与各级教育行政部门共同推动师德建设工作的开展。

第三，各地教育行政部门和中等职业学校应根据《规范》的内容，结合本地实际情况，制定本地区、本学校贯彻实施《规范》的意见，检查《规范》贯彻和实施的情况，有重点地推进中等职业学校的师德建设工作。当前，要特别突出青年教师的师德建设工作，注意结合青年特点，因地制宜，循序渐进，灵活多样地开展工作。

第四，各地中等职业学校要把教师职业道德建设当作一项经常性的工作，常抓不懈。每年要结合工作总结，对每个教师的职业道德情况进行考核，对于其中优秀的教师，要给予必要的表扬和鼓励。对师德考核不合格者，依照法定程序严肃予以处理（中华人民共和国教育部，2000）。

思考题

1. 教师职业道德规范的基本内容是什么？
2. 如何理解中职教师职业道德的基本理念？
3. 简述中职教师职业道德规范建设的具体要求。
4. 结合实际，谈一谈中职药学专业教师职业道德规范的基本要求。
5. 如何更好地规划中职药学专业教师职业道德规范的建设？

 人民日报：大力加强师德师风建设

模块二　教学实务（上）

理实一体化课程

好的教师是让学生发现真理，而不只是传授知识。

——第斯多惠

◎ 学习目标

1. 理解课程的基本内容。
2. 理解课程的基本理念。
3. 理解药学课程的基本内容。
4. 了解中等职业教育药学类专业课程的基本内容与特点。
5. 了解中职药学专业课程的设置与建设。

◎ 知识导图

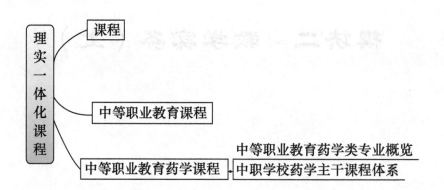

◎ 重点、难点

重点：中等职业教育药学类专业课程的基本内容与特点。
难点：中职药学专业课程的设置与建设。

正文

1 课　　程

课程是指学校学生所应学习的学科总和及其进程与安排。课程是对育人目标、教学内容、教学活动方式的规划和设计，是教学计划、教学大纲等诸多方面实施过程的总和。广义的课程是指学校为实现培养目标而选择的教育内容及其进程的总和，它包括学校老师所教授的各门学科和有目的、有计划的教育活动；狭义的课程是指某一门学科。

2 中等职业教育课程

2012 年，教育部办公厅《关于制订中等职业学校专业教学标准的意见》中指出：中等职业教育是高中阶段教育的重要组成部分，其课程设置分为公共基础课程和专业技能课程两类，专业技能课程包括专业核心课和专业（技能）方向课。

公共基础课程包括德育课、文化课、体育与健康课、艺术课及其他公共选修课程。课程设置和教学应与培养目标相适应，注重学生能力的培养，加强与学生生活、专业和社会实践的紧密联系。

德育课、语文、数学、外语（英语等）、计算机应用基础课、体育与健康课、艺术（或音乐、美术）课为必修课，学生应达到国家规定的基本要求。物理、化学等其他自然科学和人文科学类课程，可作为公共基础课程列为必修课或选修课，也可以多种形式融入专业课程之中。不同专业还应根据需要，开设关于安全教育、节能减排、环境保护、人口资源、现代科学技术、管理及人文素养等方面的选修课程或专题讲座（活动）。公共基础课程必修课的教学大纲由国家统一制定。

专业技能课程应当按照相应职业岗位的能力要求，采用专业核心课程加专业（技能）方向课程的课程结构。课程内容要紧密联系生产劳动实际和社会实践，突出应用性和实践性，并注意与相关职业资格考核要求相结合。专业技能课程教学应根据培养目标、教学内容和学生的学习特点，采取灵活多样的教学方法。部分基础性强、规范性要求高、覆盖专业面广的专业核心课程的教学大纲由国家统一制定。

实训实习是专业技能课程教学的重要内容，是培养学生良好的职业道德，强化学生的实践能力和职业技能，提高综合职业能力的重要环节。实训实习包含校内实训、校外实训和顶岗实习等多种实训实习形式。实训实习应明确校内实训实习室和校外实训实习基地及其必备设备等实训实习环境要求，保证学生顶岗实习的岗位与其所学专业面向的岗位群基本一致。

3 中等职业教育药学课程

3.1 中等职业教育药学类专业概览

药学（pharmacy）专业是培养具备药学学科基本理论、基本知识和实验技能，能在药品生产、检验、流通、使用和研究与开发领域从事鉴定、药物设计、一般药物制剂及临床合理用药等方面工作的高级科学技术人才的学科。

药学专业业务培养要求：本专业学生主要学习药学各主要分支学科的基本理论和基本知识，受到药学实验方法和技能的基本训练，具有药物制备、质量控制评价及指导合理用药的基本能力。

课程具体包括：马克思主义基本原理、思想道德修养、法律基础、大学英语、高等数学、医用物理学、计算机基础、形态学概论、生理学、细胞生物学、分子生物学、医学免疫学、病理生理学、医学微生物学、无机化学、有机化学、生物化学、定量分析、仪器分析、物理化学、基础化学实验、药物化学、天然药物化学、药剂学、药物分析、药理学、毒理学基础、药物的波谱解析、药事管理学、专业技能实验等。

主要实践性教学环节包括生产实习、毕业论文设计等，一般安排 22 周左右。

3.2　中职学校药学主干课程体系

中职学校药学的主干课程包括：生理学、细胞生物学、分子生物学、医学免疫学、病理生理学、医学微生物学、无机化学、有机化学、生物化学、定量化学、仪器分析、物理化学、基础化学实验、药物化学、天然药物化学、药剂学、药物分析、药理学、毒理学基础、药物的波谱解析、药事管理学、专业技能实验等。

以哈尔滨劳动技师学院医药与食品工程系为例，哈尔滨劳动技师学院官网在 2017 年 6 月 2 日颁布的医药与食品工程系专业介绍中，对于药物制剂专业课程体系进行了明确的说明：作为国家中等职业改革发展示范校重点建设专业、国家高技能实训基地重点建设专业、黑龙江省十大名牌专业、哈尔滨市名牌专业的药物制剂专业主要招收具有初、高中同等学力的学生，面向药品生产经营企业，培养药物制剂中、高级药物制剂工。主干课程包括：药物制剂技术、药物检验技术、药品营销、药品 GMP 实务、医学基础、中药鉴定、微生物学、医药商品学、药物化学药理学基础等。就业方向主要面向省内大型国有、股份制、民营等药品生产经营企业，从事药品生产、质量控制、药品营销、物流等岗位。例如，哈药集团下属企业——黑龙江江氏药业有限公司、中国天一药业、哈尔滨正大龙祥医药有限公司，宏腾医药连锁有限公司，黑龙江省乌苏里江药业集团，美国东方生物科技有限公司，哈高科白天鹅制药有限公司，哈尔滨珍宝岛药业。

此外，针对药物分析与检验专业，主干课程主要包括：药物检验技术、医学基础、微生物学、药事法规、化学分析、中药鉴定、药物化学药理学基础、医药商品学等。针对药品营销专业，主干课程包括：医药商品购销与储运实务、医药市场营销技术、医药物流实务、药物制剂基础、药店零售与服务技术、医药商品基础、医学基础、药事法规。针对制药设备使用与维护专业，主干课程包括：药学基础、电工电子技术与技能、机械制图、机械基础、电气控制技术、液压与气动技术、GMP 实务、制药设备维护保养安全与防护、制剂设备安装与调试。

 思考题

1. 课程是什么？
2. 如何理解课程的基本理念？
3. 药学课程的基本内容有哪些？
4. 简述中等职业教育药学类专业课程的基本内容与特点。
5. 如何理解中职药学专业课程的设置与建设？

《学记》原文与解读

单元2 认识学生

知之者不如好之者，好之者不如乐之者。

——孔子

◎ 学习目标

1. 理解学生的内涵。
2. 掌握中职学生的特点。
3. 理解中职药学专业学生与教师之间的关系。
4. 了解中职药学专业学生的特点。
5. 了解中职药学专业师生关系的建设。

✎ 知识导图

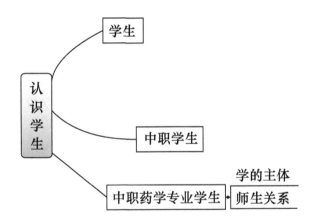

◎ 重点、难点

重点：中等职业教育药学专业学生的特点。
难点：中职药学学生与教师之间的关系与建设。

正文

1 学 生

学生是指具有发展潜能及发展需要的个体，他们是学校教育的对象，以学习为其主要任务。作为学校教育的对象，他们又是具有主观能动性、具有不同素质的个体，教育必须承认并尊重这一事实，满足学生各方面发展的需要（袁振国，2010）。传统意义上，根据学习的不同阶段，我们可以把学生分为：幼儿园学生、小学生、中学生（初 / 高中生、中专生）、高等院校学生（专科生 / 高职生、本科生、硕士研究生、博士研究生）等。

2 中 职 学 生

中职学生，指的是在中职学校念过书或毕业的学生。中职学校的大部分学生可以说是普通高中学校不给予录取的学生，这些学生分数普遍较低，成绩普遍较差，学生的组织纪律观念差，甚至有些学生还是一些问题学生。中职学校面对的是这样特殊的生源，这对中职学校的班主任是一个严峻的挑战。具体来看，中职学校包括以下几种。

1）中等专业学校（简称"中专"）。这类学校以招初、高中毕业生为主，学制两年或三年。传统的培养目标主要是中级技术人员、管理人员和小学教师。改革开放以来，特别是近年来，培养目标已扩大到各类技能型人才。

2）技工学校。这类学校主要招收初、高中毕业生，学制两年或三年，培养目标是中级技术工人。

3）职业高级中学（简称"职业高中"）。这类学校是在改革教育结构的基础上发展起来的，大部分由普通中学改建而成，一般招收初中毕业生，学制三年，也有两年和四年的。培养目标与中专和技工学校类似，以生产服务一线的操作人员为主。

4）成人中等专业学校（简称"成人中专"）。这类学校是我国改革开放以后发展起来的，最早定位是把有初中文化程度的成年人（在职人员为主）培养成中等技术人员。由于形势的变化，其招生对象已经以应届初中毕业生为主，学制两年或三年。

针对中职学生中难以管教和约束的学生，如何让这类学生以"成功者"的角色走向社会，对于中职院校的教师来讲无疑是重大的挑战。中等职业学校的教育工作所针对的情况更为复杂，所面临的形势更为严峻，所担负的责任更为沉重。

2015 年 11 月，广东省教育体制改革领导小组办公室关于印发《广东省现代职业教育体系建设规划（2015—2020 年）》（以下简称《规划》）的通知。《规划》指出，到 2020 年，广东省要建成一批国内领先、世界知名的高水平职业院校，同时全面建成职业教育强省。通过改革，职校学生升学渠道将进一步打通。届时，中职学生有望直升本科。《规划》指出，广东将不断促进职业教育体系内部开放衔接，系统构建从中职、专科、本科到专业学位研究生的培养体系，探索中职、专科、本科贯通培养。该培养体系将拓宽高等职业院校招收中等职业学校毕业生、应用技术类型高等学校招收职业院校毕业生的通道，扩展职业院校学生的成长空间（中国青年报，2015）。

3 中职药学专业学生

中职药学专业学生，指的是在中职学校专门攻读药学相关专业的学生。中职药学专业的学生需要在知识和能力方面具有药学相关专业的知识与素养。具体包括：掌握药剂学、药理学、药物化学和药物分析等学科的基本理论、基本知识；掌握主要药物制备、质量控制、药物与生物体相互作用、药效学和药物安全性评价等基本方法和技术；具有药物制剂的初步设计能力、选择药物分析方法的能力、新药药理实验与评价的能力、参与临床合理用药的能力；熟悉药事管理的法规、政策与营销的基本知识；了解现代药学的发展动态；掌握文献检索、资料查询的基本方法，具有一定的科学研究和实际工作能力。

对于药学专业的就业方向而言，从事药品开发、研究的职业，对专业能力的要求非常高，相应的对学历等各个方面的要求也会比较高；从事生产质量保证等工作，对学历的要求没有那么高，但对相关专业知识的要求依然是很严格的；比较之下，从事销售工作的专业要求要低一些，而更侧重销售能力。找工作不仅要看专业，还要根据自己不同的情况来选择，应该考虑到自身的能力、特长和性格特点，热门未必适合。不要因为药品研发行业待遇高就以此为就业对象，衡量一下自己各个方面的能力是否符合要求，再对这个职业所具体从事的工作做一个初步的了解，看看自己的性格是否合适。

3.1　学的主体

作为学的主体，中等药学专业的多数学生应以掌握专业课学习为主，并通过专业课的知识学习，增加学习的兴趣，建立良好的学习习惯，培养积极的学习态度。

第一，增加中职药学专业学生的专业学习兴趣，减少厌学情绪，培养正确的竞争心理。选择药学专业的中职学生除了一小部分是自己比较喜欢医药行业之外，更多的学生是因为家长选择该专业，学生也就自然就读该专业。对很大一部分自控能力差、贪图玩乐且又对药学不感兴趣的学生来讲，学习不得法，厌学情绪比较严重，甚至会存在比较严重的自卑心理。在就读中职药学专业后，如何提高学生的学习兴趣至关重要。作为学习的主体——学生自身来说，只有认识到学习的重要性，才能发生重大的变化。

第二，增强中职药学专业学生的社会参与度，避免自卑感。中职药学专业的特点之一是与人的健康用药有密切关联性。学生到了职校后，应从中考失败的经验教训中取长补短，关注自己新的职业发展路线，积极参与到学校安排的实习实训中。中职学生在现实生活中，发现自己工作的重要意义，对于减少学生的自卑感极为重要。

第三，正确处理中职药学专业学生的叛逆现象，培养学生懂得珍惜友情、尊重他人的基本常识。职校学生大多属于生理及心理趋向成熟而尚未成熟阶段，年龄在15～16岁。其主要的叛逆表现包括：一意孤行，不听教导，相互攀比，讲究打扮，荒废学业。事实上，当这类学生在学习和生活上遇到困难时，应引导他们从主观努力进行思考，学会关注需要帮助的同学，并且正确对待自己犯的错误。从珍惜友情与尊重他人做起，调整好叛逆期的情绪，与同学、老师、家长互敬互爱。

第四，提高中职药学专业学生的法纪观念，避免盲目行为的出现。许多中等职业学校的学生法纪观念淡薄。多数学生因为无聊，且处于叛逆期，往往选择在校园内通过打架、斗殴甚至盗窃来宣泄自己的不良情绪，违反了校纪校规，甚至严重地违反了国家法律。因此，通过言行举止方面的引导，让中职学生表现出优秀职校学生应有的修养和素质。

第五，培养中职药学专业学生的责任感。药学专业的特殊性对于中职药学专业学生的责任感要求严格。毕竟，药学与人类的健康与生命息息相关。因为部分中职学生的生活与学习环境较差，造成学生撒谎、逃避、退缩、极端和玩世不恭等心理特征。为了避免这类现象的出现，药学专业的学生应该在实训的过程中，通过感受给予他人帮助和恩惠的快乐感，去改变自己的生活和学习态度，并成为具有责任感的行业代表。

3.2　师生关系

师生关系是教育过程中最基本、最重要的人际关系。中职药学专业学生课程学习及自身发展的特点决定了中职药学教师与学生之间的关系更为复杂。

"教师中心说"和"学生中心说"是传统教育与现代教育最重要的分歧之一。传统教育以赫尔巴特为代表，强调教师的作用，注重系统书本知识的传授；现代教育以杜威为代表，强调学生在教育过程中的主体性、主动性和能动性（袁振国，2010）。

中职药学专业教师与学生之间的关系决定了"教师中心说"与"学生中心说"都不符合中职药学专业的发展方向。如何在发挥中职药学专业知识的基础上，加强中职药学专业学生素养的培养，是建立中职药学专业教师与学生良好关系的重要纽带。

第一，在教育内容上，专业与兴趣互补。中职药学教师在专业课学习过程中，通过对知识难易程度的把握与学生实际水平相符的知识讲解，引起学生学习的兴趣和学习的动机，让学生"学会"，更重要的是要让学生"会学""爱学""乐学"。此外，中职药学教师可以充分借助教材实例，领会观察、实验和社会调查的重要意义，促使学生积极思考，发展智力，培养学生乐于解决问题的创新精神。

第二，在教育手段上，传统与现代结合。中职药学专业的学科特点，决定了应用多种教学手段的多样性。中职药学专业教师除了运用传统的黑板、粉笔、教材等固定的教学手段外，还需要充分利用多媒体课件等现代化教学手段，加深学生对相关知识的理解，增强学生的学习兴趣。例如，药剂学涉及操作车间和很多制药机械，学校不可能具备所有的设备，因此应充分利用现代化教学手段，利用多媒体技术，制备集图片、文字、声音为一体的课件，全方位展示制药企业的车间设计、设备结构及工作原理，使不易口头表述清楚的生产过程能够通过课件演示变得一目了然，起到事半功倍的效果。

第三，在教育心理上，公平与平等共存。对于家庭教育环境相对薄弱的中职学生来讲，得到教师公平与平等的对待，是他们的心理诉求。因此，对于中职教师而言，在教学过程中关注学生的现实水平、学习愿望、心理需求都非常重要。教师可以在课堂上随时与学生进行平等交流，避免学生自卑心理的产生。教师在课堂上传授知识时，运用正确且合适的教学方法，实现与学生知识上的无障碍沟通，并直接向学生传授学习的方法。教师在课前、课中、课后对于学生遇到的疑惑，给予恰当的帮助，达到平等共存的心理依赖性。教育心理上的公平与平等共存的理念同样适用于中职药学专业的教师调整自身与学生之间的关系。

人本主义心理学家、教育家罗杰斯将教师定位于"促进者"角色，提出教师应处理好与学生之间的人际关系。在学习知识方面，教师与学生互帮互助，指导与学习共同进行；在交流和理解方面，坦诚相见，不虚伪，懂得换位思考。

思考题

1. 学生的内涵是什么？
2. 简述中职学生的特点。
3. 结合实际，谈谈中职药学专业学生与教师之间的关系。
4. 简述中职药学专业学生的特点。
5. 论述如何开展中职药学专业师生关系的建设规划。

《中等职业学校学生公约》

单元 3 　课堂教学

学习者不应该是信息的被动接受者，而应该是知识获取过程的主动参与者。

——布鲁纳

◎ 学习目标

1. 理解教学的内涵。
2. 掌握教学准备的过程。
3. 理解备课的重要意义。
4. 了解准备教学的基本步骤。
5. 掌握中职药学专业的教学模式。

✏ 知识导图

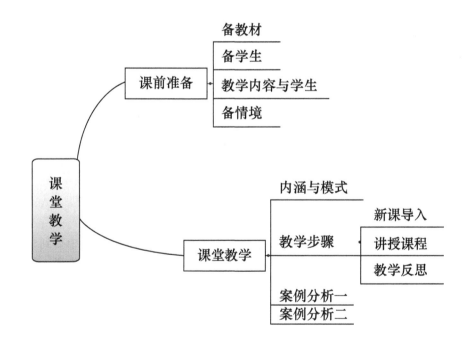

◎ 重点、难点

重点：掌握教学准备的过程。

难点：掌握中职药学专业的教学模式。

正文

教学是教师的教和学生的学所组成的一种人类特有的人才培养活动（臧蕾，2015）。课堂教学是一门艺术，是一种创造性的劳动。一名教师要真正做到"传道有术、授业有方、解惑有法"，课堂教学就会产生事半功倍的效果，让学生在轻松、愉快的氛围中掌握知识，从而尽可能充分提高课堂教学的质量。

1 课前准备

课前准备充分的要求是"三备六熟"，即备课程标准、备教材、备学生，熟悉单元、课时目标，熟悉教学重点、难点，熟悉教材，熟悉教学程序，熟悉练习题目，熟悉课件操作。

1.1 备教材

教材作为课程的载体，是实现课程教学目标的重要媒介。备好教材是课前准备的核心工作。一般来说，教师需要将所讲授的教材理解清晰，掌握透彻，认真研读教材内容，提炼教学重点、难点，做到常备常新。教材的研究包括整体研究、内容体系研究、各单元研究。只有这样，在备教材的过程中，教师才可以充分理解教材内涵，并围绕教材重点内容制作教案、讲义，并通过多媒体课件的制作、合适教具的准备，展现教材的优势，达到教育知识和传递思想的目的。

在准备教材的过程中，教师对于教案制作、讲义制作、多媒体课件制作及教具制作的关注度值得借鉴。毕竟，在授课的过程中，充分的备教材包括准备与教材相对应、相符合的教案、讲义、多媒体课件及教具。

值得一提的是，对于教具即教学工具来讲，它包括黑板、粉笔、挂图、模型等传统教学工具，也包括录音机、幻灯机、放映机等电化教学工具，还有计算机、网络技术和多媒体等现代化教学工具。毋庸置疑，教具为推动教学改革和促进学生发展，提供了丰富的想象空间和教学空间。教具是实现教师课堂教学效果的重要辅助工具之一，如何制作并选择及灵活应用教具是优化教师教学过程与效果的重要途径之一。

1.2 备学生

课堂教学的教育对象是学生。教师授课的效果在学生的课堂反馈、检验中得到充分的展现。充分了解学生、备好学生势在必行。不难理解，相对于静态的教材来说，作为"人"的学生，是动态的，是变化的，是不确定的。

1.3 教学内容与学生

检验学生是否理解教学内容的方式方法众多。对于大多数教师与学生来说，教师通过课堂讲授、提问及测试的方法来检验学生对课程内容的理解程度。但是，这类教学内容的检验本身存在差异，毕竟学生个体的差异不容忽视。对于教师来说，备学生比备标准的、单一的教学内容更为重要。

第一，针对全体学生的教学内容。精选教材内容首先为全体学生着想。一般来说，详细的教师用书可以有效地指导教师的课堂教学内容，但是原封不动地照搬教师用书并非首选。研究教材的目的正是弥补教师用书的编写者无法考虑所有学生的情况。教师应在备课、教课过程中考虑自己的全部学生，这样才能有的放矢地进行教学。具体到每个教学步骤、教学环节、每项练习内容，都需要进行充分地考虑。

第二，针对大多数学生的教学内容。教师要针对学生的学习基础与学习能力调整课程的难度与进度。班级制的教学模式对于教学内容的设计要求更为严谨。备学生的过程正是为了实现教学目标及效果，达到教学效果的实效性的重要环节，尤其要考虑到大多数授课对象的基础情况。教师要充分掌握班级学生的具体情况，如基础好、学习能力强的学生，基础一般、学习能力较强的学生，基础差、学习能力差的学生。对于教师来讲，只有对学生的基本情况足够了解，教学方法适当，教学效果才有成效性。

第三，针对个性差异大的学生的教学内容。个性差异主要是表现在学生自身独特的生理与心理基础上的自然现象。通常，个性差异大的学生对于家庭、学校、社会及周围环境的影响反应较大。个性差异大的学生相对较极端，在具有自身优势的同时，劣势也较为明显。作为教师，能够及时发现并针对这类个性差异大的学生实施个性化的教学方案，是使全体学生各自走上不同的成长之路，成为不同层次、不同规格的有用人才的关键所在。

1.4　备情境

情境教学是教师教学活动中的重要环节。事实上，随着时代发展，教师如何跟上时代发展的部分，充分了解学生的生活实际，教师在授课过程中就可以通过生活化的语言将生活中的实际情境进行融会贯通，实现教学的真实有趣性，实现因材施教、个性化教学。

教师备情境主要是为教师课堂教学提供足够的假想现象，并根据这类假设，通过适当进行教学内容的取舍、增补、校正和拓展进行有利补充。在教师备情境的过程中需要辩证看待教学活动中可能出现的授课对象、授课内容及授课方法存在的潜在可能性，教师通过适当的变通和调整，使得课堂教学有序、有方、有法。

建构主义学习理论认为，"情境"是学习环境中的重要因素之一。课堂教学的情境应该围绕学生对所学内容的意义的建构，而非单纯完成教学的基本任务。因此，在课堂教学过程中，"备情境"是教学设计的重要环节之一。教师不仅要考虑教学目标分析，还要考虑有利于学生建构意义的情境。

2 课堂教学

2.1　内涵与模式

课堂教学是教育教学中普遍使用的一种手段。它是教师给学生传授知识和技能的全过程，主要包括教师讲解、学生问答、教学活动及教学过程中使用的所有教具，也称"班级上课制"，与"个别教学"相对。把年龄和知识程度相同或相近的学生，编成固定人数的班级集体；按各门学科教学大纲规定的内容，组织教材和选择适当的教学方法；并根据固定的时间表，向全班学生进行授课的教学组织形式。

教学模式是教学活动的基本结构，每个教师在教学工作中都在不自觉地按照一定的教学模式进行教学。了解教学模式的历史发展有助于人们借鉴传统和对当代各种新教学模式的理解，有助于人们把握教学模式的发展趋势。乔伊斯和韦尔在《教学模式》一书中认为："教学模式是构成课程和作业、选择教材、提示教师活动的一种范式或计划。"实际上教学模式并不是一种计划，因为计划往往显得太具体，太具操作性，从而失去了理论色彩。将"模式"一词引入教学理论中，是想以此来说明在一定的教学思想或教学理论指导下建立起来的各种类型的教学活动的基本结构或框架，表现教学过程的程序性策略体系（乔伊斯和韦尔，2014）。

2.2　教学步骤

2.2.1　新课导入

新课导入是准备一堂课的必备阶段之一，具有重要的作用。新课导入的目的在于吸引学生的注意力，激发学生的求知欲望，渲染良好的课堂气氛。不可否认，新课的导入环节需要精心设计，也必然直接影响一堂课的预期与实际的教学效果。

一般来说，良好的新课导入可以帮助学生集中注意力。尤其在刚上课的时候，学生的情绪和注意力还不能完全集中于新的课程，甚至会因为注意力未能集中，而错过课程中重要的信息。此外，良好的新课导入可以引发学生的学习兴趣。新鲜有趣的导入往往可以帮助学生迅速进入学习的状态，产生强烈的学习动机。当然，良好的新课导入同样可以为学生明确本次课程的学习目标，做好后续学习的铺垫，以及增加学生与教师之间成功的交流机会，促进学生的学习意愿。

在中职药学教学过程中正确合理的新课导入的方法较多。

（1）故事导入法

故事导入法是指通过讲一个与课堂教学相关的故事引起学生的注意。故事本身需要具有真实性和生动性，而且讲故事的时间不能过长，与课程的内容不能偏离过远。试想一下：当学生在课间的兴奋活动中没有准备好上课时，教师如果直接开始讲授新课，课堂纪律和效果将不尽如人意。反之，如果教师在讲台上说："让我先来给你们讲一段故事"的话，学生就会瞬间进入非亢奋状态。同样，随着故事的开展，学生会渐入佳境，自然会专心致志地开始倾听教师的故事。故事讲完后，教师就要抓住这个有利时机，把学生引入课堂的教学内容。

（2）复习导入法

复习导入法是指教师在复习旧知识的基础上引入新课。教师需要通过运用已知的知识作为新课教学的铺垫，实现与新课过渡内容的有效衔接。复习导入法可以帮助学生在复习旧知识的基础上，为新知识的学习做好铺垫。复习导入法，因为是知识的导入，趣味性不足，所以无法充分调动学生的学习积极性。

（3）设置悬念导入法

设置悬念导入法的关键是通过设置一个好的悬念或问题，激起学生学习的欲望。悬念的设计需要结合教材的重点，通过把新课中最能引起学生兴趣的内容通过设悬的形式诱导学生，激发他们的好奇心，学生的注意力会因此很快集中到下面所讲的课程内容上。这类导入方法可以在问的过程中，通过寥寥数语，造成悬念，促使学生对答案充满渴求，并希望通过自觉学习，找到问题的答案。

（4）直观导入法

上课伊始，教师可先通过展示图片、实物、标本等与生活相关的，以及学生感知力较强的物体来吸引学生的注意力，并就共同感知的事物进行谈论，让学生对即将开始进行的课程学习产生亲切感。这类导入法比较自由，需要设计好便于让学生顺利开展讨论的话题，并通过启发性的谈话，灵活地开展新课程的教学内容。

（5）电教媒体导入法

教师在教学过程中充分利用电教媒体的方法已经越来越被教师认可。电教媒体能把抽象的语言文字所描写的具体事物用形、光、声、色等多种功能相结合的方法展示出来，使事物化抽象为形象，变枯燥为生动，富于感染力，可激活学生的学习兴趣。配以画面与声音效果的投影片可以适度渲染课堂的气氛，让学生通过感知触碰课程的核心知识点。不仅使学生产生了向上的巨大力量，而且在整个课堂中始终处于聚精会神的状态，从而获得最佳教学效果。

新课导入的方法比较多。对于课程设计师——教师来讲，需要根据教材的内容、课程的需要、学生的实际情况，灵活地选择导入的方法，达到课堂效果最优化的理想状态。尤其对于中职院校的学生来讲，考虑到学生的实际情况、生活的关注点和教材的特点来进行新课导入更为重要。

2.2.2　讲授课程

授课是进行课程教学活动的关键环节，是在课堂有效时间内占据课堂时间最多的一个部分。其中，课程讲解的方式不同，决定了课堂时间分配的差异性。值得注意的是，课程讲解的对象是学生。如何让学生理解教材的核心内容（包括一次课的核心内容）是课程讲解的主要目的之一。课程讲解需要注意讲解的策略和技巧，以提高课堂学习效率和保障教学质量为主要目标。课程讲解需要遵循启发性原则、精讲原则、生动易懂原则和针对学生原则开展教学讲解工作。

在授课过程中，教师需要根据上课内容的实际安排，为学生布置相关的学习任务，指导学生自评、互评。此外，在授课过程中，组织教学、维持教学秩序和有效开展单双向交流是教师课堂掌控能力的不同表现形式。在课程即将结束的时候，授课教师需要对本次课程的内容进行总结，时间不宜过长，控制在2～5分钟即可，并在总结的同时，布置课后学习任务。

第一，面向全体，关注个体。这是教师在教学设计与教学过程中必须坚持的重要原则之一。课程讲解的对象是面向全体学生而不是部分或少数学生。因此在授课过程中，教师在设计教学重点、难点时，需要充分考虑到全体学生的需要。同样，在布置课堂任务，以及进行练习题目选择的时候，不可以忽视学习有困难的同学。单纯地听到课堂上学习速度较快的学生的反馈信息，而默认其他未回应的学生同样理解了课程内容，这本身是存在偏颇的。正确的处理方法是，教师需要在了解学生学习的真实情况下，将课程难易程度不同的训练任务通过分配给不同学习程度的同学，来检验学生的知识点掌握情况。同时，适度提高课程的难度，保障学习程度强的学生可以充分理解课程的难点。事实上，在课堂教学中，教学内容、教学进度、教学要求、评价标准、课堂指令、课堂练习等方面都要分层次进行要求。"面向全体，关注个体"不能人为地降低教学难度、放慢教学进度，也不能以"优等生"为准，更不能用同一标准要求全体学生。

第二，启发为主，传授为辅。启发性教学的提出者是我国的孔子。孔子说："不愤不启，不悱不发"（《论语·述而》）。可理解为，学生如果不经过思考并有所体会，想说却说不出来时，就不去开导他；如果不是经过冥思苦想而又想不通时，就不去启发他。在教学设计中，教师关注的授课内容需要满足启发性原则。在教学过程中，关注师生间的交流问题，关注学生的课堂表现，尤其是通过后进生进行课堂问题的探索，树立后进生学习的信心。

没有课堂落实，就没有高效的学习成果。在启发性教学设计的引领下，教师对于课程的设计可以分层次讲授，并将讲练进行有机结合，逐一完成知识点的学习与巩固。同时，教师要充分利用好课堂时间引导学生进行课程的当堂训练。通过训练的检测情况，合理布置课后作业。

启发式教学原则可以将问题进行统筹安排。问题正是基于启发式教学原则提出来的，是对启发式教学原则的具体化，使其更具可操作性，能较好地将启发式教学的精髓落到实处，围绕问题的发现、提出、分析、解决过程来进行，从而达到启发学生积极思维，调动学生学习积极性与创造性的效果。古人云："学起于思，思源于疑。"教师能够将知识点化为清晰的问题，并依据问题的重要程度进行排序。教师在教学设计与课堂教学中，需要善于设疑、激疑、导疑，让学生在充满疑问的思维状态下，在教师巧妙的启发下进行积极主动的思考。引导学生学会提问题，学会反思，加强学生问题意识的培养。教师要致力于增强学生发现问题、提出问题、解决问题的意识。教师在教学过程中，不能仅仅满足学生回答问题。事实上，更为重要的是在回答问题的同时，努力培养学生提出问题、解决问题的能力，促使学生提高。

"启发为主，传授为辅"的教学原则可以让更多的学生带着好奇心走进教室，带着兴趣与信心走出课堂。教师上课的任务之一就是为学生创造充满启发式的课堂，让学生拥有积极的课堂生活状态。对于中职学生来说，大部分学生对"课堂"会产生反感的原因之一，恰恰是课堂信息无法迅速消化，导致课堂上无法与教师进行有效互动。那么，"启发为主，传授为辅"的教学原则可以帮助学生在教师的启发下，对重点与难点知识进行有效区分，实现掌握基本学习信息的能力。

第三，有效激励为主，合理批评为辅。优秀的教师善于把课堂变成"有效激励和合理批评"的地方。简单暴力的责备与批判会无形加大学生的厌学情绪，无效激励同样会让学生对于自己的行为产生不确定的误导，错误判断自身的优势与劣势。所谓有效激励，就是在教学设计与教学实施中，教师有意识地、不失时机地采用具体的、激励性的语言，对学生的课堂表现进行有效评价。在为学生创造课堂表现机会的同时，让学生在学习过程中尝到成功的喜悦，不断增强学习信心与兴趣。有经验的教师会时刻不忘调动课堂气氛，用恰当的肢体语言、口头语言、书面语言来对学生进行有效激励，以引导学生积极参与课堂活动；也会不失时机地树立课堂学习过程中随机诞生的"先进典型"，教学能手更懂得充分利用课堂评价手段，对学生个体与集体进行有依据的、让人信服的激励性评价。运用有效激励原则，教师要善于针对不同的班级、学生，采用灵活多样的表扬方式进行激励，要防止滥用表扬及缺乏依据的廉价表扬。廉价表扬与粗暴批评都会让学生无法正确对待自己的课堂表现行为，造成不良的上课习惯。在这方面，中职教师要根据学生的实际情况，进行有效的鼓励，让学生在获得认同感的同时，增加对于学习的兴趣。并且，在中职学生出现判断失误的时候，及时给予纠正，并给予合理的批评，帮助学生进行正确的判断。

第四，精讲内容，辅导练习。精讲原则是在教师授课过程中，提高课堂授课效果的重要原则之一。其中，高效课堂的开展离不开教师精练的讲授。传递知识最有效的办法就是在讲授的过程中精讲课程的内容，并通过适当合理的训练，在运用中促进学生对于知识点的理解。学生只有在课堂上有自由学习的机会，才有个性发展的可能。同时，在课堂上，不同学习能力的学生都能得到相应的指导，不同水平的学生能有不同的学习任务与目标，得到不同的发展。

教师通过在课堂上精讲重要的知识点，培养学生关注重点的能力、提炼重点的意识、增强自学的能力。在教师与学生互相学习的过程中，教师可以用"课堂学习"替代"课堂教学"。对于中职学生来讲，"课堂学习"的效果会更为明显。尤其对于中职学校学习基础比较薄弱的、学习能力较差的学生来说，增加学生课堂练习的频率会使学生对于知识点的理解有良好的效果。教学过程应体现"学生为主，教师为辅"。教学过程应围绕问题的提出与解决来进行，培养学生的学习好习惯。

第五，生动易懂，精练精简。课堂教学的生动易懂是在学生与教师进行知识点学习过程中，相对比较容易被接受的方式之一。课堂内容过于简单、过于复杂都不能很好地解释"生动易懂"的思想。"生动"是指在教师授课过程中，对于知识点讲解过程增添的独特的教学方法与教学方式的展现。对于中职学生来讲，这点尤为重要。中职学生对于讲授性的知识点较为排斥，对于通过各类教具、媒体或者演示等方式呈现的教学内容会乐于接受。事实上，容易理解的知识点也是中职学生在教师授课过程中获取的重要信息之一。通常，教师需要将较为有难度的知识点进行拆分，将易懂的知识点进行传递，便于基础较为薄弱的中职学生进行理解分析。当然，课程生动易懂为学生提供了学习的动力和欲望。但是，单纯的课堂教学无法保证学生是否真正理解了课堂的内容。因此，与"生动易懂"相联系的"精练精简"同样重要。"简"需要教师在课堂上说的话越来越少。如果教师的课堂指令完整明晰，每个时段学生对自己要完成的任务很明确，师生配合默契的话，那么对于上述教师所挑选的知识点来讲，学生在课堂合理授课时间的安排下，可以在教师的引导下进行反思性学习，并通过讨论进行归纳总结。让学生在课堂上充分利用自己的发言机会，通过自学与引导教学，达到"精简"的效果。同时，"精练"的内容则是教师精心设计的，旨在提高课堂学生讨论的效率。对于中职学生来讲，自学能力普遍参差不齐。为了避免学生疲于进行知识点难点与重点的删选，甚至错误理解课程内容，教师通过"精练"的方式为学生做好课程引导，并指出课程重点与难点，可以推动学生自学的积极性，并培养学生学会提炼知识点的能力。

综上所述，只有适合教师与学生的教学原则才可以达到较优的教学效果。对于中职教师与学生来讲，课程教学是重要的专业知识传授过程。如何有效且有质的保障教学效果，离不开教师理论与实践相结合的经验与原则。

2.2.3　教学反思

教学反思是教师提高自身业务水平的手段之一，是教师对教育教学实践的再认识、再思考，并以此来总结经验教训，进一步提高教育教学水平。尤其在课程结束后，教师需要进行课后反思，具体包括课后指导学生如何完成任务的思考和对本次课程中课堂教学效果的反思。

教学反思具有重要的意义。首先，教师可以通过有效的教学反思，不断提高对自我的认识，培养良好的教学思维模式。教师通过对教学细节的不断反思，可以逐步实现认识自我和改变自我的目的，形成良好的认知、理解、学习、行动、习惯的过程。事实上，教学反思本身就是解决教学工作中出现问题的一种处理方式。通常，不断的教学反思可以拓展教师的思维定式，突破教师的思维局限。多元的思维模式对于学生的学习更有帮助。其次，教学反思有利于培养教师解决问题的能力。反思是教学的工作方法之一，是经验学习的一种工具，需要具有一定的分析能力。教师在引领学生学习的过程中，往往会预计到不同的问题，并且针对这类问题进行分析，然后得出相应的解决办法。每次教学反思都是积累经验的过程，对于解决问题能力的培养具有重要的意义。最后，教学反思有利于培养教师良好的工作习惯。

教学反思的类型包括纵向反思、横向反思、个体反思和集体反思。教学反思的内容包括对教学目标、教学内容、教学工具、教学手段与方法的反思。

第一，纵向反思与个体反思。纵向反思，是自我个体反思的过程，包括个体在教学过程中的不断思考和梳理的过程。纵向反思可以贯穿于教师的整个教学生涯，日日反思，时时反思。对于教师来讲，一堂课结束的时候，开始进行的总结思考就是进行个体反思的开始。事实上，对于教师来讲，反思的时间段既包括一堂课结束之时，也包括一周或一单元课程结束后的反思，甚至是一个月或者期中、期末的反思。对于中职教师而言，"课后思"的意义更为重要。随时反思是为了帮助专业性较强的中职学生找到未来学习与工作的定位。对于不擅长学习文化课程的中职学生来讲，如何快速且准确地找到学生的关注点十分重要。因此，每次课程结束，中职教师除了对教学内容、教学方法与教学目标反思外，更多的是在反思学生后面的规划，帮助学生找到学习的兴奋点与兴趣点，并为后期的工作打下重要的基础。

第二，横向反思与集体反思。横向反思，是集体反思的过程，包括个体在与他人进行交流学习和教学研究过程中的不断思考和梳理的过程。横向反思是教师不断研习与借鉴同行的经验的过程。其中，集体反思是重要的表现形式之一。俗话说："旁观者清，当局者迷"。集体反思有利于教师在对话、讨论等一系列互动式的活动中，建立合作学习的共同体。此外，教师在互相观摩彼此的教学过程中，通过教学实践去分析，并进行共同研讨，可以合理地解决教学中普遍存在的问题。对于中职学校的教师来讲，学生群体的差异性，决定了不同专业学生的不同特点。在不同课程教学过程中，需要考虑到不同课程对于学生的影响作用。集体反思可以较为有效地将同一学科教师的教学实践与经验进行分享，尤其对于学生不同性格的关注尤为重要。集体反思能够有效弥补教师个人反思的不足，利用集体的智慧，共同激活每一位教师的教学智慧。

第三，教学反思包括教学前反思、教学中反思、教学后反思。①教学前反思主要针对如下问题：如何在课堂上教给学生关键概念、结论和事实；如何判断教学重点、难点及教学内容的深度和范围；如何让教学设计的活动有助于实现教学目标；如何让学生易于理解教学内容；如何定位不同学生在本次课程中被需要关注的程度；如何解决可能出现在课堂上的突发情况；等等。②教学中反思是教师根据学生的课堂反馈，随时对教学内容进行调整的过程。教师通过在课堂上观察学生对教学内容的理解程度、学生对问题的反应速度与频率，不断捕捉课堂的反馈信息，并且通过判断快速、灵活地做出调整和反应。教学中的反思是对教师教学工作的重要考验，对教师经验的累积具有重要的影响意义。③教学后反思围绕教学内容、教学过程、教学策略进行。教学内容方面，教师关注的是教学内容的适用性与学生的理解能力是否匹配，并且是否达到教学效果，对学生的反馈信息是否达到了预期的目标；教学过程方面，教学活动和方法是否更有效；教学策略方面，教学计划的制订与执行是否需要调整，教师是否需要重审教学思想，寻求新策略，检验新方案是否更有效。

不可否认，教师教学反思的过程是提高教学工作质量的重要环节之一，在促进教师专业化的过程中，发挥了越来越重要的作用。合理高效的教学反思是教师不断追求教学实践合理性，以及推动教学过程全面发展的主要保障之一，不容忽视。对于中职教师的实践工作来讲，更为重要的主要体现在教学实践与动手操作的过程中。不断的教学反思对于中职教师、中职学生及中职学校的定位与发展具有重要的作用。

2.3 案例分析一

课程单元教学设计案例见表 2-1。同时完成学习质量评估，具体见表 2-2。

表 2-1　课程单元教学设计案例

课程：药剂学　　任课教师：黄 ××

课题	片剂的制备			课型	实践课
教学目标	知识目标	能力目标	情感素质目标		
	1. 学习掌握片剂制备的方法及其适用的药物种类 2. 学习了解片剂制备过程可能出现的问题和解决方法 3. 学习认识片剂生产的设备结构、片剂生产的过程	1. 学生能够辨认压片机的基本结构 2. 学生能够学会使用单冲压片机 3. 学生能够进行简单片剂的制备 4. 学生能够分析处方的组成和各种辅料在压片过程中的作用	1. 激发学生的自主学习能力 2. 提高学生的学习兴趣、动手操作能力 3. 通过小组学习及操作练习，全员参与，培养学生的沟通能力，提高学生的团队协作精神 4. 培养学生的语言组织表达能力，增强自信心		
课前准备	理论部分：进行片剂制备过程的理论复习； 实践部分：药品——磺胺甲噁唑、甲氧苄啶、淀粉、10% 淀粉浆、硬脂酸镁 　　　　　器材——单冲压片机、冲模、药筛、烧杯、电子天平、玻璃棒、片剂崩解仪、烘箱				
教学手段	p 单冲压片机、片剂制备的实验基本操作器材				
课时	2 课时				
重点、难点	1. 压片机的结构和制片过程 2. 片重的计算方法 3. 片剂制备过程可能出现的问题和解决方法				
教学活动或能力训练任务	1. 单冲压片机的组装和调试 2. 复方磺胺甲噁唑片的制备 3. 计算复方磺胺甲噁唑片的片重				
主要教学环节的教学方法	采用演示教学法、讲授法、提问法、启发法、探究法、任务驱动法、角色扮演法、讨论法等教学方法				

续表

学情分析	学生已经学习了片剂的定义、特点、种类和质量要求及片剂辅料的分类、常用的辅料和片剂的制备工艺等理论，了解了片剂的制备过程，在知识上为本节的教学奠定了理论基础，通过实验演示，再让学生动手操作，可以激发学生学习的主动性和积极性。最后再进行片剂重量的计算和实验总结				
教学环节	教学内容	教学手段	教学方法	学生活动	时间/分
引入环节	一、复习理论课片剂制备的相关内容 1. 片剂制备的方法及其适用的药物种类 2. 湿法制粒压片法的定义及其特点 3. 片剂的辅料和附加剂有哪些？有哪些作用 4. 根据颗粒重量计算片剂重量的方法 二、进入课题内容 提问： 我们平时接触到的药物片剂究竟是如何制得的（这次课我们一起来动手制备药片）	白板	提问法、讨论法、启发法（以旧引新，用动手操作来激发学生的学习兴趣；并设疑问激发学生的求知欲）	1. 回忆、思考并回答所学内容 2. 学生回答维生素C泡腾片的处方中维生素C、柠檬酸、碳酸钠/碳酸氢钠、乳糖/D甘露醇、蔗糖、聚乙二醇等各辅料成分的作用	5
介绍单冲压片机的使用和压片步骤	1. 讲解压片机设备的主要部件：冲模、加料斗、饲料靴、出片调节器、片重调节器、压力调节器、冲模台板 2. 压片的步骤：填料、压片、出片	单冲压片机	讲授法	学生认真听讲，并查看和认识单冲压片机的主要部件	5
片剂制备操作演示	利用淀粉进行压片操作演示	单冲压片机，淀粉	讨论法、引导法	学生观看教师演示	5
学习使用单冲压片机，并对其进行调试	1. 单冲压片机的安装 1）首先装好下冲头，旋紧固定螺丝，旋转片重调节器，使下冲头在较低的部位 2）将模圈装入冲模平台，旋紧固定螺丝，将模板装在机座上，调节出片调节器，使下冲头上升到恰与模圈齐平的位置 3）装上上冲头并固定，转动压力调节器，使上冲头处在压力较低的部位，缓慢转动转轮，观察上冲头下降时是否在冲模的中心位置，如不在，则另外调节螺丝使其在中心位置 4）装好饲料靴、加料斗，用手转动压片机转轮，如上、下冲移动自如，则安装正确 2. 单冲压片机的调试和使用 1）安装完成后，装入颗粒，用手摇动转轮试压数片，称其片重，调节片重调节器，使压出的片重与设计的片重相等 2）调节压力调节器，使压出的片剂具有一定的硬度 3）压片过程应经常检查片重、硬度等，发现异常，应立即停机调整	单冲压片机、活动扳手、大小螺丝刀、不同的冲头及冲模	探究法、任务驱动法、角色扮演法	1. 学生分小组，以小组为单位，动手组装单冲压片机，并调试 2. 熟练使用单冲压片机	15

续表

教学环节	教学内容	教学手段	教学方法	学生活动	时间/分
片剂制备实践操作	复方磺胺甲噁唑片的制备： 1．处方 磺胺甲噁唑（SMZ）400g、甲氧苄啶80g、淀粉40g、10%淀粉浆24g、干淀粉23g、硬脂酸镁3g，制成1000片 2．制备步骤 1）将磺胺甲噁唑、甲氧苄啶过80目筛，淀粉过120目筛，以等量递加法混匀，过60目筛2次，使其混匀 2）10%淀粉浆的制备：取淀粉5g加入蒸馏水搅拌，加热至半透明即可 3）在混合粉中加入适量的淀粉浆，制成软材，过14目筛制粒后，70～80℃干燥，干粒过12目筛整粒，再加入干淀粉和硬脂酸镁混匀 4）称重，计算片重，试压片，调节片重和压力，使之符合要求 3．质量检查 外观检查、质量差异检查、崩解时限检查	单冲压片机、处方磺胺甲噁唑、甲氧苄啶、淀粉、10%淀粉浆、干淀粉、硬脂酸镁	探究法、任务驱动法、角色扮演法	1．学生以组为单位，动手进行复方磺胺甲噁唑片的制备 2．列出片重计算的过程 3．按SOP标程进行操作 4．实验报告的编写 1）压片机的安装和使用 2）复方磺胺甲噁唑片的制备	30
计算片重、讨论实验过程中存在的问题	1．片剂计算公式 片重＝（干颗粒重＋压片前加入的辅料总量）/压片总数 2．讨论 片剂出现松片、裂片、叠片、麻点、片重差异等问题的原因是什么	白板、笔、纸	讨论法、探究法	1.学生根据片重计算公式，对自己所制备出来的片剂进行片重计算 2.学生根据自己制得的片剂出现的情况，分析可能的原因	10
归纳点评	1．单冲压片机的主要部件 2．简要回答单冲压片机的安装过程 3．压片时如果出现片重差异超限或松片现象，应如何调节机器？ 4．指出片剂有问题一组存在的问题和注意事项	白板、单冲压片机	讨论法、讲解法	1．学生回答单冲压片机的主要部件 2．学生回答单冲压片机的安装过程 3．压片时如果出现片重差异超限或松片现象，学生演示如何调节机器（分别调节片重调节器和压力调节器）	5
整理实验台	清理单冲压片机，清洗实验器材，整理实验桌		角色扮演法	1．学生将器材清洗，将实验台整理干净 2．值日生将实验室打扫干净	5
作业	编写实验报告				

板书设计

针对复习理论课"片剂的制备"的相关内容
一、制备的三大要素是流动性、压缩成形性和润滑性
二、片剂制备的方法

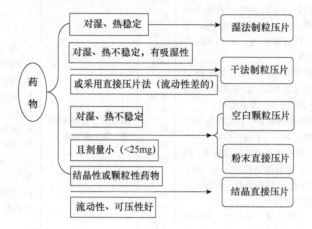

三、湿法制粒压片过程
　　原辅料的处理、制颗粒、压片

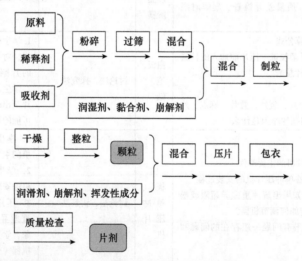

四、片剂制备过程中可能出现的问题
　　裂片、松片、黏冲、崩解超时限、片重差异超时限、变色与色斑、麻点、叠片
五、片剂重量的计算方法

$$片重 = \frac{干颗粒重 + 压片前加入的辅料总量}{压片总数}$$

教学反思（限 200 字左右）

　　本次课的主要内容为单冲压片机的使用、复方磺胺甲噁唑片的制备和片剂重量的计算。首先，通过回忆理论课的内容，将学生由理论部分逐步带入实践过程中，并让学生分组动手操作组装单冲压片机、制备片剂，使学生在实践过程中加深对知识的掌握，提高学生学习的兴趣；然后让学生计算自己所得片剂的片重；最后根据各个小组制得的片剂存在的问题进行探索性讨论，分析出现的问题及可能存在的原因，并讨论如何解决，提高学生分析问题和解决问题的能力。今后需与学生多多互动，多多倾听学生的想法

表 2-2 学习质量评价表

知识目标完成情况	1. 片剂制备的方法及其适用的药物种类
	2. 湿法制粒压片的过程
	3. 片剂中可能出现的问题和解决方法
	4. 片剂重量的计算方法
能力目标完成情况	1. 能单独组装和使用单冲压片机
	2. 能单独进行片剂的简单制备
	3. 运用所学知识与实际生产过程相结合
情感素质目标完成情况	1. 组长分工合理，各组员都能明确自己的职责，组员之间团结协作
	2. 实事求是的科学态度
	3. 学习中是否有强烈的好奇心和求知欲

教师综合评价

备注：小组自评、小组互评和教师评价的等级分别为优秀、良好、一般和不及格。自评和互评可以个人或小组的形式进行评价；教师综合评价要以文字的形式进行综述

2.4 案例分析二

药理学教案（第一节、第二节）如下。

标题：第一节 绪论

【目的要求】

掌握药理学的基本概念、性质和研究内容，熟悉药理学的任务和新药开发的过程。

【讲授重点】

1. 基本概念：药理学、药物代谢动力学和药物效应动力学。

2. 新药开发的基本过程。

【讲授难点】

1. 药代学和药效学的基本概念。

2. 药代学和药效学的相互关系。

【讲授内容】

一、药理学的性质和研究内容

1. 概念：药理学（pharmacology）是研究药物和机体（包括病原体）的相互作用及其规律的学科。

药物代谢动力学（pharmacokinetics）主要研究机体对药物的处置的动态变化。

药物效应动力学（pharmacodynamics）是研究药物对机体的作用及其规律，阐明药物防治疾病的机制。

2. 药物是指能够影响生物机体的生理功能和生化过程并用于疾病的预防、诊断和治疗的物质。

来源：

古代：天然物质，包括植物、动物和矿物质。

现代：天然物质中的有效成分和人工合成的化学物质。

二、药理学的任务

1. 阐明药物的药效、药动学。

2. 阐明生命化学过程。

3．创造、寻找新药。

标题：第二节　药物效应动力学

【目的要求】

1．掌握药物的基本作用、构效关系、量效关系、药物安全范围、治疗指数、不良反应及药物作用的影响因素。

2．熟悉不同给药方法对药物效应的影响；了解受体理论。

【讲授重点】

1．药物的基本作用：作用的基本表现、作用的选择性、治疗作用和不良反应。

2．药物剂量与效应的关系：量效曲线的理论与实际意义；效能、效价强度及治疗指数、安全范围的概念和意义。

3．作用原理（机制）：作用于受体及其他生理化过程；受体的基本概念，受体的亲和力、内在活性与药物作用强度、效能、激动药、拮抗药和部分激动药的关系。

【讲授难点】

1．药效学的基本概念。

2．药物的作用机理。

【讲授内容】

一、药物的基本作用

（一）药理作用和药理效应

（二）治疗作用和不良反应

1．药物作用：直接作用和间接作用。

2．治疗作用：对因治疗，对症治疗，补充（替代）治疗。

3．不良反应（对机体不利、不符用药目的）：副反应、毒性反应、后遗效应、停药反应、变态反应、特异质反应。

副反应（side reaction）：治疗剂量出现的与治疗无关的作用。

停药反应（withdrawal reaction）：突然停药后原有疾病加重，也称反跳（rebound）。例如，长期服用可乐定，停药次日血压会急剧升高。

变态反应（allergy）：仅见于少数特异质患者，很小量即可引起。

二、药物作用机制

三、药物与受体（interaction of drug and receptor）

（一）受体（definition of receptor）：任何能与药物结合产生药理作用的细胞上的大分子。

（二）受体的特性

（三）作用于受体的药物分类

思考题

1．在课堂教学中如何根据学生的需求变化调整授课方法和内容？

2．课堂教学幽默化对学生学习兴趣的提升有何作用？

美国常春藤高校一门基础课课堂日记

实 践 教 学

不闻不若闻之，闻之不若见之，见之不若知之，知之不若行之。

——荀况

◎ 学习目标

1. 理解实践教学的内涵和模式。
2. 了解实习实训的目标和方式。
3. 掌握实习实训管理的内容。

✏ 知识导图

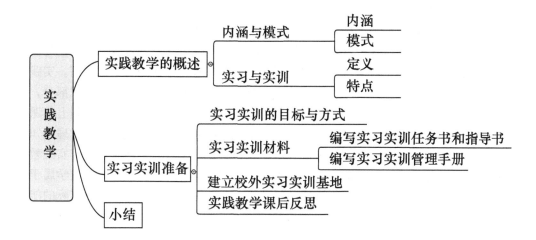

◎ 重点、难点

重点：药学职业教学实习与实训的特点和内涵。

难点：实训实习的内容和管理。

 正文

1 实践教学的概述

实践教学是高校师生基于学习性与社会性的教学互动所推行的，与教材体系、课程体系及教学体系相互关联的各种教学实践活动的总称。实践教学是师生传承知识的实践方式，是师生认识和检验知识真理性以改造主观与客观世界的实践过程，是师生认知、把握和评判教学实践对象的科学程式和有效方法。实践能力和创新精神的提高是职业培训中的重要环节，实践教学是职业培训中要提高实践能力的途径与措施（刘德军和陈津江，2007）。

1.1 内涵与模式

随着学校教育的发展及国家中长期教育改革的推进，实践教学作为学校人才培养中的薄弱环节需要不断改进并提升教学质量，以适应和满足国家培养拔尖创新人才的新要求，这迫切要求从理论上进一步探究和厘清实践教学的基本内涵与模式，形成科学和系统的实践教学基础理论以支撑并指导具体的教学实践。实践是实践教学的基本载体与活动形式，实践概念具有丰富而复杂的内涵，有必要从"三重意涵的实践观"这一新兴视角进行解析。

1.1.1 内涵

实践教学的本体论内涵。实践教学是师生交往互动的教学实践活动，以师生教与学的互动活动作为实践教学研究对象的本体论问题是探究实践教学内涵的首要论题。实践教学作为课堂教学的延续和深化，是师生不断获取、掌握和运用知识的重要途径。课堂教学主要是理论知识的讲解与传授，学生从了解、接受到理解则需要实践教学的进一步体验和巩固，唯有在实践中运用和践行课堂理论知识，才能更加深刻地体认和内化理论本身。师生在高校教学实践中分别是以教与学的交往实践作为表现自身特殊存在与身份的活动方式，分别处于主导地位和主体地位，各自发挥着主导作用与主体作用。实践教学不单是课堂教学的有益的、必要的延伸和补充，它也是课堂教学的重要组成部分，脱离了实践教学的课堂教学是不完整和不充分的教学。实践教学只是在时空序列上与课堂教学相分离，而在接受过程与输导机制上与课堂教学前后相承、彼此关联。就理论知识的传接而言，缺少实践教学，知识传接就是割裂和断裂的，只有把课堂教学与实践教学相互结合、互相连接起来，才能实现知识体系的完整输导与有效传接。实验教学属于实践教学的一种，实验教学是教育教学活动的重要一环，对培养学生理论联系实际的能力和分析问题、解决问题的能力及提高创新能力起着不可替代的作用（万其中和李文生，2007）。在实践教学中，师生基于学习性互动与社会性互动共同参与和型构了师生共生性互动的教学共同体，这一共同体中的交往互动主要包括教师之间、学生之间、师生之间及师生与合作者之间的协作与协同，其中师生之间的互动是一种共生性互动关系，在各类互动关系中处于主导地位。在实践教学中，师生双方都是不可或缺的对等交往与合作主体，彼此通过学习性互动与社会性互动在教学实践活动中表现出各自的认知方式与行为方式。师生的学习性互动是指学生以增加自身知识增量和总量，通过课堂理论教学与课外实践教学对学习过程中的各类问题进行思考、提炼和追问，任课教师对此做出回应、解答与反馈的交往互动；师生社会性互动则主要是指在课堂教学以外，与任课教师、班主任、辅导员及教学实践合作者就自身成长性与发展性的职业选择、人生规划、价值塑造与理想追求等问题所开展的各类社会实践活动的交往互动。在高校实践教学中，师生双方都应寻求保持学习性互动与社会性互动的良性循环与动态平衡。同时，高校应明确规定在教学实践中社会性互动的比重，并突出教师在师生社会性互动中的主导作用，以此增强学生个体的社会性适应能力与交往能力。

实践教学的认识论内涵。实践具有高于理论认识的普遍性与现实性的双重品格，为实践教学提供了充足的理论依据和践行标准。在知识的传授与传承中必须把实践与认识结合起来，实践教学不只是接受和掌握知识的迫切需要，它还是实践育人的内在要求和本质体现。人的认识对实践具有依赖性，认识并非游离于实践之外，而是内生于实践活动之中，是实践活动的一个有机组成部分。人的认识是一个从感性到理性，从低级到高级的深化过程。要完整地认识和反映理论知识并探知其中的本质联系，还要进一步将丰富的感性材料运用到实践当中去粗取精、去伪存真、由此及彼、由表及里地进行加工提炼，以洞察知识的内在规律性。

实践教学的方法论内涵。实践教学的方法论功能在于为师生提供一种科学的思维方式，即一种从实践观点出发，在消化吸收单纯客体性与主体性思维的合理性基础之上，形成的具有新式特性的思维方式——实践思维。实践教学的实践思维是师生基于教学交往互动所生成的，是认知、把握和评判实践对象的程式和方法。实践教学主张师生从实践中判定理论的属性、本质和价值，从教学实践中发现内在矛盾。

1.1.2　模式

实践教学模式就是学习模式。在帮助学生获得信息、思想、技能、价值观、思维方式及表达方式时，也在教学生如何学习。因此，实践教学模式可以定义为一种自主性学习模式，它是指在一定的教育理念的指导下建立的相对稳定的教学活动的基本结构框架和活动程序，旨在培养创新型人才的过程中发展其自主性学习意识。

药学专业的实践教学模式比较知名的有创业式实践教学模式、科研式实践教学模式、企业式实践教学模式。①创业式实践教学模式是实现手脑并重的重要手段，与此同时还尽可能地为学生提供参与实践的机会，小到课堂，大到参与大型实践项目，使学生不仅要动脑、还要动手，在实践中学习，在实践中创新。开设的工程类创业教育项目为校友基地和院系的发展提供了良好的典范，对本科生和研究生都产生了相当大的影响。支持性的创业活动已经成为药学专业学院文化的一部分，而且其重要性与日俱增，同时采用多种方式鼓励这种文化的传播。在手脑并重的实践教学理念指导下的创业式实践教学模式，鼓励学生参与项目并进行自主学习，在强大的压力下激发更大的潜力，成就学生学业的同时也成就了其事业的发展。②科研式实践教学模式强调教学与研究的结合，并在实验室首创把教学孕育于科学研究之中，将两者系统地结合起来，让学生投入前沿的研究之中。这一做法对实验室培养大批优秀人才起了重要作用，也成为实验室的一大优良传统，并在后继实验室主任的工作中得到了发扬光大。③企业式实践教学模式是指企业和学校以合作的形式补充实践教学，在学校接受专业理论和文化知识教育，在企业接受职业技能培训。这是一种将企业与学校、理论知识与实践技能紧密结合，以培养应用型专门人才为目标的职业教育模式，这种教育模式的核心在于学校与企业共同培养学生。学生要进入学校，寻求接收企业并与之签订合同，录用为企业预备员工。在这种模式下，学生在学校所学的专业理论知识可以在企业培训中获得实训，并可以得到企业的生产和技术人员的现场指导，真正做到理论联系实际，这符合职业教育的人才培养规律。该种模式的实践教学特色可以概括为企业主导注重实践过程管理型。首先，企业主导整个实践教学过程；其次，企业是实践教学经费的主要来源；再次，企业视接受和指导学生实习培训为己任；最后，企业是评价、考核实践教学成果的主体。

1.2 实习与实训

1.2.1 定义

实习一词源于西方的大学教育和学术研究，国外的学者更多地将实习纳入教学项目，因此对实习的定义也建立在这一前提下。学者普遍界定，实习是一项经过计划的教育活动，由大学相关部门批准，能够为学生提供与自己的专业学习或者职业兴趣相关的实践工作经验。它是学生花一段时间在真实工作场所学习的一种形式，是连接课堂学习和真实工作环境的一种方式，是一种体验式学习。学生实习是指把学生作为实践的中心，以学校为基点、以单位为舞台，以提升学生的实际操作能力、增强学生的具体工作经验为目的的一项隶属于社会、了解于社会、服务于社会的实践活动。学生实习的定义从属于广义上的社会实践。

实训的概念最早是与高职教育相连的。实践教学是应用型人才培养的关键。实训中心是学校的实践教学基地，是教学改革和校企合作的试验田，同时又是学生课外科技活动的支撑平台（杨亮涛和史建成，2012）。一般所谓实训，广义上来讲就是理论教学之外的各种实践教学活动的总称，包括实验、实习、设计、工程测绘、社会调查等，旨在使学生获得感性知识，掌握技能、技巧，养成理论联系实际的作风和独立工作的能力。也有学者将实训看作是一种在校内的实践教学，包括校内生产实习、毕业设计和部分专业课程的实验活动。在实训的概念界定中，应吴硕（2011）根据《教育部关于全面提高高等职业教育教学质量的若干意见》中的提法，认为高等职业教育人才培养模式改革的重点是教学过程的实践性、开放性和职业性，实验、实训、实习是三个关键环节。因此，清晰的说明三个概念之间的差别，并从教学目的的差异、教学内容差异、教学方法差异、教学资源差异，详细区分了三者的不同，提出"实训是在学校能控状态下，在校内通过模拟实际工作环境，依据人才培养的规格要求，对学生进行的职业技能训练的教学过程"。这种定义比较清晰的区分了实践教学环节中不同方式的特点，即实训是指为了培养学生的职业技能及心智技能，在学校环境中通过仿真，模拟设置企业或项目情境而对学生进行专业化训练的一种实践教学形式。教育部《关于制订中等职业学校专业教学标准的意见》指出，"实训实习是专业技能课程教学的重要内容，是培养学生良好的职业道德，强化学生实践能力和职业技能，提高综合职业能力的重要环节"。实训实习基地是中职学校学生实训实习、教师教学研究、社会职业技能培训鉴定、生产性教学实践的重要场所和依托，其建设、管理水平直接关系到学校培养适应社会需要的技能型人才的质量（元玉祥，2015）。

1.2.2 特点

药学专业教育实训的特点。首先，工学结合，校企合作，模式多样。校企合作、工学结合、顶岗实习是开展药学专业生产性实训的主要形式，是实训教学的核心。根据工作实习与学习交替时间的长短不同，教育实训分为全日制、半日制和综合交替三种模式。全日制交替模式，即较长时间的课堂学习和较长时间的工作实习交替进行，一般学生参加工作实习的学期称为工作实习学期，在学校学习的学期称为理论学习学期；半日制交替模式，即较短时间的理论学习与较短时间的工作实习交替进行，如半天学习半天工作实习，或半周学习半周工作；综合交替模式，即学校根据实际需要，将长时间的工作实习与短时间的工作实习有机结合起来。其次，操作规范，创新管理，注重实效。生产性实训涉及多个主体，同时主要是针对实践技能与职业素养的锻炼，其运作较为复杂，组织不当往往容易流于形式。为了保证校企合作开展实质性的生产实习，对学校与企业的合作教育做出了一系列的规定：学生应从事生产性的实习，而不是走马观花；学校应对学生的工作过程进行管理；学生的工作表现应由雇主进行监督和评价；学生工作时间的总数一般应占理论学习时间的50%，至少30%；学生应以理论学期开始，以理论学期结束；理论学期与工作学期要交替进行。对于职业教育生产性实训的组织和规范开展应加强审查与监管，严格实践教学要求，学生必须接受与实际工作岗位设施条件一致的专门培训。灵活的教学管理，在具体的管理和操作上，根据方便合作的原则进行有弹性的教学管理和安排，特别是课程和学制，如建立在完全学分制基础上的弹性学制；灵活的课程设置，理论部分的分批教学较好地处理了合理利用教学资源与配合企业项目开展的关系。考核注重实效，实践教学在过程管理、质量评价等方面都严格注重实效性，突出学生职业技能的养成，考核不以一次卷面成绩来衡量优劣，而是收集各种辅助性证据后给予综合评价。生产实习考核除了强调学生要完成与工作密切相关的技术分析报告外，还十分重视雇主对学生的工作评价，并且重视与学生的交流和反馈。

实习的特点。首先，实习具有与时俱进性。顺应时代的发展现状，迎合社会就业竞争激烈的趋势，为社会提供各方面人才做准备。根据学生的不同专业为他们提供不同的实习场所，让他们提前接触社会，适应工作环境。其次，实习具有实践应用性。大学生在学校中主要学习的都是杂乱的书本知识，即使有实践性较强的专业实际操作的经历，也是微乎其微。参加实习可以让他们做到理论与实践相结合，对于处理实际问题起到了事半功倍的效果。此外，实习具有双重功能性。从学业方面来看，现在中国多数高校都采用学分制模式来教学，毕业之前的实习在专业培养方案中占有一席之地，实习成为了大学生毕业获取相应学位的必不可少的一部分。从工作方面来看，实习近似于社会工作的前一课，他们在工作之前就能提前了解工作的性质、熟悉工作的环境。

无论是实训还是实习，中职学校药学专业建设和地方产业发展规划纲要相结合，加强校企合作、产学结合、工学结合，药学特色专业建设体现地方医药行业的特点和发展趋势，以地方医药行业人才需求为导向，课程建设体现医药行业工作过程，教学模式体现行动导向，教学方法体现能力导向，师资队伍建设体现双师导向，人才培养体现就业导向，实现与产业对接、与职场一体、校企共建的专业建设模式，创新校企合作机制体制，达到政府、企业和学校三方合作发展、合作育人、合作办学、合作就业的目的和特点。

此外，教育教学实习有其特殊的师范特点。中职学校药学专业师范类学生还应参加教育教学实习，因为教育教学实习是药学专业中职教师教育的重要组成部分，是使学生将所学知识和技能综合应用于教育、教学实践并促进理论联系实际的重要环节，是学校培养具有专业形成水平的基础教育人才的重要途径。通过教育教学实习，锻炼和培养学生从事教育工作的执业能力，进一步巩固专业思想，深化专业知识，提升专业技能，达成知行统一，同时了解基本教育改革的精髓和成功经验，把握教育规律，并改进学校教育教学工作。教育教学实习一般不少于16次完整教学，包括备课、试讲、讲课、评课、辅导答疑等全过程。观摩见习，跟班听课，观摩学习其他老师的教育教学方式方法包括教学技巧、教学方法、师生沟通方式、班级管理措施、作业设计和评价方式。协助其他老师批阅学生的作业及考卷，找出学生易错的问题并协助其他老师完成题目的讲解。认真做好老师教学助理的工作，配合学校教学的安排，遵守学校的规章制度。观摩学校教育活动，观察学生的课余实践活动，包括早操、早读、值勤、搞卫生等项目，了解学生的各种性格和心理特点，了解组织活动的方式与方法；同时备课授课，做好课前工作，认真听取意见。熟悉课程标准，认真研究教学教材，根据新课标要求，确定教学目标、教学难点及重点。授课前参加集体备课，听取备课组老师所提出的建议，找出不足并进行修改，根据学生的实际情况及要求确立切实有效的教学方法，授课后同备课组老师进行交流，认真听取宝贵建议。阅读一些教学方面的教案教材，吸取其中有效的教育教学方法，并经常和其他老师进行探讨交流，总结经验，不断提高自身的教学教育水平（钱立凯，2011）。教育实习是师范专业人才培养过程中一个重要的实践性教学环节，是专业课程教学的有机组成部分。因此，接触教学实际，增强对药学专业学科知识的感性认识，获得药学专业教师教学初步的实际知识，为后续课程的教学做好准备，也弥补课堂教学的不足，巩固和运用所学的理论知识丰富、发展教育教学理论，培养学生分析、研究、解决实际问题的初步能力，能够从理论高度上升到实践高度，更好地实现理论与实践相结合，为以后走上教师这个岗位奠定坚实的基础。

2　实习实训准备

实习实训是药学专业学生重要的教学实践环节，需要大量的准备工作。首先要准备实习实训总体教学大纲和实习实训报告；然后还要完成制订实习实训方案，联系落实实习、实训企业和加强岗前培训等内容。实习实训方案对实习和实训的目标、时间安排、学分认定、主要形式、管理与考核、实训三方协议书等进行了总体性的规范。联系落实实习、实训企业，主要根据企业接收学生的能力，结合实际确定岗位，明确要求，发布可提供的岗位数量、可接收的人数、时间等信息，实施需求对接。向学生公布企业发布的项目需求，由学生根据自身的情况和兴趣申请，经过面试选拔后可参加实习。学生也可自行选择联系企业进行实习实训。实习实训单位须提供与学生在药学专业相关的研发或生产服务项目，经学院审核批准方可。加强岗前培训，主要根据药学专业和岗位设置确定对口实习实训岗位，组织岗前培训，一般应包括以下主要内容：企业文化、工作纪律、安全教育、管理制度、角色转换、岗位所要求的基本知识教育等。在每次实习实训开展之前，召集相关学生，就各项事宜进行详细讲解，介绍培养方案对于实习实训的安排，以及参加的各企业对于学生的需求，并讲解具体的时间安排、学分认定和主要形式等。下面是药事管理课程专业实习大纲教学实例和药剂学实习报告实例。

药事管理课程专业实习大纲教学实例

一、实习目的

毕业实习是中职药学教学培养方案和教学计划的重要环节，旨在培养学生的实践能力、分析问题和解决问题的能力及综合运用所学基础知识和基本技能的能力，同时也为了增强学生适应社会的能力和就业竞争力。毕业实习是实现课堂教学和社会实践相结合的重要途径，也是学生从学校走向社会的一个不可或缺的过渡阶段。通过实习，达到以下目的。

1. 进一步巩固药事管理的基本理论、基本方法和基本技能，提高实际工作的能力。

2. 综合运用法学知识、药学知识和管理知识熟悉药事管理工作。

3. 提高英语的阅读、听力和会话能力。

4. 强化计算机操作，提高运用计算机开展业务工作的能力。

5. 提高文书写作能力。

6. 提高人际交往能力、组织协调能力、合作能力。

二、实习内容和要求

1. 药品监督管理局

（1）熟悉药品监督管理局的职责、管理工作规范及工作程序。

（2）熟悉我国药品管理的政策和法律体系。

（3）了解我国药品监督的现状，并能综合应用相关知识、方法分析问题。

2. 卫生行政、社保、价格管理、工商管理等涉药政府机构

（1）熟悉卫生行政部门对医院药事管理的要求。

（2）熟悉社会劳动保障部门对定点医疗机构、定点零售药店管理的规定及程序。

（3）了解价格管理部门对药品价格管理的管理措施及程序。

（4）了解工商管理部门对虚假药品广告处罚的措施及程序。

3. 药品生产企业

（1）熟悉药品生产的基本流程。

（2）重点掌握药品生产质量管理规范（GMP）。

（3）熟悉药品注册的具体程序及要求。

（4）熟悉药品生产企业的销售模式。

4. 药品经营企业

（1）熟悉药品经营的基本程序与模式。

（2）重点掌握药品经营质量管理规范（GSP）。

（3）熟悉优良药房工作规范（GPP）。

（4）了解药品经营企业的营销策略。

5. 药品检验所

（1）熟悉我国药品技术监督的基本程序及要求。

（2）了解我国药品标准及标准品的管理。

6. 医院

（1）了解医院的经营管理、行政管理及各职能部门管理工作规范及工作程序。

（2）重点掌握医院药剂管理的内容、要求和特点。

（3）熟悉医疗机构配制制剂质量管理规范（GPP）。

（4）了解医院的药学服务。

7. 其他（如医药咨询服务公司、高等医药院校、经济研究所、证券公司等）

（1）了解这些部门涉药岗位的工作性质、工作内容、工作惯例。

（2）熟悉工作流程与工作规范。

三、实习考核方法

（1）毕业实习结束考核由学生最后的实习单位负责进行。

（2）学生填写《实习考核表》，由实习单位考核并评定实习成绩。实习单位综合实习生各阶段考评及平时考勤情况，全面分析，写出实习单位考核鉴定意见。毕业实习考核表和有关考核材料，由实习单位邮寄或封交学生带回院部。

（3）实习考核成绩可用五级制计分（优、良、中、及格、不及格）评定。

四、其他

1. 在实习前一周填写《实习计划书》，一式两份，一份留实习单位，一份留院部存档。

2. 学生在实习过程中必须认真填写实习周记，如实反映每周的主要实习内容、实习收获、出现的问题及解决问题的方法，每周交指导教师评阅，实习结束后交学校检查和留存。

3. 实习学生应严格遵守实习纪律和实习单位的各项规章制度，认真执行请假制度、作息制度，讲文明、懂礼貌，树立学生的良好形象。

4. 实习期间，学生的政治学习、业务学习、党团组织生活及生活管理等各项工作服从实习单位的领导与安排。

5. 尊敬带教老师，虚心向老师学习，及时完成老师交给的各项任务。

6. 实习期间法定节假日原地休息，不得擅自离开实习单位所在地，否则后果自负。

7. 实习期间要注意交通、防火和人身安全。

8. 实习结束前，学生必须做好收尾工作，清点实习用品、资料，归还所借物品，打扫卫生，办妥各项相关手续。外出实习的学生还应做好告别致谢工作。

药剂学实习报告实例

××××

班　　级：×××××

姓　　名：××××

指导教师：×××、×××

××××年××月××日

一、实习的目的和意义

通过一周的实习，提升药学专业学生的操作能力，掌握实验室仪器的操作，了解片剂质量检查的全过程，将本专业知识运用于实践。

实习是为了帮助学生提升所学知识的认识，为学习相关专业课程打好基础。通过这一周的实验学习，可以提高学生对本专业的了解和认识，增加学习兴趣，增强专业自豪感，为日后专业知识的学习打下良好的基础。

二、实习的时间和地点

时间：××××年××月××日—××××年××月××日

地点：×××××××××

三、实习的内容Ⅰ

根据实习时间安排，设计实习内容主要为片剂的鉴别、检查、含量测定、方法学考察。具体内容及操作如下。

（一）鉴别

1. 取本品的细粉适量（约相当于阿司匹林0.1g），加水10ml煮沸，放冷，加三氯化铁试液 1 滴，即显紫堇色。

2. 取本品的细粉（约相当于阿司匹林 0.5g），加碳酸钠试液 10ml，振摇后放置 5min，滤过，滤液煮沸 2min，放冷，加过量的稀硫酸，即析出白色沉淀，并产生乙酸的臭气。

（二）检查

1. 溶出度

取本品 1 片，按照溶出度测定法《中华人民共和国药典》（2015 年版），以稀盐酸 24ml 加水至 1000ml 即为溶剂，转速为（100±5）r/min，依法操作；经 30min，取溶液 10ml，滤过，精密量取续滤液 3ml 置 50ml 量瓶中，加 0.4% 氢氧化钠液 5ml，置水浴中煮沸 5min，放冷，加硫酸溶液 2.5ml；并加水稀释至刻度，摇匀。按照分光光度法，在 303nm 的波长处测定吸收度，按 $C_7H_6O_3$ 的吸收系数（E）为 265 计算，再乘以 1.304，计算出每片的溶出量；不得少于标示量的 80%。其他应符合片剂项下有关的各项规定。

2. 游离水杨酸

取本品的细粉适量（约相当于阿司匹林 0.1g），加无水氯仿（三氧甲烷）3ml，不断搅拌 2min，用无水氯仿湿润的滤纸滤过，滤渣用无水氯仿洗涤 2 次，每次 1ml，合并滤液与洗液，在室温下通风挥发至干。残渣用无水乙醇 4ml 溶解后，移至 100ml 量瓶中，用少量 5% 乙醇洗涤容器，洗液并入量瓶中，加 5% 乙醇稀释至刻度，摇匀，分取 50ml，立即加入新制的稀硫酸铁铵溶液（取 1mol/L 盐酸液 1ml，加硫酸铁铵指示液 2ml 后，再加适量水使成 100ml） 1ml，摇匀；30 秒钟内如显色，与对照液（精密称取水杨酸 0.1g，置 1000ml 容量瓶中，加冰醋酸 1ml，摇匀，再加适量水至刻度，摇匀，精密量取 1.5ml，加无水乙醇 2ml 与 5% 乙醇使成 50ml，再加上述新制的稀硫酸铁铵溶液 1ml，摇匀）比较，不得更深。

3. 重量差异

取供试品 20 片，精密称定总质量，求得平均片重，再分别精密称定各片的质量，每片质量与平均片重相比较，超出重量差异限度的药片不得多于 2 片，并不得有 1 片超出重量差异限度 1 倍，见表 2-3。

表 2-3　片重对比表

平均片重或表示片重 /g	重量差异限度 /%
0.3 以下	±7.5
0.3 及 0.3 以上	±5.0

4. 崩解度检查

将吊篮通过上端的不锈钢轴悬挂于金属支架上，浸入 1000ml 烧杯中，并调节吊篮位置，使其下降时筛网距烧杯底部 25mm；烧杯内盛有温度为 37℃ 的水，调节水位高度，使吊篮上升时筛网处于水面下 15mm 处。

取阿司匹林片 6 片，分别置于上述吊篮的玻璃管中，并浸入盛有 1000ml 人工胃液的烧杯中，启动崩解仪进行检查 2h，检查每片是否完整，没有出现崩解的情况后，用清水洗净药片，继续置于吊篮的玻璃管中，并浸入盛有 1000ml 磷酸盐缓冲溶液的烧杯中，启动崩解仪进行检查，各片均在 1h 内全部崩解，如有 1 片不崩解，应取 6 片复试，均应符合规定。

（三）卫生学检查

一般采用测定药片中微生物含量是否超标的方法检验制剂是否安全。

（四）含量测定

1. 阿司匹林含量测定

取本品 10 片，精密称定，研细，精密称出适量（约相当于阿司匹林 0.4g），置锥形瓶中，加中性乙醇（对酚酞指示液显中性）20ml，振摇，使阿司匹林溶解，加酚酞指示液 3 滴，滴加氢氧化钠滴定液（0.1mol/L）至溶液显粉红色，再精密加氢氧化钠滴定液（0.1mol/L）40ml，置水浴上加热 15min，并时时振摇，迅速放冷至室温，用硫酸滴定液（0.05mol/L）滴定，并将滴定结果用空白试验校正。每 1ml 氢氧化钠滴定液（0.1mol/L）相当于 18.02mg $C_9H_8O_4$。本品含阿司匹林（$C_9H_8O_4$）应为标示量的 95.0%～105.0%。

$$标示量百分含量 = \frac{TVF \times 平均片重}{m_s \times 标示量} \times 100\%$$

式中，T 为滴定度；V 为滴定供试品消耗滴定液的体积；F 为浓度校正因子；m_s 为供试品质量。

2. 咖啡因含量测定

取供试品 20 片，精密称定，研细，精密称取适量细粉（约相当于咖啡因 50mg），加稀硫酸 5ml，振摇数分钟，溶解后，滤过，滤液置 50ml 容量瓶中，滤器与滤渣洗涤三次，每次 5ml，合并滤液与洗液，精密加碘滴定液（0.1mol/L）25ml，用水稀释至刻度，摇匀。在 25℃避光放置 15min，滤过，精密量取续滤液 25ml，置碘量瓶中，用硫代硫酸钠滴定液（0.05mol/L）滴定，至近终点时，加淀粉指示液，滴定至蓝色消失，并将滴定结果用空白试验校正，即得。每 1ml $Na_2S_2SO_3$（0.05mol/L）相当于 2.653mg $C_8H_{10}N_4O_2 \cdot H_2O$。

$$标示量百分含量 = \frac{T(V_空 - V_样) F \times 平均片重}{m_s \times (25/50) \times 表示量} \times 100\%$$

（五）方法学考察

1. 回收率

取阿司匹林和磷酸可待因对照品适量，依据处方比例，精密称取各辅料，配制，进样，并计算其回收率。

2. 精密度

同一份对照品在 1 天中分别进样 5 次，考察日内差；同一份样品连续 5 天进样，考察日间差。阿司匹林的日内精密度的相对标准偏差（RSD）=116%（n=5）；由于阿司匹林自身水解的原因，所以阿司匹林的日间精密度测定不符合要求，RSD＞10%。

3. 重现性

同一份样品在 1 天中分别进样 5 次，考察重现性，RSD＜2%。

四、实习的内容 Ⅱ

（一）化学检查

1. 鉴别

1）取 10 片对乙酰氨基酚片，研磨成细粉，用 200ml 乙醇溶解，滤过，将滤液水浴加热蒸干。

2）取蒸干粉末适量，溶于水中，加入 FeCl₃ 试液（9g 三氯化铁溶解于100ml 水中）后，显蓝紫色。

3）取本品约 0.1g，加稀盐酸（9ml 浓盐酸稀释至1000ml）5ml，置水浴中加热。40min 后放冷，取 0.5ml 该溶液，滴加亚硝酸钠溶液（1g 亚硝酸钠溶解于100ml 水中）5滴，摇匀，用 3ml 水稀释后，加碱性 β-萘酚试液（0.25gβ-萘酚溶于10ml 氢氧化钠溶液中）2ml，振摇后，呈现红色。实验结果为显色。

2．含量测定

取对乙酰氨基酚 10 片，精密称定，研细。精密称取适量（约相当于对乙酰氨基酚40mg）置于250ml 容量瓶中，加 0.4% NaOH 溶液50ml，加水 50ml 振摇 15min，加水至刻度，摇匀，滤过，精密量取滤液 5ml，置100ml 容量瓶中，加 0.4% NaOH 溶液10ml，加水至刻度。用 0.4% NaOH 溶液做标志品，进行紫外线（UV）测定，采用以下公式计算结果（其中 E 为 715，L 为 1cm）。

$$A = ECL$$

式中，A 为吸光度；C 为溶液浓度；E 为吸光系数；L 为单位厚度。结果分析：测定 A 为0.781，计算得 C 为 1.09×10^{-5} g/ml。

（二）卫生学检查

一般采用测定药片中微生物含量是否超标的方法来检验制剂是否安全。

（三）物理检查

1．外观检测

主要检查片剂的片形、表面、边缘、色泽。结果分析，见表 2-4。

表 2-4　药品指标对比

药品指标	片形	表面	边缘	色泽
土霉素片	完整	平滑	清晰	均匀
阿司匹林片	完整	平滑	清晰	均匀
去痛片	完整	平滑，并标有"索密痛"字样	清晰	均匀

2．重量差异

取供试品 20 片，精密称定总质量，求出平均片重，再分别精密称定各片的质量，每片质量与平均片重相比较，超出重量差异限度的药片不得多于 2 片，并不得有 1 片超出重量差异限度 1 倍。见表 2-5。

表 2-5　片重对比

平均片重或表示片重 /g	重量差异限度 /%
0.3 以下	±7.5
0.3 及 0.3 以上	±5.0

3．结果分析

本实验检测的三种药品，分别是土霉素片、阿司匹林片、去痛片，经过精密称定各

20 片及每片的质量，进行计算分析，结果显示每片的质量与平均片重相比较，超出重量差异限度的药片没有超过 2 片，经计算超出部分并没有超出限度 1 倍，见表 2-6。

表 2-6　药品限度片重对比表

药品	限度范围	片重 /g					20 片总重 /g	20 片均重 /g
土霉素片	（0.5409， 0.5978）	0.5953	0.5304	0.5588	0.5604	0.6013	11.3893	0.5695
		0.5421	0.5875	0.5304	0.5443	0.5477		
		0.6037	0.5746	0.5522	0.5801	0.5946		
		0.5595	0.5791	0.5955	0.5702	0.5816		
阿司匹林片	（0.0676， 0.0786）	0.0728	0.0606	0.0729	0.0737	0.0735	1.4378	0.0719
		0.0726	0.0721	0.0705	0.0751	0.0704		
		0.0740	0.0719	0.0731	0.0721	0.0714		
		0.0723	0.0717	0.0726	0.0725	0.0720		
去痛片	（0.4600， 0.5084）	0.4823	0.4862	0.4886	0.4995	0.4936	9.6892	0.4845
		0.4877	0.4870	0.4899	0.4822	0.4866		
		0.4796	0.4845	0.4761	0.4793	0.4765		
		0.4929	0.4838	0.4764	0.4820	0.4745		

（四）硬度检查

将药片垂直放在硬度仪的两横杆之间，旋动旋钮至发出"咔"的声音，以便药片固定在两横杆之间，开动开关，活动横杆借助弹簧沿水平方向对药片径向加压，直至药片粉碎，压力指针停在某压力刻度上，读出数值，即为硬度，测定 6 片，取平均值。结果分析，见表 2-7。

表 2-7　药品硬度对比表

药品	硬度						平均值
土霉素片	9.49	6.84	8.00	8.72	7.44	10.63	8.52
去痛片	5.25	4.66	4.52	5.44	4.21	4.61	4.78
阿司匹林片	5.36	3.84	5.52	5.06	3.06	4.56	4.56

（五）脆碎度检查

取片重为 0.65g 或以下者若干片，使其总重约为 6.5g，用吹风机吹去脱落的粉末，精密称重，减失重量不得超过 1%。将药片置圆筒中，转动 100 次，取出，用吹风机吹去脱落的粉末，精密称重，减失重量不得超过 1%，且不得检出断裂及粉碎的药片，本实验仅做一次。若反复检验 2~3 次，则平均减失重量不得超过 1%，且不得检出断裂及粉碎的药片。

结果分析：去痛片称重 6.6671g，经 100 转后，减失 0.0664g；阿司匹林片称重 6.5850g，经 100 转后，减失 0.1280g。均符合要求。

（六）崩解度检查

将吊篮通过上端的不锈钢轴悬挂于金属支架上，浸入 1000ml 烧杯中，并调节吊篮的位置，使其下降时筛网距烧杯底部 25mm；烧杯内盛有温度为 37℃ 的水，调节水位高度使吊篮上升时，筛网处于水面下 15mm 处。

取去痛片 6 片，分别置于上述吊篮的玻璃管中，启动崩解仪进行检查，各片均在 15min 内全部崩解，如有一片不崩解，应取 6 片复试，均应符合规定。

取土霉素片 6 片，分别置于上述吊篮的玻璃管中，并浸入盛有 1000ml 人工胃液的烧杯中，启动崩解仪进行检查，各片均在 60min 内全部崩解，如有一片不崩解，应取 6 片复试，均应符合规定。

取阿司匹林片 6 片，分别置于上述吊篮的玻璃管中，并浸入盛有 1000ml 人工胃液的烧杯中，启动崩解仪进行检查 2h，检查每片是否完整，没有出现崩解的情况后，用清水洗净药片，继续置于吊篮的玻璃管中，并浸入盛有 1000ml 磷酸盐缓冲溶液的烧杯中，启动崩解仪进行检查，各片均在 1h 内全部崩解，如有 1 片不崩解，应取 6 片复试，均应符合规定。

结果分析：检验的药片都符合规定。

（七）溶出度检查

取扑热息痛片 6 片，以稀盐酸 24ml 加水 1000ml 为溶出介质，转速为 100r/min，按溶出仪进行操作，经过 30min，取溶液 5ml，滤过，精密量取滤液 5ml，加 0.04% NaOH 溶液稀释至 50ml，摇匀。用 UV 在 257nm 波长处检测吸光度，按 E 为 715 计算，每片的溶出量限度为标示量的 80%，应符合规定。采用以下公式计算结果（其中 E 为 715，L 为 1cm）。

$$A = ECL$$

结果分析：测定 A 为 0.069，计算得 C 为 9.7×10^{-7}g/ml。

五、实习的体会和反思

实习周的第一天，主要做了外观检测、重量差异、硬度检查，最大的感受就是能够真实体会每颗药片经过的一道道工序与一步步检测，而不是简单地在书本上学习，可以使用各种仪器进行检查，感觉有点欣喜。第一天接触的设备是硬度检测仪，使用仪器需要注意的是预热 10min，再进行实验。

第二天主要的收获是使用了脆碎度检测仪，该仪器操作简单，但是能够通过鼓轮的转动在药片上施加一定的压力、摩擦力，以此来检测药片的质量。另外，还做了对乙酰氨基酚片的化学鉴别。

第三天接触到的是崩解仪，崩解主要是指在规定条件下口服固体制剂全部崩解溶散或成碎粒，除不溶性包衣材料或破碎的胶囊壳外，应全部通过筛网。如有少量不能通过筛网，但已软化或轻质上漂且无硬心者，可作符合规定论。

第四天的实验中出了个小状况，溶出仪有一段时间按键不灵敏，最终在老师的指导下，解决了这个小问题。溶出度是指在规定条件下活性药物成分从片剂、胶囊剂或颗粒剂等制剂溶出的速率和程度。凡检查溶出度的制剂，不再进行崩解时限的检查。溶出仪是这几天实验过程中接触的最大的仪器，操作相对复杂，但是经过操作，基本能够掌握它的操作规律。另外，做了药片的含量测定。

本周实习主要进行了片剂的常规检查，深入了解了片剂的质量要求：①硬度适中；②色泽均匀，外观光洁；③符合重量差异的要求，含量准确；④符合崩解度或溶出度的要求；⑤小剂量的药物或作用比较剧烈的药物，应符合含量均匀度的要求；⑥符合有关卫生学的要求。片剂的优点：①一般情况下，片剂的溶出速率及生物利用度较丸剂好；②剂量准确，片剂内药物含量差异较小；③质量稳定，片剂为干燥固体，且某些易氧化变质及潮解的药物可借包衣加以保护，所以光线、空气、水分等对其影响较小；④携带、运输、服用较方便；⑤机械化生产，产量大，成本低，卫生标准也容易达到。片剂的缺点：①片剂中药物的溶出速率较散剂及胶囊剂慢，其生物利用度稍差些；②儿童和昏迷患者不宜吞服；③含挥发性成分的片剂贮存较久时含量下降。片剂的分类：按给药途径，结合制备与作用分类：普通压制片、包衣片（糖衣片、薄膜衣片、肠溶衣片）、多层片、咀嚼片、口含片、舌下片、泡腾片、植入片、溶液片等。净化环境控制要求：片剂制备与分装的环境空气净化等级应为 30 万级，每立方最大悬浮尘粒数大于等于 $0.5\mu m$ 的小于等于 1050 万个和大于等于 $5\mu m$ 的小于等于 6 万个，浮游菌不计数，最大允许沉降菌小于等于 15 万个 / 皿；静压差大于等于 10Pa，温度 18～26℃，湿度为 45%～65%，动态噪音小于等于 60 天。实习结束，得出药品的检测工作性质上比较单一，但工作量上比较大，时间久了可能会觉得枯燥，但是每一片药片的出厂都是为了救人，如果检查不严格，很可能会产生严重的后果。所以，无论以后从事药学有关任何工作，都必须严谨、认真，严格把关药品的质量。

2.1　实习实训的目标与方式

　　实习实训的目标与方式都要符合实习实训教学质量标准的相关要求（表 2-8）。实习实训的目标最为主要的就是提高实践能力，从总体上方式主要分为校内和校外两种形式。例如，以药学专业核心专业课、药物制剂技术实习实训为例。药物制剂技术总体实习实训目标就是使学生掌握药物制剂的处方设计、生产工艺、质量控制等综合技能，具有分析解决问题和独力工作的能力，培养学生的职业能力。校内实习实训要查阅文献，设计实验方案，进实验室做实验，整理数据，写小论文，做课件，答辩。使学生掌握固体制剂、液体制剂、半固体制剂、灭菌制剂的制备工艺流程；熟悉固体制剂、液体制剂、半固体制剂、灭菌制剂的质量检查方法；了解处方设计原则、设计实验、整理数据及撰写论文的方法等。校外实习实训主要进入制药企业的制药车间进行实际生产和劳动，熟悉药品生产工艺流程（从原料到成品），学习车间物料流程，加强安全知识的学习，了解制药企业中涉及的专业课程的联系和应用，加深对理论知识的理解和掌握；培养学生认识、了解、观察、分析生产工艺与工程的能力，着重培养学生理论联系实际及解决实际问题的意识和能力，从而显著提高学生的综合素质，为毕业专题实习和就业打下基础。通过制药企业生产实习的实际操作，撰写实习报告。学生应掌握各类制剂的生产工艺流程；熟悉制药企业厂房布局、制药车间布置；了解新工艺、新技术与新设备等药物制剂方面的发展动态；了解制药工业 GMP 方面的政策与法规、制药企业 GMP 认证的重要意义。

　　此外，实习实训后一定要进行专题讨论与头脑风暴，一方面，让学生更深入了解掌握实习实训专业知识；另一方面，让学生自己去总结汇总，进而得到更多的实习实训背景知识，扩大知识面。在实习实训讨论教学过程中预先设定一个专题，进行全班讨论。讨论论题提前给出，由一个小组做准备，每人独立完成一篇有观点的实习实训小论文，讨论时该小组同学作专题发言，其他同学以组的形式集体参与询问或回答问题。在讨论过程中老师不断补充引用新的或实习实训中没有的知识，对学生的发言、讨论进行点评，让学生了解到自己实习实训的成绩和不足，从而提高他们的个人能力。并让学生参考实习教学质量标准实例，如表 2-8 所示。

表 2-8 实习教学质量标准实例

项目	内容	标准
N1 实习条件	N1.1 实习基地	校院与实习基地双方建立了密切的合作关系，并建立了长期稳定的实习基地，能满足教学任务的要求，有协议；实习基地指导人员能胜任实习指导工作
	N1.2 基本条件	具备学生参与实习活动的条件，能满足实习教学需要
	N1.3 实习经费	实习经费能满足实习要求
N2 指导教师	N2.1 教师资格	指导教师中，具有高级职称的人数不少于 1/3
	N2.2 教师配置	指导教师具有本专业实际工作经验，有丰富的实习教学经验与组织实习工作能力；课程实习，必须由主讲教师带队，专业实习，由教研室主任或骨干教师带队；指导教师队伍相对稳定
N3 实习管理	N3.1 实习文件	具有符合教学基本要求的大纲、实习计划、实习指导书或教材、实习手册
	N3.2 管理制度	有规范的实习工作规定并能严格执行，措施得力；实习经费专款专用；实习期间无任何事故
N4 实习过程	N4.1 实习内容	注重理论联系实际和综合能力的培养，每阶段有明确的实习内容和任务，并得到具体落实；提倡师生接受实习单位的实际任务，参与生产与科研的某一部分工作
	N4.2 实习指导	指导教师数与实习学生数比不大于 1:（15～20），并严格按实习任务、大纲要求进行全过程现场指导，能认真及时地解决学生提出的问题
	N4.3 学生实习	学生积极主动参与实习，深入实际、态度端正，严格按要求完成实习任务，考核成绩合格
N5 实习效果	N5.1 实习质量	学生实习手册记录真实、完整，认真撰写实习报告，内容充实全面
	N5.2 综合评价	学生对实习教学内容与组织工作、基地情况等表示满意；指导教师、实习单位对实习学生的实习态度、实习效果等表示满意

2.2 实习实训材料

2.2.1 编写实习实训任务书和指导书

实训任务书和指导书最为关键，以药物制剂技术为例。药物制剂技术实践相关案例收集、筛选之后才能编写课程实训任务书和指导书。课程实训任务书和指导书的编写虽然没有统一的格式要求，但是必须以课程实训任务和目的为核心，要指明课程实训的任务、完成实训任务的方法和步骤、完成实训任务的必备知识和参考条件、课程实训过程的时间节点要求及考核方法等。从药学专业不同制剂方向课程实训要求的不同出发，以药学药物制剂工艺案例为导向，根据药物制备工艺布置及流程设计和生产过程，按照相应的规范和标准来编写。教师可以按不同的专业方向及特长要求组成分类小组，专职教师和"双师型"教师搭配，从制剂技术案例资料库中选取适合的案例，按照学生的层次、培养方向进一步完善调整，修改完善形成课程实训任务书和指导书。任务书可以从教学目标、课程实训任务、实训进度安排、实训保障条件或环境、提交成果和考核办法几个方面编写。此外，特别提示：特别注意事项和禁止的操作（危害性的、破坏性的）一定要强调清楚；指导书可以从实训项目名称、制剂工艺资料、主要做法和步骤、提交成果要求、参考资料几个方面编写。一些经营企业的实习实训也需要编写一些专业的实习记忆手册，如药事管理课程实习临床常用药记忆手册，见表 2-9。

表 2-9　药事管理课程实习临床常用药记忆手册

药事管理课程实习临床常用药记忆手册

抗微生物药物

抗生素　（一）青霉素类

1. 青霉素	12. 阿莫西林钠氟氯西林
2. 青霉素钾	13. 阿莫西林舒巴坦钠
3. 普鲁卡因青霉素	14. 阿莫西林克拉维酸钾
4. 苄星青霉素	15. 氨苄西林钠舒巴坦
5. 氯唑西林	16. 替卡西林钠克拉维酸钾
6. 氨苄西林氯唑西林	17. 氨苄西林
7. 苯唑西林	18. 阿洛西林
8. 哌拉西林	19. 美洛西林
9. 哌拉西林三唑巴坦	20. 替卡西林
10. 哌拉西林舒巴坦	21. 氟氯西林
11. 阿莫西林	

（二）头孢菌素类

22. 头孢氨苄	36. 头孢曲松
23. 头孢唑林	37. 头孢哌酮
24. 头孢拉定	38. 头孢哌酮舒巴坦
25. 头孢羟氨苄	39. 拉氧头孢
26. 头孢硫脒	40. 头孢米诺
27. 头孢呋辛	41. 头孢唑肟
28. 头孢克洛	42. 头孢妥仑匹酯
29. 头孢美唑	43. 头孢地秦
30. 头孢替安	44. 头孢泊肟脂
31. 头孢西丁	45. 头孢他美酯
32. 头孢地尼	46. 头孢吡肟
33. 头孢尼西	47. 头孢丙烯
34. 头孢克肟	48. 头孢匹罗
35. 头孢他啶	

（三）碳青霉烯类

49. 厄他培南	
50. 亚胺培南	
51. 帕尼培南	
52. 美罗培南	

（四）单环 β-内酰胺

53. 氨曲南	

（五）氨基糖苷类

54. 卡那霉素	59. 依替米星
55. 庆大霉素	60. 异帕米星
56. 妥布霉素	61. 西索米星
57. 大观霉素	62. 小诺米星
58. 奈替米星	63. 核糖霉素

（六）酰胺醇类

64. 氯霉素	
65. 甲砜霉素	

（七）四环素类

66. 多西环素	
67. 米诺环素	
68. 四环素	

（八）大环内酯类

69. 红霉素	73. 环酯红霉素
70. 依托红霉素	74. 罗红霉素
71. 硬脂酸红霉素	75. 克拉霉素

药事管理课程实习临床常用药记忆手册			
		抗微生物药物	

抗生素	（八）大环内酯类	72. 琥乙红霉素	76. 阿奇霉素
	（九）糖肽类	77. 去甲万古霉素	
		78. 万古霉素	
		79. 替考拉宁	
	（十）林可酰胺类	80. 克林霉素	
		81. 克林霉素磷酸酯	
	（十一）其他	82. 磷霉素	85. 夫西地酸
		83. 多黏菌素	86. 利福昔明
		84. 黏菌素	
合成抗菌药	（一）磺胺类	87. 磺胺嘧啶	90. 柳氮磺吡啶
		88. 磺胺甲噁唑	91. 磺胺嘧啶银
		89. 磺胺甲噁唑-甲氧苄啶	92. 磺胺嘧啶锌
	（二）喹诺酮类	93. 环丙沙星	100. 加替沙星
		94. 诺氟沙星	101. 莫西沙星
		95. 氧氟沙星	102. 依诺沙星
		96. 氟罗沙星	103. 司帕沙星
		97. 洛美沙星	104. 帕珠沙星
		98. 培氟沙星	105. 吉米沙星
		99. 左氧氟沙星	
	（三）硝基呋喃类	106. 呋喃妥因	
		107. 呋喃唑酮	
	（四）硝基咪唑类	108. 甲硝唑	
		109. 替硝唑	
		110. 奥硝唑	
抗分枝杆菌药	（一）抗结核病类	111. 吡嗪酰胺	115. 乙胺丁醇
		112. 对氨基水杨酸钠	116. 异烟肼
		113. 利福平	117. 丙硫异烟胺
		114. 链霉素	118. 利福定
	（二）抗麻风病类	119. 氨苯砜	
		120. 氯法齐明	
		121. 沙利度胺	
抗真菌药	（一）唑类	122. 克霉唑	125. 氟康唑
		123. 咪康唑	126. 伊曲康唑
		124. 酮康唑	127. 伏立康唑
	（二）多烯类	128. 制霉菌素	
		129. 两性霉素	
	（三）其他	130. 氟胞嘧啶	133. 阿莫罗芬
		131. 联苯苄唑	134. 卡泊芬净
		132. 环吡酮胺	

药事管理课程实习临床常用药记忆手册

抗微生物药物

抗病 毒药	（一）广谱类	135. 阿昔洛韦	139. 伐昔洛韦	
		136. 利巴韦林	140. 喷昔洛韦	
		137. 泛昔洛韦	141. 膦甲酸钠	
		138. 更昔洛韦		
	（二）核苷类逆转录酶 抑制剂	142. 拉米夫定	146. 阿巴卡韦	
		143. 齐多夫定	147. 恩替卡韦	
		144. 去羟肌苷	148. 奥司他韦	
		145. 司他夫定		
	（三）非核苷类逆转录 酶抑制剂	149. 奈韦拉平	152. 利托那韦	
		150. 依非韦伦	153. 奈非那韦	
		151. 茚地那韦	154. 沙奎那韦	
	（四）其他	155. 金刚烷胺		
其他		156. 乌洛托品		
		157. 小檗碱		

抗寄生虫病药

抗吸虫 病药	158. 吡喹酮	
抗疟药	159. 伯氨喹	164. 乙胺嘧啶
	160. 奎宁	165. 哌喹
	161. 氯喹	166. 羟氯喹
	162. 蒿甲醚	167. 青蒿琥酯
	163. 双氢青蒿素	
驱虫药	168. 甲苯咪唑	171. 左旋咪唑
	169. 阿苯达唑	172. 哌嗪
	170. 双羟萘酸噻嘧啶	
抗丝虫病 及抗黑热 病药	173. 乙胺嗪	
	174. 依米丁	
	175. 葡萄糖酸锑钠	

解热镇痛及非甾体抗炎药

解热镇痛 及非甾体 抗炎药	176. 阿司匹林	188. 尼美舒利
	177. 布洛芬	189. 舒林酸
	178. 吲哚美辛	190. 双氯芬酸钠
	179. 贝诺酯	191. 双氯芬酸钾
	180. 吡罗昔康	192. 氟芬那酸
	181. 氨糖美辛	193. 氯唑沙宗
	182. 金诺芬	194. 氨基葡萄糖
	183. 洛索洛芬	195. 对乙酰氨基酚
	184. 氯诺昔康	196. 氨基比林
	185. 美洛昔康	197. 来氟米特
	186. 萘丁美酮	198. 塞来昔布
	187. 萘普生	

续表

药事管理课程实习临床常用药记忆手册			
解热镇痛及非甾体抗炎药			
抗痛风药		199. 别嘌醇	201. 苯溴马隆
		200. 秋水仙碱	202. 丙磺舒
镇痛药		203. 芬太尼	210. 羟考酮
		204. 吗啡	211. 哌替啶
		205. 阿扑吗啡	212. 曲马多
		206. 烯丙吗啡	213. 舒芬太尼
		207. 双氢可待因	214. 瑞芬太尼
		208. 布桂嗪	215. 美沙酮
		209. 丁丙诺啡	
麻醉用药物			
全身麻醉药		216. 恩氟烷	220. 咪达唑仑
		217. 异氟烷	221. 依托咪酯
		218. 七氟烷	222. 丙泊酚
		219. 氯胺酮	
局部麻醉药		223. 布比卡因	226. 普鲁卡因
		224. 左布比卡因	227. 罗哌卡因
		225. 利多卡因	
麻醉辅助药	（一）肌肉松弛药	228. 氯化琥珀胆碱	231. 泮库溴铵
		229. 阿曲库铵	232. 维库溴铵
		230. 罗库溴铵	233. 哌库溴铵
	（二）其他	234. 麻黄碱	235. 艾司洛尔
维生素及矿物质缺乏症用药物			
维生素类	脂溶性维生素	236. 维生素 A	244. 维生素 C
		237. 维生素 AD	245. 维生素 E
		238. 维生素 D_3	246. 烟酸
		239. 维生素 D_2	247. 烟酰胺
		240. 维生素 B_1	248. 腺苷钴胺
		241. 维生素 B_2	249. 干酵母
		242. 维生素 B_6	250. β-胡萝卜素
		243. 维生素 B_{12}	
矿物质类		251. 葡萄糖酸钙	255. 碳酸钙
		252. 氯化钙	256. 硒酵母
		253. 硫酸锌	257. 枸橼酸钙
		254. 葡萄糖酸锌	
营养治疗药			
肠外营养药	（一）氨基酸类	258. 精氨酸	260. α-酮酸
		259. 丙氨酰谷氨酰胺	261. 氨基酸
	（二）脂肪乳剂	262. 脂肪乳	
肠内营养药		263. 肠内营养剂	

药事管理课程实习临床常用药记忆手册

激素及调节内分泌功能药

下丘脑垂体激素及其类似物		264. 促皮质素		269. 戈舍瑞林	
		265. 去氨加压素		270. 亮丙瑞林	
		266. 绒促性素		271. 曲普瑞林	
		267. 垂体后叶		272. 鞣酸加压素	
		268. 尿促性素		273. 重组人生长激素	
肾上腺皮质激素类		274. 地塞米松		279. 可的松	
		275. 泼尼松		280. 甲泼尼龙	
		276. 泼尼松龙		281. 曲安奈德	
		277. 氢化可的松		282. 曲安西龙	
		278. 倍他米松			
雄激素、抗雄激素及同化激素类		283. 苯丙酸诺龙		287. 普拉睾酮	
		284. 丙酸睾酮		288. 十一酸睾酮	
		285. 甲睾酮		289. 司坦唑醇	
		286. 达那唑		290. 替勃龙	
雌激素、抗雌激素、孕激素及抗孕激素类		291. 己烯雌酚		301. 戊酸雌二醇	
		292. 苯甲酸雌二醇		302. 烯丙雌醇	
		293. 氯米芬		303. 黄体酮	
		294. 炔雌醇		304. 甲羟孕酮	
		295. 雌二醇		305. 己酸羟孕酮	
		296. 雌三醇		306. 甲地孕酮	
		297. 普罗雌烯		307. 炔诺酮	
		298. 雌激素		308. 地屈孕酮	
		299. 雷洛昔芬		309. 孕三烯酮	
		300. 尼尔雌醇		310. 左炔诺孕酮	
胰岛素及其他影响血糖的药物	（一）胰岛素	311. 胰岛素			
	（二）磺酰脲类	312. 格列本脲		315. 格列美脲	
		313. 格列吡嗪		316. 格列齐特	
		314. 格列喹酮		317. 甲苯磺丁脲	
	（三）双胍类	318. 二甲双胍		319. 苯乙双胍	
	（四）α葡糖苷酶抑制药	320. 阿卡波糖		321. 伏格列波糖	
	（五）胰岛素增敏药	322. 吡格列酮		323. 罗格列酮	
甲状腺激素类		324. 甲状腺		327. 丙硫氧嘧啶	
		325. 碘塞罗宁		328. 甲巯咪唑	
		326. 左甲状腺素钠			
甲状旁腺及钙代谢调节药		329. 阿法骨化醇		335. 帕米膦酸二钠	
		330. 阿仑膦酸钠		336. 羟乙膦酸钠	
		331. 骨化三醇		337. 唑来膦酸	
		332. 鲑降钙素		338. 伊班膦酸钠	
		333. 依降钙素		339. 甲钴胺	
		334. 氯膦酸二钠		340. 胰激肽原酶	

药事管理课程实习临床常用药记忆手册			
		调节免疫功能药	
甲状旁腺 及钙代谢 调节药	（一）免疫抑制药	341．雷公藤多苷	345．咪唑立宾
		342．硫唑嘌呤	346．他克莫司
		343．环孢素	347．西罗莫司
		344．吗替麦考酚酯	348．抗 Tac 单抗
	（二）生物反应调节药	349．核酪	355．重组人白介素-2
		350．干扰素	356．重组人白介素-11
		351．乌苯美司	357．聚肌胞
		352．胸腺肽	358．左卡尼汀
		353．胸腺五肽	359．香菇多糖
		354．胸腺肽 α1	360．甘露聚糖肽
		抗肿瘤药物	
细胞 毒药物	（一）作用于化学结构 的药物	361．多柔比星	375．氮甲
		362．白消安	376．卡莫司汀
		363．氮芥	377．六甲蜜胺
		364．环磷酰胺	378．洛莫司汀
		365．卡铂	379．柔红霉素
		366．顺铂	380．硝卡芥
		367．洛铂	381．异环磷酰胺
		368．塞替派	382．甘磷酰芥
		369．丝裂霉素	383．阿克拉霉素
		370．司莫司汀	384．阿柔比星
		371．雌莫司汀	385．奥沙利铂
		372．苯丁酸氮芥	386．福莫司汀
		373．吡柔比星	387．尼莫司汀
		374．盐酸表柔比星	
	（二）影响核酸合成的 药物	388．阿糖胞苷	394．氟达拉滨
		389．氟尿嘧啶	395．吉西他滨
		390．甲氨蝶呤	396．卡培他滨
		391．羟基脲	397．去氧氟尿苷
		392．硫鸟嘌呤	398．吉非替尼
		393．硫嘌呤	
	（三）作用于核酸转录 的药物	399．放线菌素	400．平阳霉素
	（四）作用于复制的拓 扑异构酶Ⅰ抑制剂	401．美法仑	402．拓扑替康
	（五）作用于微管蛋白 合成的药物	403．长春新碱	407．长春地辛
		404．三尖杉酯碱	408．长春碱
		405．羟喜树碱	409．长春瑞滨
		406．依托泊苷	

药事管理课程实习临床常用药记忆手册

抗肿瘤药物

细胞毒 药物	（六）其他	410. 多西他赛	413. 多西紫杉醇
		411. 替尼泊苷	414. 门冬酰胺酶
		412. 紫杉醇	
激素类及 抗激素类 抗肿瘤药	（一）激素类	415. 氨鲁米特	420. 来曲唑
		416. 他莫昔芬	421. 托瑞米芬
		417. 阿那曲唑	422. 依西美坦
		418. 比卡鲁胺	423. 甘氨双唑钠
		419. 福美坦	
	（二）抗肿瘤抗体类	424. 利妥昔单抗	434. 维胺酯
		425. 曲妥珠单抗	435. 亚叶酸钙
		426. 波替单抗	436. 去甲斑蝥素
		427. 西妥昔单抗	437. 卡莫氟
		428. 替加氟	438. 米托蒽醌
		429. 靛玉红	439. 亚砷酸
		430. 氟他胺	440. 核糖核酸
		431. 甲异靛	441. 伊立替康
		432. 美司钠	442. 重组人 P53 腺病毒
		433. 维酸	443. 纳米炭

抗变态反应药物

H1 受 体阻断药		444. 苯海拉明	452. 阿伐斯汀
		445. 氯苯那敏	453. 阿司咪唑
		446. 赛庚啶	454. 氯雷他定
		447. 异丙嗪	455. 咪唑斯汀
		448. 茶苯海明	456. 地氯雷他定
		449. 曲吡那敏	457. 依巴斯汀
		450. 曲普利啶	458. 氮卓斯汀
		451. 去氯羟嗪	459. 左西替利嗪
过敏介质 阻释药		460. 酮替芬	

神经系统用药物

抗帕金森 病药		461. 苯海索	465. 培高利特
		462. 左旋多巴	466. 恩他卡朋
		463. 多巴丝肼	467. 司来吉兰
		464. 卡比多巴	468. 溴隐亭
抗重症肌 无力药		469. 新斯的明	
		470. 溴吡斯的明	
		471. 加兰他敏	
抗癫痫药		472. 苯妥英钠	477. 乙琥胺
		473. 丙戊酸钠	478. 丙戊酰胺
		474. 卡马西平	479. 奥卡西平
		475. 扑米酮	480. 拉莫三嗪
		476. 托吡酯	

续表

	药事管理课程实习临床常用药记忆手册	
	神经系统用药物	
脑血管病用药	481. 麦角胺咖啡因	492. 双氢麦角胺
	482. 尼莫地平	493. 罂粟碱
	483. 阿米三嗪萝巴新片	494. 丹参酮
	484. 倍他司汀	495. 巴曲酶
	485. 丁咯地尔	496. 降纤酶
	486. 重酒石酸卡巴拉汀	497. 法舒地尔
	487. 多奈哌齐	498. 吡贝地尔
	488. 依达拉奉	499. 单唾液酸四己糖
	489. 桂利嗪	神经节苷脂钠盐
	490. 尼麦角林	
	491. 七叶皂苷钠	
中枢兴奋药	500. 胞磷胆碱	506. 多沙普仑
	501. 洛贝林	507. 二甲弗林
	502. 尼可刹米	508. 茴拉西坦
	503. 奥拉西坦	509. 甲氯芬酯
	504. 吡拉西坦	510. 哌甲酯
	505. 吡硫醇	
镇静催眠药	511. 苯巴比妥	514. 扎来普隆
	512. 司可巴比妥	515. 佐匹克隆
	513. 异戊巴比妥	516. 唑吡坦
抗偏头痛药	517. 米格来宁	
其他类	518. 甘露醇	523. 乙哌立松
	519. 甘油果糖	524. 芦丁
	520. 巴氯芬	525. 桂哌齐特
	521. 石杉碱甲	526. 谷维素
	522. 细胞色素	527. 天麻素
	治疗精神障碍药	
抗精神病药	528. 奋乃静	537. 硫必利
	529. 氟哌啶醇	538. 硫利达嗪
	530. 氯丙嗪	539. 氯普噻吨
	531. 三氟拉嗪	540. 哌泊塞嗪
	532. 舒必利	541. 五氟利多
	533. 氟奋乃静	542. 氯氮平
	534. 氟哌利多	543. 喹硫平
	535. 氟哌噻吨	544. 奥氮平
	536. 利培酮	545. 米氮平
抗焦虑药	546. 阿普唑仑	552. 氯美扎酮
	547. 艾司唑仑	553. 氯硝西泮
	548. 地西泮	554. 羟嗪
	549. 丁螺环酮	555. 硝西泮
	550. 氟西泮	556. 奥沙西泮
	551. 劳拉西泮	557. 三唑仑

续表

药事管理课程实习临床常用药记忆手册

治疗精神障碍药

抗抑郁药		558. 阿米替林		565. 噻奈普汀
		559. 丙米嗪		566. 氟西汀
		560. 多塞平		567. 帕罗西汀
		561. 氯米帕明		568. 舍曲林
		562. 马普替林		569. 文拉法辛
		563. 吗氯贝胺		570. 西酞普兰
		564. 曲唑酮		571. 氟哌噻吨美利曲辛
抗躁狂药		572. 酸锂		

呼吸系统药物

祛痰药		573. 氯化铵		576. 糜蛋白酶
		574. 溴己新		577. 羧甲司坦
		575. 氨溴索		578. 标准桃金娘油
镇咳药		579. 可待因		583. 苯丙哌林
		580. 复方甘草（片.膏）		584. 二氧丙嗪
		581. 喷托维林		585. 右美沙芬
		582. 阿桔片		
平喘药		586. 氨茶碱		597. 异丙托溴铵
		587. 茶碱		598. 布地奈德
		588. 沙丁胺醇		599. 多索茶碱
		589. 班布特罗		600. 丙酸氟替卡松
		590. 丙酸倍氯米松		601. 沙美特罗
		591. 丙卡特罗		602. 福莫特罗
		592. 二羟丙茶碱		603. 孟鲁司特钠
		593. 克仑特罗		604. 扎鲁司特
		594. 氯丙那林		605. 甲氧那明
		595. 色甘酸钠		
		596. 特布他林		
其他		606. 猪肺磷脂		

消化系统药物

抗酸药及抗溃疡病药	抗酸药及胃黏膜保护药	607. 氢氧化铝		615. 甘铋镁
		608. 碳酸氢钠		616. 铝镁加
		609. 次硝酸铋		617. 鼠李铋镁
		610. 枸橼酸铋钾		618. 木香铝镁
		611. 胶体果胶铋		619. 复方溴丙胺太林铝镁
		612. 硫糖铝		620. 盖胃平
		613. 铝酸铋		621. 吉法酯
		614. 铝碳酸镁		622. 替普瑞酮
抑酸药	（一）H2受体阻断药	623. 雷尼替丁		625. 法莫替丁
		624. 西咪替丁		
	（二）质子泵抑制药	626. 奥美拉唑		630. 埃索美拉唑镁
		627. 兰索拉唑		
		628. 雷贝拉唑		
		629. 泮托拉唑		

续表

药事管理课程实习临床常用药记忆手册

消化系统药物

助消化药		631. 胃蛋白酶	635. 乳酸菌素
		632. 消化酶	636. 乳酶生
		633. 胰酶	637. 维酶素
		634. 淀粉酶	
胃肠解痉 及胃 动力药	（一）胃肠解痉药	638. 阿托品	642. 匹维溴铵
		639. 颠茄	643. 奥替溴铵
		640. 山莨菪碱	644. 曲美布汀
		641. 东莨菪碱	
	（二）胃动力药和止吐 药、催吐药	645. 甲氧氯普胺	649. 昂丹司琼
		646. 多潘立酮	650. 格拉司琼
		647. 溴米因	651. 替加色罗
		648. 莫沙必利	652. 托烷司琼
泻药及 止泻药	（一）泻药	653. 阿扑吗啡	657. 蓖麻油
		654. 酚酞	658. 甘油
		655. 开塞露	659. 聚乙二醇
		656. 硫酸镁	
	（二）止泻药	660. 磷酸氢钠	662. 洛哌丁胺
		661. 地芬诺酯	663. 蒙脱石
肝病辅助 治疗药		664. 谷氨酸	675. 促肝细胞生长素
		665. 谷氨酰胺	676. 多烯磷脂酰胆碱
		666. 联苯双酯	677. 甘草甜素
		667. 甘草酸二铵	678. 甘草酸单铵
		668. 葡醛内酯	679. 谷胱甘肽
		669. 葡醛酸钠	680. 硫普罗宁
		670. 水飞蓟宾	681. 门冬氨酸鸟氨酸
		671. 肝浸膏	682. 乳果糖
		672. 胱氨酸	683. 双环醇
		673. 乙酰半胱氨酸	684. 穿琥宁
		674. 蛋氨酸胆碱	685. 托尼萘酸
利胆药		686. 腺苷蛋氨酸	698. 角菜酸酯
		687. 熊去氧胆酸	699. 柳氮磺吡啶
		688. 苯丙醇	700. 二甲硅油
		689. 茴三硫	701. 加贝酯
		690. 曲匹布通	702. 美沙拉嗪
		691. 去氢胆酸	703. 地衣芽孢杆菌活菌制剂
		692. 羟甲烟胺	704. 枯草杆菌、肠球菌二联活菌
		693. 阿嗪米特	705. 双歧杆菌活菌
		694. 二羟二丁基醚	706. 乌司他丁
		695. 地奥司明	707. 抑肽酶
		696. 次没食子酸铋	708. 奥曲肽
		697. 美辛唑酮	709. 生长抑素

药事管理课程实习临床常用药记忆手册

循环系统药物

强心药	710. 地高辛	713. 米力农
	711. 毒毛花苷	714. 氨力农
	712. 去乙酰毛花苷	
抗心律失常药	715. 胺碘酮	719. 阿普林定
	716. 奎尼丁	720. 安他唑啉
	717. 美西律	721. 丙吡胺
	718. 普罗帕酮	722. 莫雷西嗪
利尿降压药	723. 吲达帕胺	
钙拮抗药	724. 尼群地平	733. 阿替洛尔
	725. 维拉帕米	734. 美托洛尔
	726. 硝苯地平	735. 普萘洛尔
	727. 地尔硫䓬	736. 比索洛尔
	728. 非洛地平	737. 拉贝洛尔
	729. 拉西地平	738. 索他洛尔
	730. 尼卡地平	739. 阿罗洛尔
	731. 氨氯地平	740. 卡维地洛
	732. 乐卡地平	
作用于受体的药物	741. 酚妥拉明	
	742. 利血平	
其他血管舒张药	743. 酚苄明	746. 降压灵
	744. 哌唑嗪	747. 可乐定
	745. 甲基多巴	748. 乌拉地尔
血管紧张素转换酶抑制药	749. 卡托普利	754. 咪达普利
	750. 贝那普利	755. 培哚普利
	751. 福辛普利	756. 西拉普利
	752. 赖诺普利	757. 依那普利
	753. 雷米普利	
血管紧张素受体拮抗药	758. 厄贝沙坦	762. 缬沙坦
	759. 坎地沙坦酯	763. 硝普钠
	760. 氯沙坦钾	764. 米诺地尔
	761. 替米沙坦	765. 地巴唑
抗心绞痛药	766. 硝酸甘油	768. 单硝酸异山梨酯
	767. 硝酸异山梨酯	769. 曲美他嗪
调血脂药	770. 藻酸双酯钠	776. 洛伐他汀
	771. 阿昔莫司	777. 普伐他汀
	772. 苯扎贝特	778. 普罗布考
	773. 非诺贝特	779. 辛伐他汀
	774. 氟伐他汀	780. 多烯酸乙酯
	775. 吉非罗齐	781. 维生素烟酸酯
抗休克血管活性药	782. 多巴胺	791. 己酮可可碱
	783. 多巴酚丁胺	792. 辅酶

药事管理课程实习临床常用药记忆手册

循环系统药物

抗休克血 管活性药	784. 间羟胺	793. 辅酶 1010
	785. 去甲肾上腺素	794. 腺苷三磷酸
	786. 肾上腺素	795. 果糖二磷酸钠
	787. 异丙肾上腺素	796. 环磷腺苷
	788. 去氧肾上腺素	797. 前列地尔
	789. 米多君	798. 阿魏酸
	790. 川芎嗪	

泌尿系统药物

利尿药	799. 氨苯蝶啶	803. 阿米洛利
	800. 呋塞米	804. 布美他尼
	801. 螺内酯	805. 托拉塞米
	802. 氢氯噻嗪	
脱水药	806. 甘油氯化钠	
前列腺疾 病用药	807. 黄酮哌酯	811. 普适泰
	808. 特拉唑嗪	812. 坦洛新
	809. 爱普列特	813. 非那雄胺
	810. 多沙唑嗪	814. 奥昔布宁
其他	815. 乙酸钙	
	816. 托特罗定	

血液系统药物

止血药	817. 氨甲苯酸	824. 维生素 K_1
	818. 氨甲环酸	825. 抗血友病球蛋白
	819. 亚硫酸氢钠甲萘醌	826. 凝血酶
	820. 甲萘氢醌	827. 纤维蛋白原
	821. 鱼精蛋白	828. 凝血酶原复合物
	822. 氨基己酸	829. 凝血因子Ⅶa
	823. 酚磺乙胺	830. 纤维蛋白黏合剂
抗凝血药	831. 肝素	834. 低分子质量肝素
	832. 华法林	835. 达肝素
	833. 醋硝香豆素	
溶栓药	836. 蚓激酶	838. 尿激酶
	837. 链激酶	839. 阿替普酶
血浆及 血容量 扩充药	840. 右旋糖酐	842. 琥珀酰明胶
	841. 包醛氧淀粉	843. 羟乙基淀粉
抗贫血药	844. 右旋糖酐铁	848. 山梨醇铁
	845. 富马酸亚铁	849. 蔗糖铁
	846. 琥珀酸亚铁	850. 叶酸
	847. 葡萄糖酸亚铁	851. 红细胞生成素
升白 细胞药	852. 肌苷	856. 维生素 B_4
	853. 小檗胺	857. 粒细胞集落刺激因子
	854. 氨肽素	858. 粒细胞-巨噬细胞集落刺激因子
	855. 鲨肝醇	

药事管理课程实习临床常用药记忆手册

血液系统药物

抗血小板聚集药	859. 双嘧达莫	863. 噻氯匹定
	860. 曲克芦丁	864. 西洛他唑
	861. 奥扎格雷	865. 沙格雷酯
	862. 氯吡格雷	866. 替罗非班

调节水、电解质及酸碱平衡药物

867. 氯化钾	874. 门冬氨酸钾镁
868. 氯化钠	875. 果糖
869. 葡萄糖	
870. 乳酸钠	
871. 磷酸氢钾	
872. 甘油磷酸钠	
873. 枸橼酸钾	

皮肤科外用药

抗感染药 （一）抗细菌感染药	876. 克罗米通	881. 咪喹莫特
	877. 林旦	882. 斑蝥素
	878. 硼酸	883. 苯甲酸
	879. 新霉素	884. 莫匹罗星
	880. 过氧苯甲酰	
（二）抗真菌感染药	885. 益康唑	887. 环吡酮胺
	886. 益康唑曲安奈德	888. 二硫化硒
角质促成剂及溶解药	889. 鱼石脂	
	890. 地蒽酚	
	891. 煤焦油	
肾上腺皮质激素类药物	892. 氟轻松	895. 哈西奈德
	893. 丙酸氯倍他索	896. 卤米松
	894. 丁酸氢化可的松	897. 糠酸莫米松
其他	898. 炉甘石	908. 阿达帕林
	899. 甲氧沙林	909. 氨肽素
	900. 依沙吖啶	910. 他卡西醇
	901. 丁香罗勒油	911. 多磺酸黏多糖
	902. 氧化锌	912. 三乙醇胺
	903. 樟脑	913. 碘酊
	904. 鬼臼毒素	914. 高锰酸钾
	905. 异维酸	915. 聚维酮碘
	906. 重组人表皮生长因子	916. 水杨酸
	907. 卡泊三醇	

眼科用药

抗感染药 （一）抗细菌感染药	917. 金霉素	
	918. 磺胺醋酰钠	
（二）抗病毒感染药	919. 羟苄唑	
	920. 碘苷	
抗青光眼药	921. 毛果芸香碱	926. 溴莫尼定
	922. 噻吗洛尔	927. 布林佐胺

药事管理课程实习临床常用药记忆手册		
眼科用药		
抗青光 眼药	923．乙酰唑胺	928．拉坦前列素
	924．地匹福林	929．曲伏前列素
	925．卡替洛尔	930．双氯非那胺
肾上腺皮 质激素类 药物	931．氟甲松龙	
其他	932．普罗碘铵	944．羟苯磺酸钙
	933．托吡卡胺	945．吲哚菁绿
	934．倍他洛尔	946．荧光素钠
	935．洛度沙胺	947．樟柳碱
	936．依美斯汀	948．氨丁三醇
	937．左布诺洛尔	949．普拉洛芬
	938．托吡卡胺	950．萘甲唑林
	939．氨碘肽	951．羧甲基纤维素钠
	940．玻璃酸酶	952．卡波姆
	941．吡诺克辛	953．奥布卡因
	942．吡嘧司特钾	954．卡巴胆碱
	943．透明质酸钠	955．维替泊芬
耳鼻喉科用药		
	956．地芬尼多	962．羟甲唑啉
	957．复方硼砂	963．赛洛唑啉
	958．鱼肝油酸钠	964．酞丁安
	959．安息香酊	965．左卡巴斯汀
	960．曲安奈德	966．萘甲唑啉
	961．过氧化氢	
口腔科用药		
	967．碘甘油	970．西地碘
	968．糠馏醇	971．复方氯己定
	969．西吡氯铵	
妇产科用药		
子宫 收缩药	972．麦角新碱	
	973．缩宫素	
	974．卡前列甲酯	
其他	975．复方莪术油栓	980．米非司酮
	976．聚甲酚磺醛	981．米索前列醇
	977．盐酸利托君	982．卡前列素氨丁三醇
	978．蹄甲多肽	983．氯喹那多-普罗雌烯
	979．维生素 E	984．苯西卤铵
解毒药		
重金属、 类金属中 毒解毒药	985．二巯丙醇	989．青霉胺
	986．二巯丙磺钠	990．去铁胺
	987．二巯丁二钠	991．依地酸钙钠
	988．二巯丁二酸	

药事管理课程实习临床常用药记忆手册

解毒药

氰化物中毒解毒药	992. 硫代硫酸钠	994. 亚硝酸异戊酯
	993. 亚硝酸钠	
有机磷酸酯类解毒药	995. 碘解磷定	
	996. 氯解磷定	
其他解毒药	997. 贝美格	1002. 乙酰胺
	998. 硫酸钠	1003. 氟马西尼
	999. 亚甲蓝	1004. 纳洛酮
	1000. 药用炭	1005. 戊乙奎醚
	1001. 烯丙吗啡	

诊断用药物

造影剂	（一）非离子型造影剂	1006. 碘比醇	1009. 碘帕醇
		1007. 碘佛醇	1010. 碘普罗胺
		1008. 碘海醇	1011. 钆双胺
	（二）离子型造影剂	1012. 泛影葡胺	
	（三）特殊造影剂	1013. 碘苯酯	1015. 硫酸钡
		1014. 碘化油	1016. 钆喷酸葡胺
	（四）胆道造影剂	1017. 胆影葡胺	1018. 碘番酸

生物制品

1019. 人血白蛋白	1023. 三磷酸胞苷
1020. 转移因子	1024. 人免疫球蛋白
1021. 人乙型肝炎免疫球蛋白	1025. 重组牛碱性成纤维细胞生长因子
1022. 流行性感冒疫苗	

2.2.2 编写实习实训管理手册

针对近年来校企合作大背景下药学专业实习实训的特点，为推进实习实训管理体系的高效实施，必须编写适用于中职药学专业实习实训的管理手册。实习实训管理手册具体包括以下几方面的内容：第一是实习实训学生生信息登记表；第二是实习实训内容与要求；第三是实习实训方式与步骤；第四是实习实训的检验与评定；第五是双方职责；第六是实习实训记录；第七是导师评语；第八是注意事项；第九是规章制度；第十是毕业须知。实习实训管理手册应从认知实习、感知实习、总结实习三个方面实现对整个实习阶段进行全覆盖、多方位、分层次指导，帮助实习实训学生从工作环境的适应、从业心理的调整、能力的要求等方面尽快融入实习实训岗位，实现药学专业教学与企业的无缝衔接管理。实习实训管理手册可帮助校内老师及企业导师全面了解实习学生的个人情况，如性格特点、特长爱好等，有助于校内老师和企业导师针对性地指导实习学生，督促学生完成实习目标。

通过实习实训记录，能了解各学生工作中遇到的问题与困难，便于及时解决；对于学生不愿面谈的，而在实习实训手记中反映出的学习、就业、情感困惑等心理问题给予关心和帮助。实习实训管理手册也是学校导师系统了解实习实训学生生活的平台，通过每周记录一次的实习实训手记，均由导师提出中肯的指导意见，使学生倍感关怀和温暖，师生感情温度也会不断增加。总之，实习实训管理手册是架设在导师与学生之间感情的桥梁，也是校内老师和校外导师实习实训管理模式得以良好运行的重要平台。

此外，实习实训安全管理体系的构建也是非常重要的实习实训管理环节。加强对实习实训学生的全面引导与监督，形成全方位、多角度的实习实训安全管理体系，保障学生实训实习期间的安全，促进实践教学的健康有序发展，主要有以下几个方面的措施。首先，学生层面，加强学生实习过程中的思想认识，树立安全意识。学生是药学实训实习的主体，要从根本上解决实训实习期间的安全问题，就要从学生自身着手，这就必须让学生牢固树立安全意识，谨记"安全来自长期警惕，事故源于瞬间麻痹"的信念，增强事故预防观念。在实习实训过程中要自我监督，严格按照规章制度进行实习，在思想上不能放松警惕。特别是在药厂、药企实训实习阶段，更要重视安全意识，以免造成药厂和药企的经济损失。摆正心态、端正态度，实现身份的转变。保障学生顶岗实习期间的安全，需要学生转变观念，把安全问题放在首要位置。学生在实习期间，应摆正心态、端正态度，不可麻痹大意，牢固树立起安全实习的坚定信念。现在的学生都是"90后"或"00后"学生，生长环境优越，个性很强，要多和校内外指导老师、同事伙伴沟通交流，积累一些药企实习实训经验，推进自身的职业素质养成工作；消除心理紧张、顺利转变身份，减少实习过程中的出错概率，从而从根本上保障学生在药企、药厂实习实习期间的安全。其次，学校层面，开展系统全面的安全教育培训，开设安全教育培训讲座。针对药学专业的特点开设相应的安全教育培训课程，学生只有通过考试才能进行实训实习，使学生认识到安全的重要性。对于实习实训过程中遇到的突发事件和安全问题，能够保持镇定、妥善处理。学校在进行实习动员时，应针对药学专业实训实习过程中容易发生的问题，有针对性地提出要求和建议，以引起学生的注意；并根据药学专业的特点进行强化训练，构建完整的安全教育培训机制，训练的具体内容包括药物有机试剂的可燃烧性、化学提取试剂的温度配比等。另外，学校应不定期地开展一些安全教育活动，聘请药企专家开设实训实习安全等相关讲座，组织药学制药安全知识竞赛等一系列趣味活动，调动学生参与的积极性，把安全教育融入活动当中。细化管理机制：完善实训室准入考试，对学生进行培训考核；健全实训室准入制度，加强学校实验实训室的安全管理，预防和减少实训室安全事故的发生；制定安全管理文件、分解落实部门职责、协调处理突发事件。将学生实训实习的过程管理、事故应急处理等几个方面加以完善，从而形成一个全面的实训实习安全保障体系。再次，从医药企业层面，开展岗前安全培训，把岗前培训规范化、制度化。学生在进入医药企业开始正式实习实训之前，需经过岗前综合实训实习相关课程，考核合格之后才能正式进行实习实训。医药企业结合本单位具体岗位的实习情况和特点，加强岗前安全培训，按批次、分模块地进行学习与实训实习，把岗前安全培训规范化、制度化。医药企业在进行岗前安全培训的同时，由培训人员进行必要的演示和实际操作，如药物制剂生产和质量检测分析仪器的使用流程等，使得学生对于相应岗位认识和岗位安全更加形象化、具体化，有助于实习实训过程中减少差错、事故等情况的发生。同时，学生在实习实训过程中，医药企业也需要结合具体工种不定期地开展安全培训工作，使学生坚决贯彻"安全第一、预防为主"的实习实训要求。医药企业针对特定岗位制定安全操作制度、安全操作手册，学生必须熟练掌握技术，经考核合格才能操作。针对有毒医药试剂及危险品，以及大型医药生产和检测仪器设备都需要醒目标识，由专门人员进行维护和操作，做到持证上岗。对于医药仪器设备、危险品等严格按照要求进行管理，实行领用、使用登记制度。定期对设备进行维护保养，对于超出使用年限的设备，按照要求进行报废处理。经验上的不成熟使得学生不能很好地处理突发状况，因此医药企业要给学生创造相对合适的工作条件，包括配备医药企业指导老师等，使得学生在遇到突发状况时可以及时请教指导老师，避免安全事故的发生。平时在实习实训过程中，企业要经常灌输安全思想，完善安全管理办法，建立健全安全事故预防机制，从制度上保障学生实习实训安全。最后，最为重要的层面是学生、学校、医药企业三方之间要加强合作，签订实训实习协议，明确实习安全责任。加强校企合作，合理拓展校外实习实训基地。选取校外顶岗实习基地时，应了解企业情况，参观实习工作环境、明确工作内容，考察企业实习实训安全管理的实施情况，最终妥善选择实习单位，签订校企合作协议。对于实习实训人数、日期、实习实训待遇、工作时间、购买保险等做出具体规定。明确双方的权利和义务，特别是对于实习实训学生的安全管理、纪律要求及食宿情况提出要求。加强实习实训学生的安全教育，增强其安全应对能力，制定并签署三方安全责任协议书，明确学生、学校、医药企业三方的职责。规定学生在实习实训期间的纪律要求，对突发事件的预防和处理做出说明，对实习实训事故责任做出约定。同时，加强社会责任教育，一旦出现问题，学生、学校、医药企业要正确面对，积极采取有效措施解决问题。例如，在药厂实习实训期间，学生在医药企业打架、喝酒或夜不归宿等。建立学生实习实训安全应急处理预案：建立学生安全事故应急处理预案，成立防范和处置突发事件的工作小组，在突发事件发生后及时开展安全事故应急处理。明确工作责任，落实工作任务，确定事故处理原则及顺序，健全突发事故应急处理机制。本着态度坚决、措施慎重、处置果断、积极稳妥的原则处理事件，最大限度地缩小影响范围。高度重视突发事件的防范和处置工作，对责任心不强、工作不落实、措施不得力的人员将予以批评整改。平时，开展事故应急处理的模拟演练，提高学生的应急处理能力。加强对校内外学生管理工作老师的责任意识教育，关注学生实训实习期间的心理状况，按时查看学生的实训实习周记，了解学生情况，多和学生进行沟通交流，使学生在一个平稳、良好的心理状态下进行实训实习。医药企业的安全和管理水平直接影响到学生的实习安全。因此，学校在挑选医药企业进行校企合作过程中，重点考察企业的安全管理是否符合规范，是否达到学生实习的要求。学生、学校、医药企业三方在实习实训前签订实习协议，明确实习安全责任，严格按照计划开展实习实训工作。同时，建立学生实训实习安全应急处理预案，妥善处理实习实训过程当中的突发事件。实习实训结束，学生要完成实习鉴定表，见表2-10。最终通过明确学生、学校、医药企业三方的职责要求，构建一整套全方位的安全管理体系，保障学生实训实习安全。

表 2-10 药学专业×××××实习鉴定表实例

姓　名		专业班级			学号	
实习单位				地址		
实习时间		年　月　日至　年　月　日			校外指导教师	
个人总结						
实习单位鉴定意见		实习单位（盖章） 年　月　日				
指导教师意见		指导教师（签字）　　　　　　年　月　日				

药学专业学生外出实习安全协议书实例

甲方：×××××大学　　学院（以下简称甲方）

乙方：学生　　　　　（以下简称乙方）

为了加强实习教学安全管理，确保学生的人身安全和实习教学顺利进行，按照黑龙江省教育厅《关于切实加强学生实习期间安全管理工作的通知》（黑教安〔2012〕50号）文件的精神，针对当前实习工作中的实际情况，甲、乙双方协议如下：

一、甲方责任

1. 实习前，甲方需对乙方进行实习安全教育。

2. 实习期间，甲方需为乙方指派校内指导教师，并由校内指导教师与乙方保持联系，对乙方进行实习与安全指导。

二、乙方责任

1. 实习期间，乙方要服从甲方和实习单位的安排，在校内指导教师和实习单位指导教师的指导下开展实习，严格遵守学校和实习单位的各项规章制度及安全操作规程，不可擅自离岗及从事与实习内容不相关的事务。

2. 实习期间，乙方要注意自身安全，做好自我保护工作，避免发生安全事故。

3. 实习期间，乙方要主动与校内指导教师保持联系，及时汇报实习情况。

三、违约责任

1. 乙方在实习期间发生安全事故，如果甲方未履行本协议第一项规定，则需对乙方承担教育失职的责任。

2. 因乙方违反本协议第二项规定而引起的安全事故，由乙方自负其责。

3. 乙方在实习期内，发生意外安全事故，甲方将协助乙方共同向事故责任人追究责任，但甲方不承担任何经济和法律责任；乙方自主选择实习单位的，出现安全问题由乙方自行处理。

4. 乙方在实习期间确需中断或终止实习的，须向校内指导教师和实习单位提交书面申请，获得批准后方可离开实习单位，否则，由此引发的一切安全责任，由乙方本人承担。

四、其他约定

1. 实习期为：201×年××月××日至201×年××月××日。

2. 乙方与用人单位正式签订劳动合同后，其当事行为，均由乙方负责。

3. 以上未尽事宜，双方协商处理。本协议一式两份，甲方和乙方各留一份，双方签字后生效。

×××××大学　　　　　　　　学院（盖章）

学院负责人（签字）：　　　　　学生（签字）：

　年　月　日　　　　　　　　　年　月　日

实训案例

GSP 实训

实训的教学目标：掌握 GSP 对药品采购、药品验收、药品销售的具体条款要求。在采购药品时，要求：合法企业所生产或经营的药品，具有法定的质量标准，药品有法定的批准文号和生产批号，药品的包装和标识符合有关规定。在验收药品时，要求：对药品的外观性状、药品内外包装及标识进行检查，做到"十验四清一核对（十验：品名、规格、质量、数量、批号和批文号、进口药品注册号、效期、包装标志、注册商标、检验合格证；四清：品质情况记录清、包装情况数量清、批号期限标记清、验收手续填写清；一核对：产品检验报告）"。在销售药品时，要求：将药品销售权给具有合法资格的单位；在已售出的药品出现质量问题时，要向企业质量管理机构报告，并及时追回药品并作记录。学生应树立认真负责的职业态度，对药品质量负责，严格审核 GSP 各环节流程。紧密联系实际，学会分析案例，提高分析问题、解决问题的能力。由于场地和条件的限制，实训主要分为三个模块：药品采购、药品验收、药品销售，暂不涉及 GSP 其他环节的内容。在药品采购环节中，学生能够对首营企业的合法资质进行审核，根据教师制作的《药品经营许可证》填写《首营企业审批表》，对其中有问题的许可证进行问题说明，出具审核意见。在药品验收环节中，学生能够对教师提供的药品的内外包装、说明书、外观性状进行检查，对有问题的药品进行问题说明，出具验收结论。在药品销售环节中，学生能够根据教师提供的销售场景进行药品介绍，对客户投诉案例进行处理，填写药品销售要点记录单、客户投诉受理单。

实训的教学准备：教学准备分为两个部分，实训教具的准备和实训报告的准备。①实训教具包括《药品经营许可证》、药品（含片剂、胶囊、糖浆、中药材等）。为了使学生能够应用专业知识来鉴别真伪，教师需要对教具进行前期处理。比如，在制作供货单位许可证时，扩大某批发企业的经营范围，或提供零售连锁企业的许可证，或提供已过有效期的许可证；在制作药品时，增大药品商品名的字体面积，扩大药品的适应证，抹去药品的专有标识，涂改药品的批准文号，在片剂或胶囊中注水令其变质，等等；在中药材准备时，可选取外观易混淆的两种药材进行鉴别，如白术片和防己、防风和丹参片、溪黄草和益母草等。②实训报告包括《首营企业审批表》《药品验收记录》《药品拒收报告单》《药品销售要点记录》《用户投诉受理单》等，为了节约学生的撰写时间，考查学生的专业知识和实践技能，教师需要将相关审批表或记录单进行部分修改，重点突出"问题说明""处理意见"等栏目，形成《GSP实训报告》，要求学生完成报告撰写。采用小班上课，每4～5人一组共用教具，并提供一台计算机上网查询药品审批信息、说明书信息等以辨真伪，两位教师配合检查学生的进展和完成情况，如有错误当场指正。

实训的教学内容：①药品采购实训。教师给各组学生发放5个供货单位的许可证，除个别外，都有不符合规定的情况。在回顾药品采购资质审核的相关知识后，要求学生通过计算机查阅各省药监部门的经营企业数据信息，完成许可证的审核，填写《首营企业审批表》。②药品验收实训。教师给各组发放药品教具，回顾药品验收的相关知识和要点，要求学生验收药品的包装、说明书、外观形状，可通过计算机查阅药品的相关信息，验收后按照要求填写《药品验收记录单》《药品拒收报告单》。③药品销售实训。教师模拟顾客主诉症状，让学生从验收的药品中选择相应的品种，查阅相关资料填写销售要点，包括用药时间、使用方法、药品的贮存和有效期、饮食与生活习惯对药物吸收的影响等内容。然后对教师提供的用户投诉案例进行处理，填写《用户投诉处理单》。

实训的成绩评定：实训成绩的构成包括许可证资质审核、盒装药品验收、中药材验收、药品销售、顾客投诉处理5个任务。每个任务根据实训报告进行成绩评定，各占20%的比例。

案例分析：这个GSP实训案例，主要针对药品采购、药品验收、药品销售三个环节进行实训。若教学条件允许，应考虑建设GSP模拟药房。依照GSP的要求，GSP模拟药房与普通零售药店一样设置营业场所、药品仓库等区域，其中营业场所分为处方药、非处方药、中药调配、收银和药师咨询四大区域。处方药采用柜台陈列，非处方药使用货架陈列，并依照GSP的要求分类摆放整齐。因为模拟药房所需的药品种类繁多、数量较大，且药品都有一定的有效期，为节约实验经费，可考虑除配备少量常用、价廉药品外，一般采用附说明书的药品空盒（瓶）来代替药品，只用于模拟经营。但药品包装及标签必须完好，所附说明书必须有生产企业的名称、地址、药品品名、规格、批准文号、产品批号、生产日期、有效期等；标签或说明书上还应有药品的成分、适应证或功能主治、用法、用量、禁忌证、不良反应、注意事项及贮藏条件等以便教学。在实训教学中给学生印象深刻的是通用名和商品名的使用。因为日常生活中抗感冒药品通用名叫"复方氨酚烷胺胶囊（或片）"的有很多厂家在生产，不同的厂家给自己生产的"复方氨酚烷胺胶囊（或片）"又取了一个商品名以区别于其他厂家的产品。所以就有了商品名叫"盖克""快克""快康""泰克""感王""感康""感邦""卜康""古泉""仁和可立克"等。又如先锋一号（头孢噻吩）、先锋二号（头孢噻啶）、先锋四号（头孢氨苄）、先锋五号（头孢唑啉）、先锋六号（头孢拉定）、先锋九号（头孢羟氨苄）、赛复喜（头孢羟氨苄分散片）、菌必治（头孢曲松）、先锋B（头孢哌酮）、利君沙（琥乙红霉素）、严迪（罗红霉素）、达克宁（咪康唑）、痢特灵（呋喃唑酮）、心得安（普萘洛尔）、代文（缬沙坦）、寿比山（吲达帕胺）、思密达（蒙脱石散）、糖适平（格列喹酮）、扑尔敏（氯苯那敏）、吗丁啉（多潘立酮）、丽珠得乐（枸橼酸铋钾）、胃复安（甲氧氯普胺）、倍他乐克（美托洛尔）、消心痛（硝酸异山梨酯）、拜糖平（阿卡波糖）、眩晕停（地芬尼多片）、华素片（西地碘）等。商品名口语化表达，目的是让大众记住，利于销售，而通用名是药学职业教学中必须遵照的书面语言。在实训中发现除了通用名外，需要熟记常用药品的商品名才能提高药品销售，这是实训中必备的技能。此外，中药调配区设置药斗（用于装饮片）和陈列柜，需购置方剂中常用的、有代表性的饮片及必需的调配工具。收银区配备计算机及收款机，计算机应配置具有GSP管理功能的药品经营企业管理系统。药品仓库依照GSP要求模拟色标处理，使用药品的大包装盒实行分区、分开存放。GSP模拟药房作为一个仿真实验室，不但可以满足药事管理学的教学，还可以综合药剂学、中药鉴定学、药理学等教学实践需求，发展成进行药品处方调配、问病荐药、中药调配、药品陈列及药品销售技巧等药品综合技能培训的实践场所。因此，模拟药房作为一种教学实践平台，其建设必须与药物政策及教学的方便性和实用性结合起来，成为学生理论联系实际、掌握科学方法和提高动手能力的重要平台。

2.3　建立校外实习实训基地

校外实习实训基地是中等职业学校药学专业教育功能的延伸，更是职业院校推行校企合作、工学结合人才培养模式的有效保证。实训基地应按照企业的运行机制进行管理。实训教学应实现校内、校外合一，车间、教室合一，教师、师傅合一，学生、学徒合一，理论、实践合一，作业、产品合一，仿真、实操合一，教学、科研合一，服务、创新合一的教学新理念。药学专业实习实训基地建设是一项复杂的系统工程，对药学相关职业教育的成败起着关键作用。当前，药学专业校外实习实训基地建设存在很多衔接不畅的问题。药学专业应以提升学生的职业能力、就业能力为导向，建立校外实习实训基地和教学质量监控体系，并要加强校外实习实训基地的师资队伍建设，提升医药企业在校外实习实训基地建设中的主动性。药学专业人才培养包括校内理论学习和校内基础实验学习，此外还有校外专业实习实训学习。在校外实习实训基地建设过程中，以提升药学职业能力为主线，以提高就业率为目标，突破传统的封闭式教学模式，大力推进校企合作，逐步形成订单式培养模式、学生到公司代岗实习实训模式等。在校外实习实训基地建设过程中，以就业为导向的订单式培养模式能更好地满足医药企业的需求，带动医药企业合作的积极性。学校与多家医药企业联合建立覆盖一定区域的校外实训基地网络。这些基地都要根据实际业务需要，参与学校人才培养方案和课程建设的制订中。从学生入学开始，学生对医药企业的认知、校外实训课程、毕业实习都可以在这些校外实习实训基地进行。根据医药企业的岗位需求，逐步细化为药品生产、药品检测、药品申报、医药培训、医药讲师、医药销售等多个岗位群体，依据岗位安排学生去不同的校外基地实习和实训。此外，学校的实习实训负责人与医药合作企业共同建立校外实习实训基地教学质量监控体系，加强实训教学质量监控是推动高职院校实训教学质量不断提高的重要保证（应吴硕，2011）。首先是制订完备的实习实训方案，包括实习目的、实习形式、校内和校外指导教师职责、实习纪律、考核与评价标准、根据岗位完成的工作模块、提交的实习任务。其次是建立跟踪评价体系，校企共建评价体系，落实毕业生质量跟踪调查，校内评价和企业评价相结合，由校企指导教师共同组成评价小组进行评估，为专业建设提供依据。通过校企合作，学生成为医药企业潜在的人力资本，省去了医药企业的招聘环节和诸多岗前培训费用。学生在医药企业实习实训期间，熟悉了工作环境和工作流程，掌握了药学职业技能，毕业后就能马上上岗，避免医药企业对学生产生只有可塑性而没有工作经验的顾虑。学生最终是要走到企业去工作的，将来是要为医药企业创造价值的，医药企业是最终的受益者。由此，医药企业应该认识到培养高素质技术技能型药学人才与医药企业自身的长远利益息息相关。校企紧密合作共建校外实习实训基地，医药企业责无旁贷。在校外实习实训基地的建设过程中，要充分利用已毕业校友的资源和优势。医药行业是专业性很强的企业，从业人员多具有相同的医药学习经历，所以利用一些优秀校友资源的医药企业进行实习实训会带来更好的效果。

如果校外实习基地为医院药剂科，可以让学生了解药剂科的任务与组织，药剂人员的职责；熟悉医院药剂工作的各项管理制度（如调剂工作制度、制剂工作制度、毒药和限制性剧毒药管理制度及贵重药品管理制度等）；掌握各种常用制剂的制备方法（如汤剂、合剂、丸片剂、冲剂、输液、针剂等）和质量检验方法；熟悉市场常用化学药品、中成药、生物物制品等；了解处方、麻醉药品、精神药品、医疗用毒性药品的管理。药物调剂室可以帮助学生学习医院药房的业务内容及特点，以及调剂工作制度。制剂室可以帮助学生掌握常用制剂的剂型、特点、质量控制的主要工序和一般方法。常用的制药设备包括粉碎、提取、浓缩干燥设备，制粒机，多冲压片机，颗粒自动包装机，制丸机，汤剂、口服液灌装机；常用的质量检测设备包括紫外分光光度计、薄层扫描仪、高效液相色谱仪、酸度计、水分测定仪、气相色谱仪等。

如果校外实习基地为制药企业，可以帮助学生了解制药企业生产的组织管理、技术管理和质量管理，掌握片剂、胶囊剂、冲剂、注射剂及其他制剂的生产工艺和操作技能；掌握原辅料、半成品、成品包装材料等质量标准和检验方法；掌握产品质量标准和工艺规程的制定，药物制剂的分析方法，制药设备的结构原理、性能、使用和保养。药企制药车间可以让学生学习固体制剂（片剂、颗粒剂、胶囊剂、丸剂）、液体制剂（滴眼剂、糖浆剂、合剂等）、外用制剂（橡皮膏剂）等的制备工艺，以及工艺过程中具体岗位的标准操作规程；熟悉生产记录的要求及其管理；最为重要的是学习《药品生产质量管理规范》（GMP）的基本知识，药品生产质量管理制度、文件；了解常用部分药品原料药的合成工艺和常规制药设备、精密制药设备的结构原理、性能、使用和保养。药企质检科可以帮助学生学习正确使用各种分析仪器设备，包括紫外分光光度计、薄层扫描仪、高效液相色谱仪、酸度计、水分测定仪、气相色谱仪、崩解仪等，开展原辅料、半成品、成品、包装材料的质量检验工作，并就分析结果做出结论；有规范的检验记录，并掌握其存档要求。药企的研发中心，可以帮助学生了解新药的开发研究工作，新药开发的选题、设计、研究内容的技术要求及相关的管理政策和法规；学习中药制剂新产品、新工艺和新药的质量标准研究，新药的药理和毒理研究等。药企的销售部可以帮助实习学生了解我国有关药品生产和经营的法律、法规，以及药品的营销方法、策略、手段，并结合实际情况开展实践活动。

如果校外实习基地为药检所，可以帮助学生了解药品检验所的性质、任务和组织情况，熟悉各项业务的管理制度和技术要求，明确药检工作者的职责；能够按《中华人民共和国药典》的有关规定，独立配制各种试剂，掌握常用药物剂型的质量检查要求及药物的一般分析方法和卫生学检查方法（如螨虫、致病菌、杂菌的检查等）；熟悉药品检验的程序、报告的书写方法、中药质量标准的研究制定及一般科学研究方法。药检所中药室可以帮助学生掌握中药水分测定、灰分测定、挥发油测定、浸出物测定、农药残留测定及螨虫、致病菌、杂菌的检查等实验方法。药检所的化学室可以帮助学生掌握药品水分测定、有机物残留、致病菌和杂菌的检查等实验方法。培养学生按《中华人民共和国药典》的有关规定，独立配制各种实验用试剂，学习中药的性状鉴别、显微鉴别、薄层色谱、气相色谱、高效液相色谱等各类分析方法及如片剂的崩解度等其他剂型常规的检验项目。同时学习药品检验的程序如样品的接收、实验过程的记录、检验报告的书写及检验结果的复核和药品质量标准研究的制定、技术要求、实验原始记录的书写、《药品检验所实验室质量管理规范（试行）》的要求。

2.4 实践教学课后反思

通过对环境因素和学校自身因素由外至内的原因透视，基于系统论的视角，只有重塑实训教学价值体系、完善实训教学资源条件、优化实训教学课程教学、建构实训教学质量的科学评价体系，才能对实训教学的规范发展积累经验（安冬平和林克松，2013）。经过多年的实习实训工作的探索，课后反思工作思路如下。

第一，首先，实训工作方面，要积极推动大中型企业接纳药学专业的实习实训学生，确保公司有精力对学生进行培养，保证实训质量；其次，实习实训工作方面，进一步走访和了解接受药学专业实习生的企业，加强和注重工作总结，与公司平等交流，在工作中掌握主动性。通过探索校企联合的模式，为药学专业学生提升综合素质，以及将来走向社会实现人生的梦想奠定了坚实的理论和实践基础。也希望学生充分认识到实习实训的重要性，充分发挥药学的专业优势，结合学校提供的广阔平台，在实践中提升自己的能力，并在过程中严格要求自己，将学子良好的形象和优良的作风带入企业。

第二，通过教学体会到，实践教学的主要特征在于让学生身处真实或仿真的医药活动场景中，通过了解、认识、验证、解决医药企业、事业单位的实际问题等的教学方式，来巩固所学的理论知识，掌握基本专业技能，最终达到提高学生动手实践能力、解决实际问题能力和创新能力的目的。因此，药学专业教育必须要坚持以学生职业真实能力培养为导向的原则，完善和创新实践教学体系。中职院校药学专业学生中 50% 以上在社会药房、基层医疗机构定岗实习后就直接就业，了解公众的用药指导需求，研究如何利用实习期间的校企合作共同培养学生的用药指导技能，对规范公众随意购药行为、切实减少不合理用药具有重要的意义。

第三，与药学专业实践教育特点相吻合的师资队伍建设，严格把关教师队伍是教育的显著特点，也是药学实践教学应该提高的方面。运动成绩的好坏与教练的水平和方法有着重要的直接关系。对药学专业任职教师除了要求科研能力和教学能力外，还要求教师必须具备一定年限的药学职业实践经验，其中至少有在医药企业的专业工作经历。药学生产实习指导教师具有医药企业生产制剂等实践经验，同时有师范教育经历，这是最佳的教师背景。

第四，实践教学环节要充分利用新方法和新技术。例如，多利用医药互联网和物联网，在无线医药环境下，利用诊疗活动软件设计医药健康信息系统解决方案。设计、开发基于手机、便携式计算机等移动设备的医药应用，如用药移动 APP、药学模拟游戏仿真 APP 等。大力开展创新创业药学竞赛、模拟医药创业大赛、大学生创新创业大赛、挑战杯大学生大赛等，更好地调动学生参与实践活动。多进行顶级医药企业的参观调研，多进行实地参观、考察，学会医药市场调研，了解医药企业的产品与服务，与行业人士交流讨论。撰写调研分析报告，以 PPT 形式汇报调研结果，对各典型创新医药企业进行深入分析。这种方法最适合医药商品学和药事管理学实践教学活动，适应高速发展的信息社会下对医药产业人才的实践要求。

3 小　结

中职学校药学职业教育教学在实施过程中有很多独特之处，最为特殊的还要归为实践教学，让理论知识和实践技能进行渗透和融合，教学要凸显实践性、应用性的特点。在实践教学过程中广泛使用医药现代企业管理的理念和做法，体现出药学职业教育独特的生命力。同时要分析影响实践教学质量的关键因素，建立实践质量监控体系及实践教学信息共享体系，规范实践教学的管理，确保实现实践教学的教学目标。有效缩短学校与医药企业之间的需求距离，让医药企业更容易找到适合自己的药学人才，以达到服务于医药企业和学生实习实训双赢的目的。

思考题

在学校实训基地建设过程中，如何看待学校与医药企业的不同利益诉求？

大数据时代的数据实践对医药活动的影响

模块三　教学实务（下）

单元 1 　　　　　　　　　　　　　**教 学 方 法**

最有价值的知识是关于方法的知识。

——达尔文

◎ 学习目标

1. 理解教学理论的内涵。
2. 掌握教学方法的重要性。
3. 理解人本主义教学理论的内涵与特点。
4. 了解建构主义教学理论的教学模式与特点。
5. 掌握情景教学法、探究教学法、案例教学法、学导式教学法等各类教学法的课堂运用。

✏ 知识导图

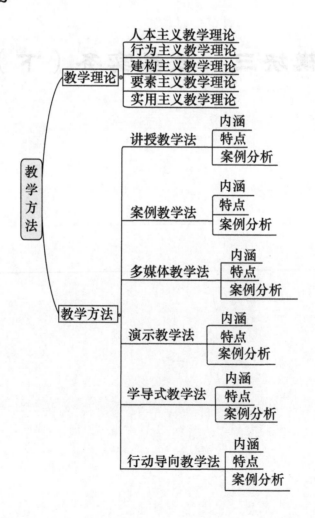

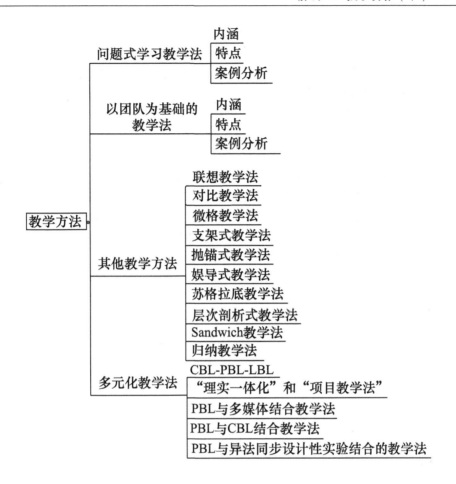

◎ **重点、难点**

重点：情景教学法、探究教学法、案例教学法、学导式教学法。

难点：人本主义教学理论、建构主义教学理论、实用主义教学理论。

 正文

1 教 学 理 论

教学理论是教育学的一个重要分支。它既是一门理论科学，也是一门应用科学；它既要研究教学的现象、问题，揭示教学的一般规律，也要研究利用和遵循规律解决教学实际问题的方法策略和技术；它既是描述性的理论，也是一种处方性和规范性的理论。教学理论来源于教学实践而又指导教学实践，与教学实践成辩证关系（赵国平，2010）。

1.1 人本主义教学理论

人本主义教学理论主要围绕人本主义学习观与教学观的研究范畴。人本主义教学理论的起源可以追溯到 20 世纪五六十年代美国兴起的人本主义心理学思潮，其主要代表人物马斯洛（A.H.Maslow）和罗杰斯（C.R.Rogers）提倡的人本主义心理思潮对后续心理学与教育学的发展产生了重要的影响作用。其中，发展与演变的人本主义学习观与教学观持续地影响着世界范围内的教育改革。

如图 3-1 所示，亚伯拉罕·马斯洛 1943 年在《人类激励理论》论文中所提出的马斯洛需要层次理论对于人本主义教学观的影响深远。图 3-1 中将人类需要分为基本需要与成长需要两大部分，基本需要包括生理需要、安全需要、隶属与爱的需要及自尊需要，成长需要包括认知的需要、审美的需要、自我实现的需要。在教育理论的梳理与教育规律的探索过程中，如何了解不同类型教师与学生的不同层次需要是影响教学方法应用的重要前提之一。在不同学校组织中，不同时期的教职员工与授课对象的需要充满差异性，而且经常变化。所以，学校高层管理人员应该经常关注教师与学生的不同需要，有针对性地进行激励，实现教师与学生自我价值的追求。

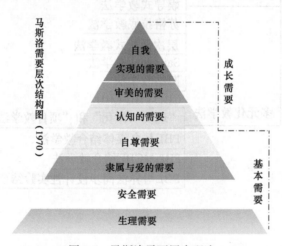

图 3-1　马斯洛需要层次理论

罗杰斯倡导过程哲学观，反对一成不变的东西，并将心理咨询的方法移植到教学中。他认为教育应该把学生培养成富有主动性、灵活性、适应性和创造性的人，提出了非指导性的教学模式，主张学生是教学的中心，强调教师的角色随着学生的需求不断发生变化，给予学生更多的学习空间。

由此可见，人本主义理论根植于自然人性论的基础，主张人人具备发展自身潜力的能力和动力，认为真正的学习经验可以帮助学习者发现自己，激发自己的独特品质，让教与学进行有机连接，理解教与学的目的——成为真正的"人"。

1.2　行为主义教学理论

美国行为主义心理学家斯金纳的程序教学理论是行为主义教学理论的主要表现形式之一。行为主义教学理论与人本主义教学理论同样起源于 20 世纪五六十年代美国兴起的心理学思潮，其主要代表人物是华生、斯金纳。其中，行为主义学习理论产生于 20 世纪20 年代的美国，其代表人物有巴甫洛夫、华生、桑代克和斯金纳等。

如图 3-2 所示，要达到技能运用于解决问题的行为目的，需要连续接近、分步强化、由易到难逐步达到目的。斯金纳认为程序教学理论可以实现将各门学科的知识按其中的内在逻辑联系分解为一系列的知识项目。斯金纳在用白鼠和鸽子作为被试研究对象后，提出"刺激—反应—强化"理论，并将该理论用于指导教学工作。在 20 世纪 50 年代后期，斯金纳设计了相应的教学机器，基于程序教学的思想，提出：学习一定的教学信息——"刺激"后，学习者反应不同。其中，出现与教学信息相关的操作性反应后，研究者要及时给予强化。例如，学生答对时告诉他"好"或"正确"，答错时告诉他"不对"或"错了"，这样在下次出现同样的刺激时做出错误反应的可能性就会大为减小，从而促进学习者在教学信息与自身反应之间形成联结，完成对教学信息的学习。很大程度上，这些知识项目衔接是在逐渐加深，并按照顺序伴随每个知识信息进行反馈和强化，促使学生掌握所学的知识，达到预定的教学目的。

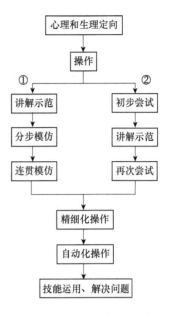

图 3-2　行为主义教学理论

以 45min 的教学课程模式为例：课前 5min，教师对于每次课程学习目标的导入是学习者获得一定教学信息的"刺激"：课中 15min，教师主要强调与讲解本次课程中较难的知识点，并让学生进行相应的练习；课中 10min，针对学生的共性问题进行答疑解析；课中 10min 进行课堂阶段性测试，及时反馈；最后，下课前有 10min 进行当堂测试、反馈与总结。斯金纳程序教学理论的课堂模式明确了学生主体作用和教师主导作用的不同定位，实现教师与学生角色的有效转换，达到一定的教学效果。

1.3　建构主义教学理论

建构主义理论也被称作结构主义理论，属于认知心理学派的分支之一。建构主义理论的主要代表人物有皮亚杰（J.Piaget）、科恩伯格（O.Kernberg）、斯滕伯格（R.J.Sternberg）、卡茨（D.Katz）、维果斯基（L.Vygotsgy）。

建构主义教学理论建立在建构主义理论的基础之上，它将教学活动通过框架或组织结构的方式进行展现。皮亚杰关于建构主义理论的基本观点是：儿童是在与周围环境相互作用的过程中，逐步建构起关于外部世界的知识，从而使自身的认知结构得到发展的。儿童的认知结构就是通过同化与顺应过程逐步建构起来，并在"平衡—不平衡—新的平衡"的循环中得到不断的丰富、提高和发展。随后，科恩伯格对认知结构的性质与发展条件等方面作了进一步的研究，维果斯基提出"最近发展区"理论。这些建构主义理论观点为教学过程的实际应用打下了坚实的理论基础，创造了探索的规律，完善了教学理论日益完善的保障体系。建构主义教学理论与传统以教师为中心理念最大的区别在于，提倡以学生为中心，强调学生对知识的主动探索、主动发现和对所学知识意义的主动建构。建构主义教学理论强调"学"的学习理论、教学理论和教学设计理论，深化教学改革的指导思想。

如图 3-3 所示，建构主义教学理论所蕴涵的教学思想主要反映在知识观、学习观、学生观、师生角色的定位及其作用、学习环境和教学原则 6 个方面，其教学思想较好地说

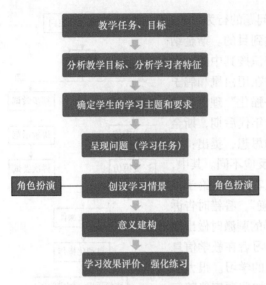

图 3-3　建构主义教学理论设计模式结构图

明人类学习过程的认知规律。建构主义教学理论认为，知识的获取不应该仅仅来自教师的传授。知识的来源可以借助获取知识过程中任何人的帮助，并通过相关的必要的学习资料，运用建构的方式获得，实现学生"会学习"的教学理念。

1.4　要素主义教学理论

要素主义教学理论重视系统知识传授，反对忽视努力、纪律、长远目标、种族经验、逻辑联系和教师主动性，完全放弃了以学业成绩的严格标准作为升级的依据，轻视学习的系统性和顺序性，尤其在 1957 年苏联人造卫星上天后备受关注。

要素主义，又称传统主义教育或保守主义教育，最早出现在 20 世纪 30 年代，是主要针对当时的进步主义教育而形成的教育思想流派。早期主要代表人物有巴格莱、坎德尔、芬尼和布里格斯等。要素主义者认为，由于进步主义教育强调学习者的兴趣、自由、目前需要、个人经验、心理组织和学生主动性，因而降低了教育质量。学校的主要任务是将这些文化的共同要素传授给青年一代。要素主义教学理论强调以学科为中心和学习的系统性，主张恢复各门学科在教育过程中的地位，严格按照逻辑系统编写教材；重视智力的陶冶，主张提高智力标准，充分发挥教师的权威作用，对要素学习不感兴趣的学生应强制学习。但到 20 世纪 60 年代末，由于要素主义教育片面注重书本知识和传统的教学方法，加重学生负担，脱离实际，因此失去了教育研究领域的主要地位。

1.5　实用主义教学理论

实用主义教学理论源于 19 世纪末出现于美国的实用主义哲学应用与教育理论的结合，为当时美国的学校教育改造与发展勾勒了崭新的蓝图。其代表人物是美国哲学家、教育家杜威。杜威主张将实用主义哲学同人类的实际事务联系起来。

实用主义教学理论主张以儿童为中心，师生民主平等，其为反思当时的师生关系，认真思考如何建立更为和谐的师生关系，并构建比较科学的师生关系理论做出了重要贡献。实用主义教育思想特别强调重视儿童的兴趣、需要等个性特点，并主张解放儿童，注重启发教育。在初等和中等教育方面，同样强调学生的自发活动，努力实现从以教为中心到以学为中心的转移，教师变成指导学生的角色，传统的师道尊严关系也变成了师生之间的合作、平等关系。

2　教 学 方 法

教学方法层次多、种类多。其中既包括讲授法、谈话法、讨论法、实验法等传统教学方法，也包括情景教学法、探究教学法、案例教学法、学导式教学法等。针对教学方法的多样性与灵活性，课堂教学的成效性影响着教学方法的合理性。因此，不断更新的教学方法对教师提出了更多的挑战。新时期的教师在注重教学、发展学生潜能的教学过程中，既要不停地学习国内优秀教师和教育科研工作者的最新教法和模式，也要扩大国际视野，充分了解并合理选择适合中国的其他国家的先进教学方法。

除此之外，建构主义教学模式的教学方法具体包括支架式教学方法和抛锚式教学方法。支架式教学方法，即为学习者建构对知识的理解提供一种概念框架（conceptual framework）。这种框架中的概念是为发展学习者对问题的进一步理解所需要的。为此，事先要把复杂的学习任务加以分解，以便于把学习者的理解逐步引向深入。抛锚式教学（anchored instruction）方法，也被称为"实例式教学方法""基于问题的教学方法"或"情境性教学方法"，即建立在有感染力的真实事件或真实问题的基础上。当这类真实事件或问题被确定，并被形象地比喻为"抛锚"后，整个教学内容和教学进程也就确定了。

2.1　讲授教学法

2.1.1　内涵

讲授教学法是教师经常采用的教学方法之一。夸美纽斯在《大教学论》中提出，讲授教学法是通过讲授的方法将所有的知识传授给学生。至今，讲授教学法在世界各国的教育领域中仍占有重要的位置。讲授教学法又叫传授教学法，又有人把它叫作"讲授—接受"教学模式，它是指通过教师的系统讲解而使学生获得大量知识的教学模式。该模式是在传统课堂教学模式的基础上逐渐演化而来的，主要用于系统知识、技能的学习。它偏重于教师的活动，学生是一种比较被动的接受方式，其功能是能使学生在短时间内掌握大量的知识。

与传统填鸭式讲授教学法不同，新时期的讲授教学法将教师的引导作用与学生主动学习的意识进行有机结合，充分发挥教师的引领作用和学生主动学习的能力。目前，讲授式教学更注重师生关系的课堂互动意识，规避单方向的知识输入与传递。

2.1.2　特点

相对于现代教学过程中多种多样的教学方法而言，讲授教学法较为传统。对于大多数刚刚步入工作岗位的教师而言，讲授教学法是合理课堂教学工作的基本要求之一，仍然占有重要的教学位置。因此，讲授教学法在教学过程中仍将发挥其重要的作用。当然，在当今知识大爆炸的时代，教师仅仅通过讲授教学法将所有的知识传递给学生，也是不现实的。如何利用好、把握好、运用好讲授教学法至关重要。

第一，讲授方法的直接性。通常，讲授教学法善于直接向学生传递已经成为定论的知识，让学生快速记住知识的重点与难点，排除复杂多变的知识对学生产生的误导作用，减少学生摸索的时间。值得注意的是：在运用讲授教学法的过程中，不应该面面俱到地讲解所有知识点，并且只是讲，没有练习或很少进行练习。教师可以通过精讲教材的重点、难点和关键点，注意启迪、引导，充分发挥讲授教学法的作用，帮助学生全面、深刻、准确地理解知识，恰到好处，避免枯燥、乏味、冗杂的单一传授知识模式。

第二，讲授内容的高效性。奥苏伯尔认为："学生获取大量整体的学科知识，主要是通过有意义地接受学习、设计适当的教材和讲授教学实现的。"教师精彩的课堂内容讲授能使深奥、抽象地课本知识变得具体形象、浅显通俗。尤其在班级授课制的教学管理模式中，可以使大多数学生在短时间内掌握并增加对于知识点的基本理解能力，让学习变得简单易懂，使学生在较短时间内获得大量的知识和技能，并能为进一步发展智力、培养能力打好基础。

第三，其他教学方法的基础。"讲授"是任何教学课堂中不可或缺的重要教学方法之一。只有将"讲授"与其他方法进行有机融合，才能更好地发挥课堂教学的实际效用，达到教学效果的最优化。因此，"讲授"是其他方法的基础。作为一名教师，讲得好、讲得清晰是运用其他教学方法的前提。能够让学生在短时间内掌握大量系统、全面、准确知识的前提正是"讲明白"。

事实上，讲授教学法对于充分发挥教师自身的主导作用影响深远，但是忽视学生，使学生丧失学习的主体地位和打击学生学习的积极性、主动性的单纯讲授教学法、灌输式教学或填鸭式教学都是不可取的。

2.1.3 案例分析

药剂学课程教案

一、授课内容

第一章　绪论

二、授课方式

讲课

三、本单元或章节的教学目的与要求

　　本章的主要教学目的是：从基本概念、常用术语、质量标准的拟定及实施等方面，要学生对药剂学这门课程有全面的了解。

四、授课主要内容及学时分配

第一节　药剂学的概念与任务（45min）　第二节　药剂学的分支学科（45min）　第三节　药物剂型与 DDS（1h）　第四节　辅料在药物制剂中的应用（45min）　第五节　药典与药品标准　第六节　GMP、GLP 与 GCP（45min）第七节　药剂学的沿革和发展（1h）

五、重点、难点及对学生的要求（掌握、熟悉、了解、自学）

1. 掌握药剂学的概念及相关术语（制剂、剂型、制剂学和调剂学）。

2. 熟悉药剂学的任务及其分支学科（工业药剂学、物理药剂学、药用高分子材料学和生物药剂学）。

3. 熟悉生物药剂学、药物动力学、临床药剂学的概念、研究范围及与药剂学之间的关系。

4. 掌握药物剂型的重要性和分类。

5. 熟悉药物传递系统（DDS）的概念。

6. 熟悉 DDS 的研究进展。

7. 了解药物辅料的应用及其在制剂中的作用。

8. 掌握中国药典的概况、特点及沿革。

9. 熟悉药品标准；了解国外药典的概况及发展。

10. 熟悉处方的概念及分类。

11. 了解处方药与非处方药。

12. 掌握 GMP、药物非临床研究质量管理规范（GLP）与药物临床试验质量管理规范（GCP）的概念。

13. 熟悉 GMP 的规范。

14. 了解国内外药剂学的发展。

备注：主要外语词汇：pharmaceutics、science of preparation、science of prescription、drug preparations、industrial pharmacy、physical pharmacy、biopharmaceutics、pharmacokinetics、polymers science in pharmaceutics、clinical pharmaceutics、Pharmacopoeia、（state food and drug administration，SFDA）、（good manufacturing practice，GMP）、（good laboratory practice，GLP）、（good clinical practice，GCP）

六、教学过程

1. 通过药剂学基本概念的讲解，让学生初步认识到药剂学对药剂工作者的重要性。

2. 我国药典的发展概况和特点是什么？

3. 我国现行版药典是哪一版？

4. 我国为何要实行 GMP、GLP 和 GCP 管理？

5. 国内外药剂学的发展如何？

七、辅助教学情况（多媒体课件、板书、绘图等）

多媒体课件与板书结合。

八、课后作业

1. 药剂学的主要任务是什么？

2. 药物剂型分为哪几类？

3. 药剂学按发展时程划分为哪几个阶段？

4. 什么是药物传递系统？主要包括哪几类？

5. 何谓药典？中国药典发展的概况和特点是什么？

九、参考书（资料）

1. 药剂学，陆彬主编，中国医药科技出版社，2003 年 1 月第 1 版。

2. 现代药剂学，平其能主编，中国医药科技出版社，1998 年 10 月第 1 版。

2.2 案例教学法

2.2.1 内涵

案例教学法（case-based teaching）是一种以案例为基础的教学法，最早起源于 19 世纪 20 年代的美国。美国哈佛商学院（Harvard Business School）将其商业管理的真实情境或事件作为案例，进行教学。随后，1986 年美国卡内基小组（Carnegie Task Force）提出的《准备就绪的国家：二十一世纪的教师》（*A Nation Prepared：Teachers for the 21st Century*）报告书中，特别推荐案例教学法在师资培育课程的价值，并将其视为一种相当有效的教学模式。

2.2.2 特点

案例教学法不仅是教师上课采用的教学方法之一，也是教师进行自我教学能力培养的方法。案例教学法让教师在自学或共学案例的过程中，获得知识的内化，并创新知识，增加了实际解决问题的能力，掌握对教学进行分析和反思的方式，大大缩短了教学情境与实际生活情境的差距。

第一，有助于培养和发展学生主动参与课堂讨论。案例教学法的基本操作过程为参与性。通过一个或几个独特而又具有代表性的典型事件或固有案例的分析，激发学生的独立思考意识，学会思考与创造，让学生在案例的阅读、思考、分析、讨论中，建立起一套适合自己的完整而又严密的逻辑思维方法和思考问题的方式，以提高学生分析问题、解决问题的能力，进而提高素质。

第二，提高沟通与交流的能力。相对于传统讲授教学方法而言，案例教学法的参与积极性对于提高教师之间、教师与学生之间、学生之间的沟通与交流能力发挥了重要的作用。案例教学法对教师提出了更高的要求。教师不单单要了解案例本身的内容，还需要透过案例发现相关知识的重要性，提出解决问题的建议。不同阅历的教师对同一个案例有不同的理解深度，对于教师备课来讲，可以获取更多的交流信息。对于学生来说，如果想要理解案例，就需要通过主动查阅各类相关知识，理解相关知识理论，做到主动思考、主动学习、主动交流。通过不同案例的分享，教师之间、师生之间、生生之间的交流日益增多。事实证明，在案例教学过程中，学生为了获得小组的荣誉，尝试着放弃自己不够合理的论断，增强对合理论断的可靠性，促进了人际交流能力的提高。

第三，关注学生能力的培养，注重能力。掌握知识与将知识转化为能力是案例教学法在课堂教学过程中提高学生能力培养的重要途径之一。案例的真实性决定了案例教学的真实性，学生运用自己所学的知识，得出自己的结论，这对于自身能力的提高具有重要的意义。案例教学是实践教学的一种模式，是提高学生实际解决问题能力的培养手段。的确，案例教学法在课程讲授过程中，不仅为学生自身的发展提供了素质与能力培养的机会，也为教师自身的能力建设提供了不可多得的机会。

如图 3-4 所示，在案例教学过程中，因为案例的丰富性与综合性，需要教师通过合理的设计进行有条件的筛选，并对复杂案例的分析与解决过程提供相关的引导信息。教师在引导学生进行案例分析的同时，培养了学生综合运用各类知识的能力，提高了理论性。事实上，案例教学所分析的答案并无绝对的正确与错误之分。如图 3-5 所示，在学生学

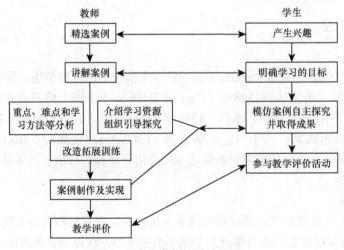

图 3-4 实施案例教学过程图一

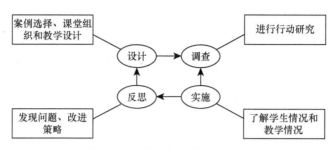

图 3-5　实施案例教学过程图二

会独立自主地去思考、探索的时候，案例教学的启发式作用已经起到了重要的影响作用。案例教学本身为身处校园内的学生提供了更多现实生活中可能接触到的实际问题的机会，促使学生充分体验案例内不同角色的特点，在实现师生互动、生生互动间完成理论到实践的转化。案例教学法培养的分析、综合及评估能力等高级智力技能通常为管理者、医生和其他的专业人员提供了实践的经验并提高了其分析的能力。

2.2.3　案例分析一

病案导入法在药理学教学中的应用与评价（黄茸茸，2013）

病案导入法是将根据教学点设计好的病例引入药理学课堂教学中，由教师以病例导入新课，提出系列问题，学生带着问题学习知识，并最终分析、思考和解决问题，在让学生较好掌握知识点的同时，达到提高学生理论联系实际和解决问题能力的教学法。

（1）病案筛选与准备

因药学专业学生的临床基础较差，只有一些基础理论知识，为了让学生能针对病例提出合理的用药方案，分析药物的药理作用和配伍禁忌等，教学所选病例应具有典型性，优先选择临床的多发常见病，即学生重点学习的疾病，并把学生在今后实习和临床工作中可能遇到的和需要解决的用药难题或临床常见的用药误区作为病案教学的重点。用作病案教学的临床病例一定要严格筛选，所采用的病案的病史资料、体征、药物治疗方法等要覆盖该次教学的大部分内容，使病案分析能始终贯穿于课堂教学中。并在病案介绍中设计相关问题，激发学生积极思考与探讨，调动其主动学习的积极性。另外，考虑学生在讨论中可能会提出各种问题，因此选取病案后，教师要对病案进行分析再整理，重点突出药理学的各相关知识点，探讨最佳用药方案、用药注意事项，了解当前临床用药的最新动态，充分做好病案分析的准备，同时熟练掌握教材、相关学科知识及一些药理学的参考资料，最好事先告知学生，让他们先行预习及查阅相关资料。

（2）病案导入法课堂教学设计

病案教学的课堂设计合理与否直接影响到教学效果，其内容包括确定授课目标和重难点、教具设计、教学活动及教学程序。在确定授课目标和重点、难点时，教师应着重于必须掌握的理论和基础实践技能两方面。教学活动要重点设计好提问、讲授、模拟患者、病案分析讨论和教师归纳小结的方式与内容，应最大限度地达到知识性、趣味性、实践性和可操作性的统一。在设计教学程序时，要符合学生的认知学习规律，在明确授课目标后，先从病案介绍引出新的课程内容，从病案中提出若干相关问题，再针对问题进行理论讲授，然后组织学生进行集中病案分析讨论及情景模拟再现，最后由教师归纳总结。这样能使学生带着问题学习课程，应用掌握的理论知识分析病案，这种新教法可大大提高学生的自主学习探索能力和学习兴趣，潜移默化地培养学生分析、解决问题的能力。下面将以介绍知识点左旋多巴抗帕金森病为例，举例说明病案导入法的具体应用。

第一，病案导入。在讲授该知识点前先导入一个病案：张某，男，25 岁。因患有精神分裂症，长期使用氯丙嗪治疗，并出现了伸舌、斜颈、吞咽困难等症状表现，临床诊断为帕金森病，医生开处方如下：左旋多巴片剂 0.25g×24 片，用法为 0.25g/ 次，3 次 /d。分析该处方是否合理，为什么？如不合理可用何种药物治疗？在导入该病案前学生已学习过氯丙嗪的抗精神病作用及锥体外系不良反应等内容，因此该病案的选择会让学生产生熟悉的感觉，并容易被学生接纳，这样可以很自然地过渡到新的学习内容，而且也可以对之前的知识点做简单的回顾。

第二，病案讨论。在向学生展示过病案后，授课教师应做好引导工作，可从使用氯丙嗪治疗精神分裂症后的症状表现引出用药后常见的锥体外系不良反应，而且从年龄上可分析出其属于急性肌张力障碍表现，属于帕金森病的症状，然后很自然过渡到帕金森病治疗药物的介绍，让学生期待新知识的学习。再通过一系列事先设计好的问题引发学生的共鸣和思考，如临床面对此种症状会有怎样的处理办法。学生很自然会想到抗帕金森病药物治疗，然后会将病案中提及的左旋多巴和帕金森病治疗联系在一起，自然会引起学习该药的欲望。在讲授完左旋多巴的作用、机制后可再次回到该病案，让学生讨论处方是否合理，为什么不合理，是否有可替代的药物。由此还可引入其他抗帕金森病药物的介绍，层层深入，抽丝剥茧，通过该病案的导入，将新知识点渗透到整个学习过程中。

第三，归纳总结。在讲授完课程后，教师应帮助学生围绕病案再次梳理总结各知识点，并将该疾病的药物治疗前沿进展作展望，在巩固教学效果的同时激发了学生自我探索的欲望。

2.2.4 案例分析二

案例教学法在临床药学专业有机化学课程教学中的应用（安琳等，2017）

（一）临床药学专业有机化学课程中教学案例的选择和设计

有机化学作为临床药学专业的专业基础课程，其教学案例的选择和设计有着得天独厚的优势，我们既可以选择与日常生活相关的实例，也可从一些药物的合成、临床应用入手。设计案例时，可按照以下原则：①案例内容与结构紧紧围绕有机化学课程的内容，选择与临床药学学科密切相关的案例，让学生学以致用。例如，在讲授"酚类化合物的酯化反应"这一知识点前，以"阿司匹林"这一临床应用最广泛的解热、镇痛、抗炎药物作为教学案例。先提出该药物的研究历史，引起学生的兴趣，让学生查阅该药的结构及合成方法；然后教师总结，指出阿司匹林是由水杨酸与醋酐合成而来，该反应就是酚类化合物的重要性质之一——酯化反应。通过上述简单的临床药物案例引入酚类化合物的知识点，引导学生分析案例，培养学习兴趣和创新能力。②教学案例应具有典型性和代表性，可选取与社会生活息息相关、通俗易懂的例子，使学生进行案例分析的过程由浅及深，便于理解和消化。若案例内容过于晦涩难懂，学生在案例分析过程中会失去兴趣，不利于教学的开展。因此，应优先选择通俗易懂、与社会生活密切相关的典型案例。例如，在讲解重氮化合物的偶联反应时，可从棉布的染色实验入手，让学生知道偶联反应的产物可用作染料。通过这一案例教学，学生很容易就了解了所学化学知识在生活中的应用与意义。③教学案例应具有真实性。可将与知识点密切相关的临床案例作为教学案例引入有机化学教学。例如，在讲解立体化学章节的手性和对映异构体的拆分等知识点时，可从欧洲的"沙利度胺事件"入手。先引入该事件背景：1957 年 10 月，新型抗妊娠反应药物——沙利度胺问世，该药物为外消旋体，受制于当时的科技水平，药品生产厂家没有拆分其手性，导致孕妇服用后产下俗称"海豹婴儿"的畸形儿。引导学生分析原因：沙利度胺实际上是一对手性化合物，其 R-构型化合物具有抑制妊娠反应活性的作用，而 S-构型化合物有致畸性，上述事件的罪魁祸首就是它，由此引入知识点"手性化合物的手性及外消旋体的拆分方法"。整个教学过程由这一真实案例引入，学生对上述知识点很容易理解。

（二）临床药学专业有机化学课程案例教学的实施

以徐州医科大学药学院 2013 级临床药学专业 1 班 25 名学生为案例教学主体，每 5 人为一个讨论组，共 5 组，对含氮类化合物章节的部分知识点开展案例教学，共 6 学时。在这个环节中，教师以"上海复旦大学投毒事件"为背景，设计了如下教学案例。2013 年 4 月 1 日，复旦大学上海医学院 2010 级硕士研究生黄某喝了一口寝室饮水机内的水后，出现身体不适，被送至医院就诊。4 月 11 日，上海警方通报，在黄某的寝室饮水机残留水中检测出有毒化合物成分——N-二甲基亚硝胺（属于 N-二烷基亚硝胺）。该类物质对各种动物都有强致癌作用，也被怀疑会引发人类癌症，是由胺的亚硝化反应制得的。反应通过亚硝酰阳离子（NO^+）的进攻而发生。为帮助学生在查阅资料和分析案例过程中有目的、有层次地分析和解决问题，教师在引入上述案例的同时给出 4 个引导问题：①案例中 N-二甲基亚硝胺的结构是什么？②N-二烷基亚硝胺类化合物如何制备？③什么是亚硝化反应？进行该反应时要注意什么问题？④亚硝化反应的机理是什么？通过上述问题引出新的知识点：N-二甲基亚硝胺（N-dimethyl nitrosamine）、胺（amine）、亚硝化反应（nitrosation）、NO^+。提示性的引导问题可避免学生在查阅相关资料过程中偏离问题中心，易于把握案例的核心问题，促进案例教学顺利开展。学生在查阅资料后，以小组为单位，通过上台讲解、自由提问、主动答题等形式，解决上述引导问题及延伸问题。在讨论过程中，学生表现积极踊跃，信息搜集和整理非常全面，讨论进展顺利，真正体现了学生在案例教学中的主体地位，变被动学习为主动学习。

讨论结束后，由教师对上述问题进行总结：N-二甲基亚硝胺的结构为（CH_3）$_2$N-N=O，属于 N-二烷基亚硝胺类化合物，可由仲胺 R_2NH 或 A（rR）NH 通过亚硝化反应（胺和亚硝酸反应）制得。该反应利用亚硝酰阳离子（NO^+）的亲核进攻发生。为了产生 NO^+，我们必须用盐酸来处理亚硝酸钠，制备不稳定的亚硝酸，溶液达到平衡后含有亚硝酰阳离子，亚硝酰阳离子受到胺的进攻形成 N-亚硝铵盐。N-亚硝铵盐发生去质子化而形成相对稳定的主产物——N-亚硝胺。

2.3　多媒体教学法

2.3.1　内涵

多媒体教学是现代教学手段之一，它利用文字、实物、图像、声音等多种媒体向学生传递信息。在各类领域中，多媒体教学法的形式不尽相同。一般来说，电教媒体包括计算机、电视、录像、投影、幻灯等；传统教学媒体包括黑板、挂图、实验、模型等。

作为一名教师，将传统教学媒体与现代化多元电教媒体进行充分结合，可以大大提升学生课堂学习的兴趣，促进学生对知识点的形象理解与记忆，并在动态的情况下，了解课程内容的发展与变化过程，为丰富课堂教学提供了重要的平台，提高了教学效果的真实性、动态性。

2.3.2 特点

多媒体教学模式打破了教师与黑板的简单的教学模式框架，打造了电子信息技术的教学运用手段，推动了以计算机为中心的多媒体技术在教育教学过程中的使用进度。计算机在存储、加工、控制、编辑、变换、查询与检索方面为教学效果提供了重要的保障。

第一，增加了教学内容的形象性。图、文、声并茂甚至有活动影像的多媒体教学方法打破了教师板书与声音结合的课堂教学模式，促使课堂教学内容更为丰富和形象。采用多媒体教学法，教师首先将授课重点通过精美的 PPT 进行播放，并将 PPT 内的文字、图片、声音、动画效果与课程内容进行有机结合，充分激发学生的想象力，增加对于重要知识的记忆力。学生通过 PPT 的展现过程，可以多角度地观察课堂的教学内容，突出知识要点，有利于掌握概念的理解。

第二，增加了学生课堂互动的机会。人机交互、立即反馈是多媒体技术的显著特点。在多媒体教学手段迅速发展的当下，课堂智能化的主要表现形式之一体现在教师、学生通过多媒体管理系统所开启的互动模式。该系统优化了教学设备的配置和管理，使得教师与不同层次学生的同时教学成为可能。同时，因为多媒体教学过程中学生参与的机会增加，学生对于需要知识的认识程度也发生巨大变化，使得学习更为主动。

第三，提高了教师备课的速度与质量。以往教师备课花费时间多，不仅是写很多字、很多公式，更重要的是画图，包括各种立体图形、试验过程及物体形象。多媒体教学的出现改变了教师的备课方式，不同构图软件的出现，为提高教师的备课速度与质量提供了有力的保障。

2.3.3 案例分析一

不同抗生素抗菌谱知识点（图 3-6）

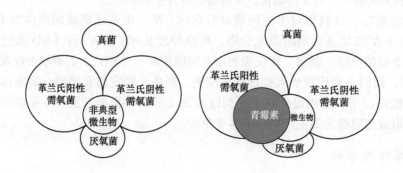

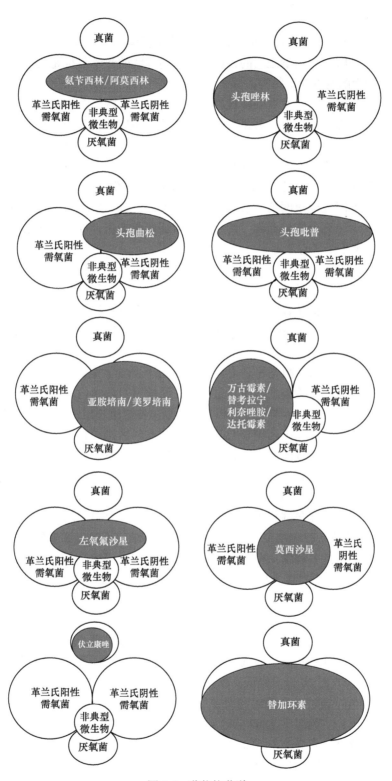

图 3-6 药物抗菌谱

2.3.4　案例分析二

"慕课"教学法在临床药理学教学中的探索（王韵等，2017）

临床药理学是医学与药学之间的桥梁。临床药理学的教学目标是为学生构建临床药理学和药物治疗学的基本知识结构，从而为临床合理用药、提高药物治疗水平奠定基础。

伴随着网络媒体技术的发展和现代教育水平的进步，网络多媒体教学已经成为一种时尚、高效的教学方法。其中"慕课"作为一种新近涌现的教学模式打破了传统教学模式在时间、空间上的限制。慕课，简称MOOC，是一种全新的网络在线教学课程，它发端于过去的那种发布资源、学习管理系统，以及将学习管理系统与更多的开放网络资源综合起来的课程开发模式。把"慕课"这种网络多媒体教学方法引入临床药理学教学中，在药学院网站学习园地构建网络"慕课"教学平台，通过学生分组进行自主学习及团队沟通和配合，让学生充分体会到学习的乐趣，增长专业知识，提高专业素养，为其将来从事相关工作奠定了坚实的基础。

（一）实验对象

选取中国医科大学药学院98期临床药学专业学生作为研究对象，将59名学生随机分成6组，每组配一名指导教师并推选一位学生组长，负责组织、联络、主持讨论等工作。第1~3组为实验组（每组10人），第4~6组为对照组（每组9或10人）。

（二）实验方法

首先，在学院"慕课"教学平台上由教师将临床药理学每章相关的教学内容和思考题提前上传于网站上，实验组的学生通过网络在线学习对教学内容进行初步的了解和熟悉。然后，根据教师在网上教学提出的相关思考题，各组组长组织学生在网上进行讨论，比如，何为临床药理学，临床药理学与基础药理学有何区别，临床药理学学习的重要意义等相关问题。让学生通过网络学习自己思考、判断并作答，最后让学生结合临床实际问题或案例讨论如何指导临床合理用药，深入理解临床药理学学习的重要意义。网上讨论结束后，教师给予补充、归纳和总结，并鼓励学生提出具有价值的问题。在提出问题的同时，学生可以通过互联网获得更多的知识点信息，对提出的问题进行及时有效的信息回馈与交流。"慕课"教学结束后，实验组和对照组学生均通过课堂集中面对面的传统组讨论方式对临床医院各科室用药方案进行更加深入与全面的学习和讨论，总结归纳其重点、难点；同时对各组发言进行自评、互评，指明不足，提出今后的改进意见。

（三）实验结果

考试与问卷：学习讨论结束之后，教师通过统一命题、统一考试、统一阅卷的方式对学生进行考核和测评。参加考试的实验组和对照组学生共计59人，无缺考，无违纪。共发放试卷59份，收回59份。考试结束后，当日即对30名实验组学生进行问卷调查。共发放问卷30份，收回30份。经认真核查后问卷完全符合要求，有效回收率为100%。

考试成绩分析：通过对实验组和对照组学生临床药理学学习情况进行考核和测评，考试成绩分析如下：实验组学生80分以上的为63.3%，对照组为31.0%，实验组高于对照组，差异具有统计学意义（$P<0.01$）；实验组及格率为100%，对照组为96.6%，两组对比，差异无统计学意义（$P>0.05$）。

问卷调查结果分析：实验组30名学生"慕课"教学法问卷调查结果表明：多数学生认为开展"慕课"教学改进了学习习惯，而且在学习自主性、分析问题和解决问题、沟通技巧和团队意识等方面都明显增强，师生关系也更加和谐融洽。

讨论：临床药学专业是临床医学专业与药学专业共同发展、为迎合临床与药学实际需求而衍生出来的新兴专业。临床药理学作为连接基础医学与临床医学的桥梁课程，对临床药学专业学生的教学和培养，在课程设置上更具有医学与药学兼顾的特征性。因此，临床药理学的教学在临床药学专业的学生教育中居重要地位，更能体现实用型人才的教育和培养。本研究将"慕课"这种网络多媒体教学模式首次应用到临床药学专业学生的临床药理学学习中，充分调动了学生学习的主动性和积极性，对推进素质教育及培养实用型人才具有重要意义。

"慕课"教学模式的优势：①丰富了教师的专业知识，提高教师的教学辅助技能，通过对网络、书本资源进行再次利用，实现不断对知识信息进行新的加工、组合和整理，使教师的教学不再仅仅是知识教学，而是将知识、意义、思想、价值、理念、情感结合于一体的教学，这些过程有利于教师的成长与进步，使教师成为真正意义上的用心于教学的专家。②改善师生间关系，促进团队合作。"慕课"教学方法不仅改善了传统教学中师生之间简单的"教与被教"的关系结构，而且使二者建立起了共学关系，增加了教师与学生的沟通，促进他们共同进步。"慕课"教学过程提升了教师的专业素养，增进了与学生的感情，这是现代教师应具有的重要的教育观念。同时"慕课"教学模式为学生学习摆脱了时间和空间的局限性，使个性化学习成为现实。学生和老师之间再通过沟通交流、实现合作化学习，并在合作中提高学习兴趣和学习效率，通过集中思考、分享成果，增强团队合作，提升团队意识，使学生之间和师生之间的关系更为融洽、和谐。

综上所述，本研究将"慕课"教学方法首次应用到临床药学专业学生的临床药理学学习中，提高了学生的学习自主性、分析问题和解决问题的能力，提升了沟通技巧和团队意识，使学生对临床药理学的学习兴趣更加浓厚，锻炼了学生的综合素质和专业修养，更有利于实用型药学人才的培养。

2.4 演示教学法

2.4.1 内涵

演示教学法即教师借助某种道具或多媒体把生活中的一些具体事例通过简单明了的演示方法展示给学生，从而把一些抽象的知识和原理简明化、形象化，帮助学生加深对知识、原理的认识和理解。

教师在决定进行演示教学的过程中，包括需要确定演示的具体内容、演示的目标结果、进行演示与强化训练。具体来看，为了让学生了解即将开始的课程安排，教师需要在营造演示氛围的同时，提出演示的主题，并向学生介绍演示的过程和要达到的目标。在演示教学的实践过程中，往往一遍演示不成功的情况下，需要反复进行演示。在演示结束时，教师需要引导学生进一步思考演示的现象，并动手进行操作，理解教学的内容。

2.4.2 特点

演示教学法是通过演示的方法展示给学生，目的在于增加学生的感性认识，调动学生的学习积极性，活跃学生的思维，提高知识传授和思维训练的效果，提高教学质量。

第一，直观性效果明显。演示教学法的视觉呈现效果具有直观性。教师在演示课程内容的时候，为学生提供了观察学习的机会。针对理论性较强的教学内容，通过演示的方法进行教学呈现，会激起学生的学习热情，集中学生的注意力，提高教学效果。

第二，发挥主观能动性。演示教学法使学生的主体地位得到充分体现。演示教学法在调动教师与学生的主观能动性方面发挥了巨大的作用。需要关注的是：课堂内容的演示不宜过于复杂，难度不宜太大，时间也不宜过长。如果演示的内容过于复杂，时间过长，那么该教学法不利于发挥教师与学生之间的主观能动性，影响教学氛围与教学效果。

第三，培养学生的动手能力。教师演示的内容适合学生进行操作，可以有效地提高学生的动手能力，并让学生亲身感受到课程内容的重要性。通过反复演示或反复观察，增加学生对知识的理解程度，引起学生对演示内容的共鸣感。

2.4.3 案例分析一

仿真医院情景模拟教学法在手术室实训教学中效果初探（刘宽浩和王艺卓，2016）

（一）教学对象

2011级5年制本科临床医学专业共2个班级170人，按随机原则分为观察组和对照组，每组85人，两组学生的性别、年龄、基础文化和专业成绩等比较无显著性差异（$P > 0.05$），具有可比性。

（二）教学方法

对照组进行传统教学法，即教师精讲、学生接受的方式，教学内容按教学大纲要求与教材顺序逐一讲解；观察组采用医院仿真情景模拟教学法，最后通过综合技能操作考试比较两种不同教学方法的教学效果。

（三）教学过程

第一，教学准备：包括情景准备和讲义准备。情景准备是指要建立完善的模拟手术系统，具体内容如下。①模拟手术室，包括器械敷料间、更衣室、洗手间、手术间、手术台、无影灯、器械台等与临床一致的设施，在教学组织实施中严格执行手术室的规章制度和无菌要求；②外科手术直播系统，该直播系统可将黄河科技学院附属医院手术室的手术过程直播至外科实验室；③多媒体教室，能播放手术操作的计算机辅助教学（computer aided instruction，CAI）课件和录像带、影视光盘（video compact disc，VCD）。讲义准备以《外科学》为蓝本，编写《外科操作技能标准及评分细则》，包括对手术器械的认识、使用、传递，术前手术人员及手术区域的准备，术中配合技术，术后器械、敷料的整理等操作。课前集体备课，统一全体带教老师和考核监考老师的教学示范动作。

第二，模拟手术室：将实验组学生分成15人一组，先学习术前洗手、穿手术衣、戴无菌手套、消毒铺巾、对手术器械的使用和传递等单项操作，再由3位老师在模拟手术情景中分别扮演巡回护士、器械护士、医生助手等角色，示教更衣→术前洗手→穿手术衣、戴无菌手套→手术区皮肤消毒、铺无菌巾→器械台准备→器械准备→术中传递器械→术后器械、敷料的整理。边示教、边讲解、边讨论。示教后，学生3人为一组，分别扮演不同角色，练习术前手术人员和患者手术区域皮肤准备的连贯操作，并辅以黄河科技学院附属医院外科手术直播和手术操作录像。对照组学生采用传统的一听（讲理论）、二看（示教单项操作）、三练习（单项操作）的方法。两组学生均由同3位教师带教。

第三，效果评价：问卷调查。设计"教学效果调查表"，了解学生对教学方法的自我评价。

2.4.4　案例分析二

直观教学法在临床中药学教学中的应用（韦乃球和郝二伟，2012）

广义的中药学是与中医学并列的一级学科，包括专门研究中药基源、鉴定、化学成分、加工炮制、制剂、药理及临床应用等一系列的二级学科，一切与中药有关的理论、知识和技术都属于中药学的范畴。狭义的中药学以临床安全、有效和合理使用中药为目的。临床中药学是全国普通中医药高等院校的一门专业基础课，它是中医基础与中医临床间的重要纽带。

在临床中药学教学中将中药饮片的标本带进课堂，通过药物标本的展示，使抽象的中药学理论知识具体化。它利于学生理解和记忆每一味中药，尤其是医学专业的学生。通过中药饮片识记，学会鉴别真伪药材，为日后走向临床打下良好基础。例如，黄芩、黄连、黄柏、大黄、姜黄等均为黄色；白蔹白及白芷、白果、白矾等均为白色；紫草、紫花地丁等均为紫色；麝香、沈香、安息香、木香等均有特殊的香味；菊花、红花槐花等以花或花蕾来入药；栀子、罗汉果、木瓜、南瓜子等以果实或种子来入药。这样通过肉眼实物观察对中药就有了耳目一新的感觉。此外，通过口尝可加深对每味药真实滋味的记忆。例如，细辛、生姜、薄荷等味辛；甘草、金银花等味甘；龙胆草、苦参、黄连等味苦；乌梅、山植、马齿克等味酸。不同药物的形状不同，也可通过中药标本见习辨识中药。例如，乌头的块根形似乌鸦之头；牛膝的茎节膨大，犹如牛之膝盖；鸡血藤来源于藤类植物，且断面鲜红似鸡血故名等。可见，通过对中药标本的感性认识，可激发学生学习中药的兴趣。

学生要学会识别中草药，尤其注意辨别和比较名称相似的药物，如茯苓和土茯苓、大蓟和小蓟、菊花和野菊花等。这些药物在名称上非常相似，但各自的植物品种、形态及其功效应用却大不相同。因此，把此类药物放在一起识别可加深印象，也有利于临床的准确区别应用。此外，我们把同一植物取不同入药部位的药物也作为野外识别教学的重点，如地骨皮和拘粑、桂枝和肉桂、大青叶和板蓝根、仙鹤草和鹤草芽等。

2.5　学导式教学法

2.5.1　内涵

学导式教学法是启发式教学法之一，即在教师指导下，学生进行自学、自练的一种方法。学导式教学法重视"学"的教学方法。学导式教学法中教师的作用是为学生创造各种参与教学的条件，积极引导学生进行探索与创新。对于教师来讲，其任务是启发。对于学生来讲，自学成为学习的主要方式。

学导式教学法围绕着布置课程的目的与任务，开展提示、自学、解疑、精讲、演练和小结的教学过程。具体来看，学导式教学法对教师提出了更高的要求：主导作用。学导式教学法对学生提出了课前预练、课上自学与自练的要求。在教师与学生互相提问与答疑的过程中，反复练习，加强知识点的理解。此外，教师通过适当布置一些课外和家庭任务，使课内与课外学习更密切地结合。

2.5.2　特点

学导式教学法重在培养学生思考能力的开发，拓展学生的自觉性、创新性和发展性。学导式教学法具有科学的指导性，通过科学有效且准确的方式引导学生感知、观察和思考问题。学导式教学法要求教学环境是和谐融洽的，教学过程是真正的师生共同参与的过程。学导式教学法的特点如下。

第一，先学后导，问题先行，及时评价，注重效益。创设情景、提出问题是学生通过自主预习后，进行探究的重要步骤。学导式教学法让学生在先学后导的基础上，获得对于知识的基本了解，然后再进行深入思考。针对具体问题，进行探索，在获取坚实的知识基础的同时进行深入的思考。

第二，学生为主，教师为辅，开发智能，培养适应能力。发展学生素质是学导式教学方法的主要发展目标之一。在学导式教学过程中，学生是课程的主体，教师是课程的辅助体。需要注意的是教师的主导作用很重要，但是课堂的三分之二时间应该为学生所支配，即学生讨论、分析、阶段总结、再讨论、再分析、再总结的过程。教师通过打造课堂民主、和谐的教学环境，提高学生广开言路、推陈出新的创新能力。

第三，学导结合，符合认知，以导利学，学导相长。学导式教学法倡导让学生学会学习，培养学生浓厚的学习兴趣，形成自主学习的主动性，掌握科学的学习方法，养成良好的学习习惯，激发乐学的学习情感。学导式教学以导利学，将教学与导学进行有机结合，推动教学相长的实效性与现实性。

2.5.3 案例分析一

故事的讲解与启示：阿司匹林身后的故事

1900 年，一位妇女神情焦急地走进街尾的药店为她久咳不止的儿子买了一瓶特效药——海洛因；1910 年，一位中年人手中托着几粒海洛因药片喂给他胃癌晚期的父亲后，父亲露出了欣慰的笑容；1920 年，一位刚入门的登山爱好者担心无法登顶，服下几粒海洛因后顺利打破自己的登高记录。这是 20 世纪某段时期的真实写照。在那个畸形的年代，海洛因像感冒药一样的普及，其适用病症之广甚至连它的兄弟阿司匹林（乙酰水杨酸）都不及，而之所以用兄弟称这两者，都是因为一个化学家。机缘巧合下他合成出了海洛因，并将它生产成药，让这个以英雄为名（Heroin 源于德语英雄）的药物称霸了世界毒品界近一个世纪，而仅仅在合成海洛因 11 天前，他刚刚合成了阿司匹林，让这个世界医药史三大经典之一的药物名扬世界超过百年。这一切都始于一个孝顺的研究员费利克斯·霍夫曼。1897 年，在拜耳制药实验室工作的霍夫曼突发奇想把手头正在进行的煤焦油研究放了下来，决定着手改进水杨酸这种古老的止痛抗炎药。

早在公元前，古希腊名医希波克拉底就在著作中提到了用柳叶汁来止痛和退热的案例。19 世纪，一位苏格兰医生用柳树皮提取物治疗疾病，并将实验报告发表在权威杂志《柳叶刀》上。此后，柳树中提取出有效物质水杨苷，并发现了其衍生物水杨酸，后者被广泛用于风湿病、关节炎、痛风的治疗。霍夫曼的父亲就长年饱受关节炎疼痛的困扰，长期服用水杨酸驱除关节疼痛，但却有了新的痛苦——水杨酸药物不仅味苦，且由于其是一种中强酸，口感火辣不说，它对胃部的伤害也十分明显，以至于霍夫曼的父亲还要忍受呕吐、胃痛等副作用。霍夫曼铁了心要改良这种需求极大、缺陷极大的药。他查阅和整理了一系列的论文，找到了一些灵感，他发现乙酰水杨酸的副作用较小且药效显著。于是他在同事的协助下完成了整个生产工艺的研发。对于乙酰水杨酸的发明，历史上其实是有争议的，不过无论如何，拜耳关于其最早的实验记录是霍夫曼写下的，公司官方也承认是他发明的。只进行了基本的动物实验，霍夫曼已经迫不及待了，他让父亲服下了这种还没有能够上市的药物，结果是不出意料的令人欣喜，就像是久旱逢甘霖。乙酰水杨酸的镇痛效果非常好，药效也更长，最重要的一点是父亲的胃疼已经大大减轻了。虽然霍夫曼自己激动得睡觉都忍不住偷笑，但他背后的大靠山——拜耳制药好像并没有在意，一棵摇钱树虽已经栽下，可没有滋养如何生存？好在经过层层推荐，霍夫曼的发明终于出头了。

虽然拜耳已重视起了阿司匹林，但并没有大力宣传，而是非常聪明地申请了阿司匹林的各种专利。另外，拜耳将阿司匹林免费发放给医生，它惊人的疗效就是最好的广告，绝对谁用谁知道。仅仅两年，各医学刊物上关于阿司匹林的文章达到了160篇。拜耳的营销手段比起百年后的那些患者自白式的拙劣广告不知道高明到哪里去了。

阿司匹林的横空出世可以说拯救了世界，当然它也让拜耳发展成为了如今的庞大帝国。霍夫曼则深藏功与名，他又投入新的研究当中。回溯到1897年8月10日，阿司匹林被发明的节点。霍夫曼成功地将水杨酸改良变为乙酰水杨酸，他也许受此启发，打算以相同的方法改良其他药物，这次被霍夫曼研究的是一种颇具争议的药物吗啡。吗啡虽然拥有来源于梦神美丽优雅的名字，但它可不如希腊神话里的神仙那般静谧美好，吗啡的前身是臭名昭著的阿片［鸦片（opium）］。早在19世纪初，同样是一位德国的药剂师从阿片中分离纯化出吗啡。

2.5.4 案例分析二

故事的讲解与启示：二甘醇悲剧与新药申请流程的诞生

美国在1906年就开始了对药品进行管理，不过在随后的几十年中，管理只限于"掺假与虚假标注"——也就是说，如实说明成分就不算违法。至于药物是否真的有用，是否安全，完全取决于生产者。1930年，FDA正式成立，他们越来越认识到这样的管理远远不够，但是一直没有获得更多的权力。1937年，一家公司生产了一种抗链球菌很有效的磺胺药物。在其片剂和粉末剂型获得了成功应用之后，市场上又出现了液体剂型的需求。该公司的药剂师很快找到了方案——把磺胺溶于二甘醇中，获得了方便而且美味的"磺胺酏剂"。当年9月，这种新药投放市场。10月11日，美国医学协会（AMA）收到报告，怀疑这种磺胺导致了死亡。AMA立即进行检测，发现是作为溶剂的二甘醇有毒。AMA随即发布了警告。10月14日，一位纽约医生通知FDA有8名儿童和1名成人死亡。FDA调查发现，9位死者均服用了这种磺胺酏剂。他们立即广泛发布公告，并开始追回上市的该药物。同时，该医药公司也已经发现了问题，开始采取行动。在FDA的要求下，追回这种药物的行动大大加强。在这一领域的FDA工作人员几乎全数出动，会同制药公司的人员，详细检查销售纪录，追寻购买者，查找每一瓶药的下落。这一工作进行得极为细致。例如，追查到一位女士，她说已经把购买的那瓶"破坏"了。调查人员继续追问"破坏"的方式是什么，倒进下水道还是埋到了土里？她说是扔到了窗外的路上，调查人员就去路上找回了那瓶药，发现仍未开封，而该药的覆盆子口味完全有可能吸引儿童误食。一名3岁幼童获得该药后搬家去了另一个地方，医生推迟了婚礼去追寻。而一家药店宣称购进的1加仑（1加仑约等于3.8L）只卖出了6盎司（1加仑≈129.3盎司），而服用者无恙。调查员发现追回的容器中少了12盎司，接着追下去，发现是卖给了另外两位顾客，并且导致了他们的死亡。这样的故事还很多。在这种警察办大案式的努力之下，该公司生产的240加仑磺胺酏剂，追回的量超过了234加仑。但就这不到6

加仑的药物，造成了 107 人死亡，其中多数是儿童。

实际上，发现二甘醇的毒性并不难，简单的动物实验即可发现，甚至查阅当时的科学文献就能找到二甘醇损害肾脏的报道。但是按照当时的法律，对于该公司的指控仅仅只能是：使用"酏剂"这一名称，意味着含有乙醇，而实际上二甘醇并不是乙醇。而对于缺乏安全检测造成的死亡，生产厂家并不用承担法律责任。这一事件对社会的震动是巨大的。虽然开发这个磺胺酏剂的药剂师选择了自杀以谢天下，但是保证安全，毕竟还是要从制度上着手。1938 年，当政的罗斯福总统签署了《食品、药品与化妆品法案》。这个法案赋予了 FDA 更多的监管权力。最重要的是，它开始了影响深远的"新药申请"（NDA）流程。按照这一流程，任何新药必须要经过 FDA 批准才能上市。为了获得批准，生产者必须向 FDA 提供充分的信息，以使得审查员可以判断：这种药物是不是安全、有效，用药的收益是否大过了风险，厂家起草的标注是不是恰当，以及厂家的生产流程和质量控制方案是否能够充分保证药品的质量。

2.5.5 案例分析三

故事的讲解与启示："海豹儿悲剧"与新药申请流程的变革

第二次世界大战之后，美国出现了大量的特效新药，如胰岛素和各种抗生素。同时，各种神吹胡侃的"神效"也充斥着人们的生活。参议员基福弗对此感到不满，他在 1960年提出了一项议案，主要内容包括：控制药价，强制制药公司在新药上市三年后与竞争者分享专利（会收取一部分专利费），以及要求证明药物"安全而且有效"等。虽然这个议案得到了当政的肯尼迪总统的赞扬，但还是没有得到广泛的响应。不出意外的话，通过的希望很渺茫。

然而意外真的就来了。1957 年，德国一家公司推出了一种叫作"反应停"的药物。它能有效缓解早孕反应，随后的几年中在 40 多个国家得到了批准。1960 年，FDA 也收到了在美国上市的申请。当时 FDA 负责药物审查的弗朗西斯·凯尔西对反应停是否会危害神经系统有些疑虑，也就拖着迟迟没有批准。到 1961 年，世界各地出现了成千上万的"海豹儿"，而罪魁祸首正是反应停。原来，它会影响胎儿发育。其实凯尔西的质疑与此无关，但如果不是这起悲剧，她可能因为大量的准妈妈望着有效的药物不能用而被批评为"官僚作风"。然而，她的拖延歪打正着避免了美国陷入"海豹儿悲剧"。于是，她和FDA 就都成了英雄。正如二甘醇悲剧促进了新药申请流程的通过一样，"海豹儿悲剧"让FDA 获得了空前的威望。基福弗的议案在删除了控制药价和分享专利的部分之后，要求药物"安全而且有效"的《基福弗-哈里斯修正案》很快获得了通过。

根据这个法案，制药厂家必须向 FDA 提供足够的证据来证明"安全而且有效"，被批准之后才能上市。而"有效性"的证据必须是"充分而且设计良好的研究"。对于制药过程也要进行监管，药物包装上还必须注明副作用。实际上，《基福弗-哈里斯修正案》的通过是一段阴错阳差的历史。反应停的悲剧来源于药物的安全性不充分，而安全性已经是当时的新药申请流程的要求。这个修正案的主要诉求是"有效性"，而反应停的有效性却是明显的。无论如何，历史和民众往往只认结果而不管过程。这个修正案对于美国的影响是深远的。在新法案之下，证明药物"安全而且有效"的责任在制药公司。FDA 不再像以前那样，在一定时期内拿不出反对意见就得通过。后来还实行了"四期临床"，即新药上市之后继续跟踪其安全性，如果副作用带来的风险超过了疗效带来的好处，还是会被退市。这样，经过 FDA 批准的新药，不安全的可能性大大降低了。被"充分而且设计良好的研究"所证明的有效性，也远比之前的个案或者医生患者的主观感觉要可靠。"吃不死人"而骗钱的药物，不再容易获得生存的空间。不过，这个法案也使得新药开发周期大大延长，新药的开发成本明显增加。一个新药的开发上市，经常需要 10 年甚至更长的时间。上市药物的可靠性增加了，但是患者和医生的选择都减少了。此外，许多"可能救人"的新药也迟迟无法得到应用。在风险与收益之间，《基福弗-哈里斯修正案》只是做了一个选择，至于这个选择是不是最好，各界人士依然争论不休。

2.6 行动导向教学法

2.6.1 内涵

与学导式教学法类似的另外一种教学方法，即行动导向教学法。行动导向教学法同样需要在教学过程中充分发挥学生的主体作用和教师的主导作用。教学的主要过程从完成布置"任务"出发。尤其在实践教学过程中，作用明显。行动导向教学法对于"任务"的要求较高。教师需要根据学生的实际情况，进行合理"任务"的布置。否则，过难的任务容易让学生失去自信，过于简单的任务让学生失去挑战力。在班级授课制的教学模式中，行动导向教学法的学情分析是教学过程需要考虑的重要教学要素之一，会成为影响行动导向教学模式成功与否的关键元素之一。因此，教师需要通过分层次的方式，逐一为符合"任务"完成条件的学生布置任务。

2.6.2 特点

行动导向教学法的表现形式多种多样，具体包括角色扮演法、头脑风暴法、张贴板教学法、思维导图教学法及项目教学法。行动导向教学法的操作过程要求清晰明确，安排紧凑，避免任务完成的"虎头蛇尾"。例如，教师需要在课前对为让学生完成任务准备的材料给予明确的引导与指示。课堂上，清晰展示明确主题、时间、流程与注意事项的任务书，并根据班级学生的实际学习情况及小组任务的合理安排情况，进行小组划分与协作完成任务。最后，教师通过对完成任务小组作品的展示，引导学生进行讨论，找出规律特点，并对展示的作品作出积极的评价。

行动导向教学法的主要特点：让学生即学即用，激发和培养学生的学习兴趣，增强自信心。当学生完成了某一任务后，内心就会产生一种成就感，一种喜悦感，一种冲击力。行动导向教学法让学生在讨论任务、分析任务、操作完成任务的过程中逐渐建构起知识结构。并通过教师的因材施教，针对性地培养不同学生差异体的实践能力和创新能力。

2.6.3 案例分析一

药事管理课程学习中思维导图教学法的应用（图 3-7）

2.6.4 案例分析二

药事管理学习中表格教学法

药事法规知识点见表 3-1～表 3-12。

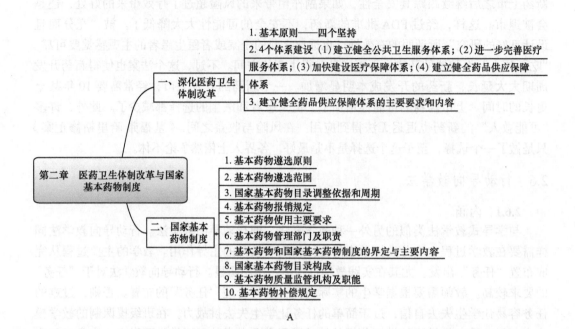

一、深化医药卫生体制改革
- 1. 基本原则——四个坚持
- 2. 4个体系建设（1）建立健全公共卫生服务体系；（2）进一步完善医疗服务体系；（3）加快建设医疗保障体系；（4）建立健全药品供应保障体系
- 3. 建立健全药品供应保障体系的主要要求和内容

第二章 医药卫生体制改革与国家基本药物制度

二、国家基本药物制度
- 1. 基本药物遴选原则
- 2. 基本药物遴选范围
- 3. 国家基本药物目录调整依据和周期
- 4. 基本药物报销规定
- 5. 基本药物使用主要要求
- 6. 基本药物管理部门及职责
- 7. 基本药物和国家基本药物制度的界定与主要内容
- 8. 国家基本药物目录构成
- 9. 基本药物质量监管机构及职能
- 10. 基本药物补偿规定

A

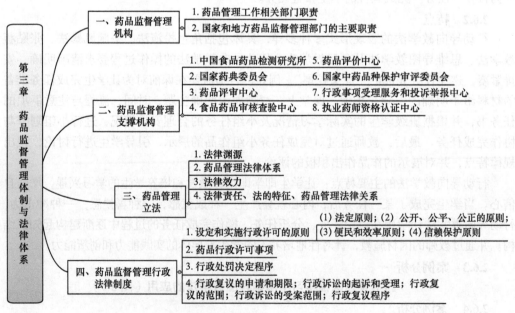

第三章 药品监督管理体制与法律体系

一、药品监督管理机构
- 1. 药品管理工作相关部门职责
- 2. 国家和地方药品监督管理部门的主要职责

二、药品监督管理支撑机构
- 1. 中国食品药品检测研究所　5. 药品评价中心
- 2. 国家药典委员会　6. 国家中药品种保护审评委员会
- 3. 药品评审中心　7. 行政事项受理服务和投诉举报中心
- 4. 食品药品审核查验中心　8. 执业药师资格认证中心

三、药品管理立法
- 1. 法律渊源
- 2. 药品管理法律体系
- 3. 法律效力
- 4. 法律责任、法的特征、药品管理法律关系

四、药品监督管理行政法律制度
- 1. 设定和实施行政许可的原则（1）法定原则；（2）公开、公平、公正的原则；（3）便民和效率原则；（4）信赖保护原则
- 2. 药品行政许可事项
- 3. 行政处罚决定程序
- 4. 行政复议的申请和期限；行政诉讼的起诉和受理；行政复议的范围；行政诉讼的受案范围；行政复议程序

B

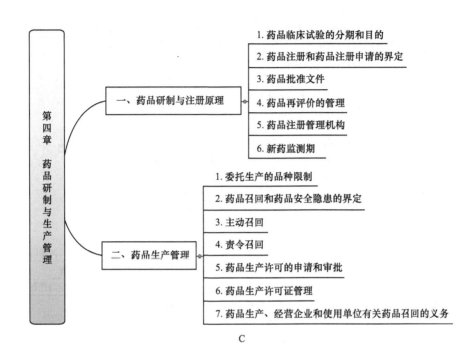

C

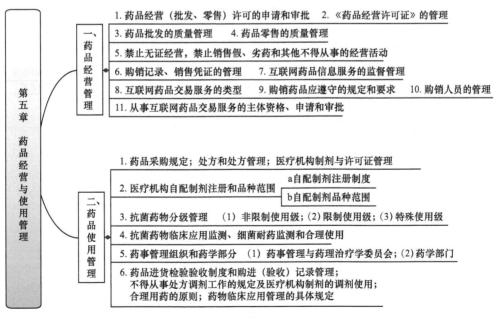

D

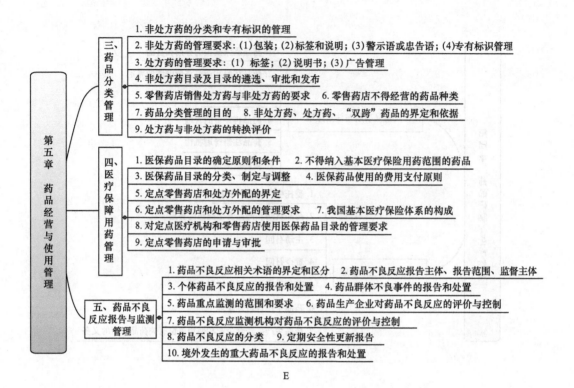

E

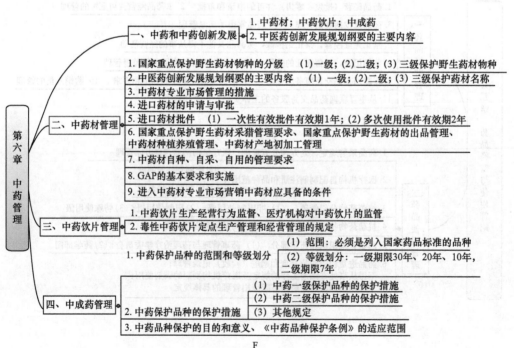

F

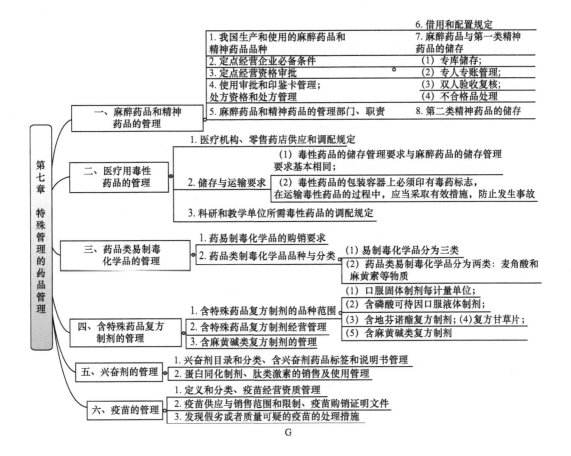

G

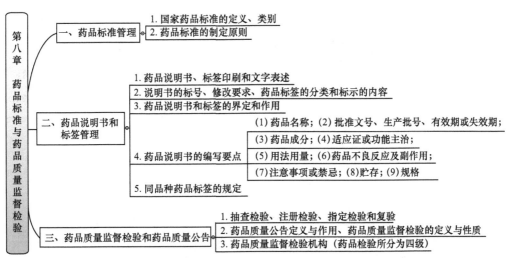

H

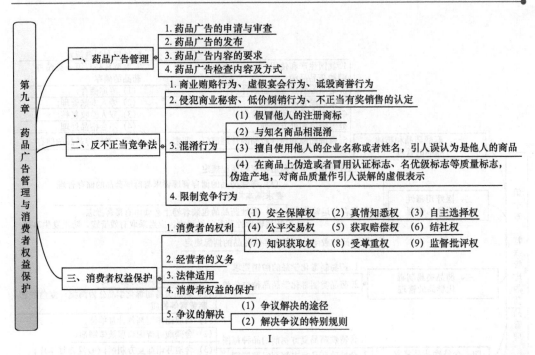

第九章 药品广告管理与消费者权益保护

一、药品广告管理
- 1. 药品广告的申请与审查
- 2. 药品广告的发布
- 3. 药品广告内容的要求
- 4. 药品广告检查内容及方式

二、反不正当竞争法
- 1. 商业贿赂行为、虚假宴会行为、诋毁商誉行为
- 2. 侵犯商业秘密、低价倾销行为、不正当有奖销售的认定
- 3. 混淆行为
  - (1) 假冒他人的注册商标
  - (2) 与知名商品相混淆
  - (3) 擅自使用他人的企业名称或者姓名，引人误认为是他人的商品
  - (4) 在商品上伪造或者冒用认证标志、名优级标志等质量标志，伪造产地，对商品质量作引人误解的虚假表示
- 4. 限制竞争行为

三、消费者权益保护
- 1. 消费者的权利
  - (1) 安全保障权
  - (2) 真情知悉权
  - (3) 自主选择权
  - (4) 公平交易权
  - (5) 获取赔偿权
  - (6) 结社权
  - (7) 知识获取权
  - (8) 受尊重权
  - (9) 监督批评权
- 2. 经营者的义务
- 3. 法律适用
- 4. 消费者权益的保护
- 5. 争议的解决
  - (1) 争议解决的途径
  - (2) 解决争议的特别规则

I

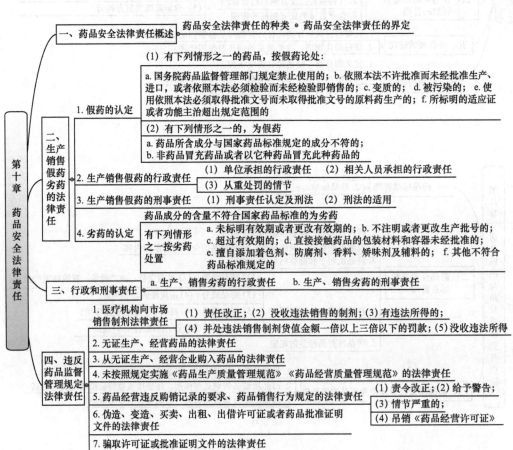

第十章 药品安全法律责任

一、药品安全法律责任概述　药品安全法律责任的种类。药品安全法律责任的界定

二、生产销售假药劣药的法律责任
- 1. 假药的认定
  - (1) 有下列情形之一的药品，按假药论处：
    a. 国务院药品监督管理部门规定禁止使用的；b. 依照本法不许批准而未经批准生产、进口，或者依照本法必须检验而未经检验即销售的；c. 变质的；d. 被污染的；e. 使用依照本法必须取得批准文号而未取得批准文号的原料药生产的；f. 所标明的适应证或者功能主治超出规定范围的
  - (2) 有下列情形之一的，为假药
    a. 药品所含成分与国家药品标准规定的成分不符的；
    b. 非药品冒充药品或者以它种药品冒充此种药品的
- 2. 生产销售假药的行政责任
  - (1) 单位承担的行政责任
  - (2) 相关人员承担的行政责任
  - (3) 从重处罚的情节
- 3. 生产销售假药的刑事责任
  - (1) 刑事责任认定及刑法
  - (2) 刑法的适用
- 4. 劣药的认定
  - 药品成分的含量不符合国家药品标准的为劣药
  - 有下列情形之一按劣药处置　a. 未标明有效期或者更改有效期的；b. 不注明或者更改生产批号的；c. 超过有效期的；d. 直接接触药品的包装材料和容器未经批准的；e. 擅自添加着色剂、防腐剂、香料、矫味剂及辅料的；f. 其他不符合药品标准规定的

三、行政和刑事责任
- a. 生产、销售劣药的行政责任
- b. 生产、销售劣药的刑事责任

四、违反药品监督管理规定法律责任
- 1. 医疗机构向市场销售制剂法律责任
  - (1) 责任改正；(2) 没收违法销售的制剂；(3) 有违法所得的；
  - (4) 并处违法销售制剂货值金额一倍以上三倍以下的罚款；(5) 没收违法所得
- 2. 无证生产、经营药品的法律责任
- 3. 从无证生产、经营企业购入药品的法律责任
- 4. 未按照规定实施《药品生产质量管理规范》《药品经营质量管理规范》的法律责任
- 5. 药品经营违反购销记录的要求、药品销售行为规定的法律责任
  - (1) 责令改正；(2) 给予警告；
  - (3) 情节严重的；
  - (4) 吊销《药品经营许可证》
- 6. 伪造、变造、买卖、出租、出借许可证或者药品批准证明文件的法律责任
- 7. 骗取许可证或批准证明文件的法律责任

J

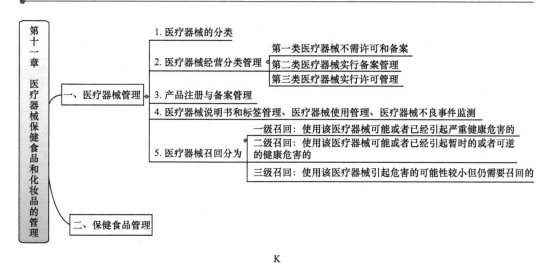

K

图 3-7　药事管理课程思维导图（A-K）

表 3-1　各部门职责和负责的事项

事项	部门
药品批准文号、进口药品注册证、医药产品注册证	国家食品药品监督管理总局
新药监测期	国家食品药品监督管理总局
药品再评价	国家食品药品监督管理总局
药品生产	省食品药品监督管理局
全国药品 GMP 认证	国家食品药品监督管理总局
本辖区药品 GMP 认证	省食品药品监督管理局
药品委托生产	省食品药品监督管理局
药品召回	省食品药品监督管理局

表 3-2　管理机构对比

事项	部门
药品批发 药品零售	省食品药品监督管理局 县以上食品药品监督管理部门
药品经营 GSP 认证	批发企业：市食品药品监督管理机构或省直接设置的县食品药品监督管理机构审查，省食品药品监督管理机构发证 零售企业：市食品药品监督管理机构审查并发证
互联网药品信息服务分类	第一类：国家食品药品监督管理总局 第二类、第三类：省食品药品监督管理局
医疗机构制剂	省卫生行政部门审核同意 省食品药品监督管理局批准发证
非处方药公布及标签、说明书； 处方药的转换	国家食品药品监督管理总局

表 3-3　麻精毒放管理机构对比

事项	部门
药品群体不良事件的报告	县食品药品监督管理局、卫生行政部门、不良反应机构
国家重点保护野生药材物种名录制定	国家食品药品监督管理总局会同国务院野生动植物管理部门
中药品种保护申请	第一类：国家食品药品监督管理总局 第二类、第三类：省食品药品监督管理局
麻醉、精神药品目录	国家食品药品监督管理总局会同公安部、卫生主管部门
麻醉、精神药品生产计划	国家食品药品监督管理总局
麻醉药品药用原植物	国家食品药品监督管理总局会同农业主管部门
麻醉、精神药品定点生产企业与布局	国家食品药品监督管理总局
麻醉、第一类精神药品全国性批发企业	国家食品药品监督管理总局
麻醉、第一类精神药品区域性批发企业	省食品药品监督管理局
专门从事第二类精神药品	省食品药品监督管理局
印鉴卡	市卫生行政部门
麻醉、第一类精神药品运输证明、邮寄证明	市食品药品监督管理局
毒性药品管理品种	国家卫生主管部门会同国家食品药品监督管理总局
毒性药品生产、经营	省食品药品监督管理局
易制毒化学品生产	省食品药品监督管理局
易制毒化学品购用证明	向省或市食品药品监督管理局申请，省食品药品监督管理局发证

表 3-4　疫苗管理机构对比

事项	部门
疫苗	预防接种监督管理：国家卫生和计划生育委员会 质量与流通管理：国家食品药品监督管理总局
申请疫苗经营业务	省食品药品监督管理局
药品说明书、标签核准	国家食品药品监督管理总局
药品抽查检验	评价性：国家食品药品监督管理总局 监督性：省食品药品监督管理局
药品质量公告	国家食品药品监督管理总局和省食品药品监督管理局
药品广告审查	省食品药品监督管理局
广告监督检查机关	工商行政部门

表 3-5　器械管理机构对比

事项	部门
医疗器械注册与备案 （境内）	第一类：市食品药品监督管理局 第二类：省食品药品监督管理局 第三类：国家食品药品监督管理总局
医疗器械注册与备案 （境外、进口）	第一类：国家食品药品监督管理总局 第二类：国家食品药品监督管理总局 第三类：国家食品药品监督管理总局
医疗器械经营	第一类：无需备案或许可 第二类：市食品药品监督管理局 第三类：市食品药品监督管理局

表 3-6　保健管理机构对比

事项	部门
保健食品目录	国家食品药品监督管理总局会同卫生主管部门、中医药管理部门制定
保健食品以外和首次进口的保健食品	国家食品药品监督管理总局注册
首次进口的保健食品属于维生素、矿物质	国家食品药品监督管理总局备案
其他保健食品	省食品药品监督管理局备案

表 3-7　审批管理机构对比

事项	审批或报告
特殊医学用途配方食品	国家食品药品监督管理总局注册
婴幼儿配方乳粉产品配方	国家食品药品监督管理总局注册
化妆品生产企业卫生许可证	省食品药品监督管理局
国产非特殊用途化妆品	省食品药品监督管理局备案
国产特殊用途化妆品	国家食品药品监督管理总局 国家卫生和计划生育委员会
进口特殊用途化妆品	国家食品药品监督管理总局 国家卫生和计划生育委员会

表 3-8　行政相关时间对比

事项	时间
行政复议申请	60 天
行政复议受理	5 天
行政诉讼申请	复议后：15 天 直接诉讼：6 个月
药品上市许可持有人制度试点期限	3 年
药品批准文号、进口药品注册证、医药产品注册证	5 年，提前 6 个月再申报
新药监测期	最长不超过 5 年

表 3-9　药品相关时间对比

事项	时间
药品 GMP 认证申请	取得证照或批准生产 30 天内
药品生产许可证、经营许可证、医疗机构制剂许可证	5 年，提前 6 个月再申报
药品生产许可证变更 药品经营许可证变更 医疗机构制剂许可证变更	变更前 30 天申请，原发证机关 15 天决定
药品经营许可证申领验收	批发企业：30 个工作日 零售企业：15 个工作日
批发企业记录及相关凭证保存	5 年
药品生产、经营企业、医疗机构采购相关资料及销售凭证保存	超过药品有效期 1 年，不少于 3 年

表 3-10　批件相关时间对比

事项	时间
互联网药品信息服务资格证书	5 年，提前 6 个月申报
医疗机构制剂批准文号有效期	3 年，提前 3 个月申报
进口药材批件	一次性：1 年；多次性：2 年
印鉴卡有效期	3 年，提前 3 个月申报
印鉴卡变更	发生之日 3 天内，5 天内完成变更
麻醉、第一类精神药品运输证明	1 年（不跨年度）
不正当有奖销售	超过 5000 元
医疗器械经营许可证	5 年，提前 6 个月申报
化妆品生产企业卫生许可证	4 年，每 2 年复核 1 次
特殊用途化妆品批准文号	4 年重新审查 1 次

表 3-11　医疗器械产品注册和备案管理表格

类别	一类	二类	三类
	备案	注册	注册
境内	境内一类提交设区市级食品药品监督管理局备案	境内二类＝省食品药品监督管理局审查＋批准＋发证	境内三类＝国家食品药品监督管理总局审查＋批准＋发证
	备案	注册	
进口	进口一类提交国家食品药品监督管理总局备案	进口二三类＝国家食品药品监督管理总局审查＋批准＋发证	

表 3-12　医疗器械经营分类管理表格

类别	一类	二类	三类
境内	经营不需要许可和备案	经营要备案	经营要许可
		市级食品药品监督管理局备案	市级食品药品监督管理局许可
经营具备的条件	①具有与经营范围和经营规模相适应的质量管理机构或者质量管理人员，质量管理人员应当具有国家认可的相关专业学历或者职称；②具有与经营范围和经营规模相适应的经营、贮存场所；③具有与经营范围和经营规模相适应的贮存条件，全部委托其他医疗器械经营企业贮存的可以不设立库房；④具有与经营的医疗器械相适应的质量管理制度；⑤具备与经营的医疗器械相适应的专业指导、技术培训和售后服务的能力，或者约定由相关机构提供技术支持		
	还应当具有符合医疗器械经营质量管理要求的计算机信息管理系统，保证经营的产品可追溯		

2.7　问题式学习教学法

2.7.1　内涵

以问题为导向的教学方法（problem-based learning，PBL），是基于现实世界的以学生为中心的教育方式，最早起源于 20 世纪 60 年代的医学教育。1969 年由美国的神经病学教授 Barrows 在加拿大的麦克马斯特大学首创，目前已成为国际上较流行的一种教学方法。以此类教学法出名的包括荷兰顶级大学马斯特里赫特大学等世界著名院校。2000 年 5 月，我国各主要医学院校的校长或负责人在香港大学医学院参加了"医学教育改革·香港的经验"研讨会，学习了香港 PBL 教学的经验。PBL 医学教育是我国医学教育改革探索的新方向。北京大学医学部从 2004 年开始 PBL 医学教育模式的试验和改革。PBL 医学教育是医学专业学生以小组讨论的形式，在辅导教师的参与下，围绕某一专题或某一具体病例的疾病诊治等问题进行讨论的学习过程。根据所讨论问题及学习内容的深度不同，PBL 教学可分为三种水平，即从低年级学生的初级或基础（base）水平，逐步过渡到高年级学生的中级或扩展（extension）水平，最后为高级（advanced）水平。所选择的病例，在初级水平为模拟标准患者（standard patient，SP），在以后的学习中为真实患者（real patient，RP）。标准患者的病案是事先由多学科教师在一起讨论而制订的，同时制订出通过对这一病案的讨论，学生必须掌握的知识内容，这些知识可通过学生的会后自学及查找资料而获得。这些知识不仅是医学方面的，还包括其他人文科学方面的知识。

与传统的以学科为基础的教学法有很大不同，PBL 强调以学生的主动学习为主，而不是传统教学中的以教师讲授为主。PBL 将学习与更大的任务或问题挂钩，使学习者投入于问题中。它设计真实性任务，强调把学习设置到复杂的、有意义的问题情景中，通过学习者的自主探究和合作来解决问题，从而学习隐含在问题背后的科学知识，形成解决问题的技能和自主学习的能力。

2.7.2　特点

以问题为导向的教学方法，运用在临床医学中是以病例为先导、以问题为基础、以学生为主体、以教师为导向的启发式教育，以培养学生的能力为教学目标。PBL 的精髓在于发挥问题对学习过程的指导作用，调动学生的主动性和积极性。

PBL 与案例分析的一个很大的不同点是：PBL 是以问题为学习的起点。PBL 的基本要素主要有以下方面：①以问题为学习的起点，学生的一切学习内容是以问题为主轴所架构的；②问题必须是学生在其未来的专业领域可能遭遇的"真实世界"的非结构化的问题，没有固定的解决方法和过程；③偏重小组合作学习和自主学习，较少有讲述法的教学，学习者能通过社会交往发展能力和协作技巧；④以学生为中心，学生必须担负起学习的责任；⑤教师的角色是指导认知学习技巧的教练；⑥在每一个问题完成和每个课程单元结束时要进行自我评价和小组评价。

PBL 有五大特征：①从一个需要解决的问题开始学习，这个问题称为驱动问题（driving question）；②学生在一个真实的情境中对驱动问题展开探究，解决问题的过程类似学科专家的研究过程，学生在探究过程中学习及应用学科思想；③教师、学生、社区成员参加协作性的活动，一同寻找问题解决的方法，与专家解决问题时所处的社会情形类似；④学习技术给学生提供了脚手架，帮助学生在活动的参与过程中提升能力；⑤学生要创制出一套能解决问题的可行产品（product），这些又称制品（artifact），是课堂学习的成果，是可以公开分享的。

2.7.3　案例分析一

PBL 在技校药学专业教学中的运用初探

天然药物化学是应用现代科学理论、方法与技术研究天然药物中化学成分的一门学科，涉及有机化学、药物化学和药物分析等基础知识的综合应用。在学习了总论中有关有效成分的提取、分离和鉴定的常用方法之后，对每一章具体结构类型的分析可让学生带着问题自行探索。特别是对于天然药物化学实训内容的学习，PBL 教学法的引入非常合适。

PBL 在药剂学中的引入。药剂学是药学专业的主干课程，学科涉及面广，知识点多而繁杂，其主要教学目标是掌握各种常见剂型的处方组成和制备方法，适应制药企业的生产岗位需求。基于这些特点，为了更好地调动学生的学习积极性，使其充分理解和掌握课程的知识技能，并将理论知识和实际操作生产问题有机结合。药剂学课程的知识构架由基础的理论概念、物化原理和各种独立的剂型章节组成，在完成了基础知识理论的储备以后，每一章新的剂型都可以用 PBL 教学法来设计课堂。

例如，片剂的学习。传统的教学方法是按照"定义→处方组成→制备→质检"等顺序按部就班地展开讲授，这种方法系统有条理，但很难激起学生的兴趣，往往到最后动手实验了，学生才发现前面的很多知识点都没仔细听，掌握不到位。而用 PBL 模式教学，开篇给学生设置一个大的任务——自己设计处方并制备出质量合格的片剂，让学生自行思考这个任务的完成需要获取哪些知识信息，拆分成哪些知识板块。然后通过探讨得出结论：第一，明确片剂的处方组成；第二，掌握压片机的构造和使用；第三，明确片剂的质量标准和检验方法。接下来，可以在各个模块中设定好具体细化的问题，让学生先分组进行预习和信息资料的搜集，然后在课堂中以教师为引领主线，师生共同探讨开放式地解决各个问题，最终完成任务。

又如气雾剂的学习。因该剂型制备成本较高一般不开设实验，故 PBL 的任务设置就转换成对该剂型的解剖认识，设计的问题是解答气雾剂使用的喷射原理。虽然气雾剂很常用，但要回答出其中的微观原理还是有一定难度的，这也能引发学生的探索兴趣。教学中要求学生将气雾剂产品带到课堂，通过预习思考，甚至鼓励其对产品进行拆卸研究，开放性地寻求答案。最终将任务解构成气雾剂的组成——主药及附加剂、抛射剂、容器及阀门系统，引导学生带着问题一步步地解析——起到喷射作用的关键点在于抛射剂和阀门系统。

PBL 在天然药物化学中的引入。以秦皮中香豆素类成分的提取和鉴定实验为例，要求学生自行设计实验从植物秦皮中提取出香豆素类成分并加以鉴定。在这个问题的设置之下，学生开始逆向思考：该用什么方法提取和鉴定香豆素呢？（这取决于它具有什么样的性质，而性质又与结构息息相关。）于是学生带着问题在课本及其他平台上搜寻有效知识信息，最终根据香豆的溶解性能选择合适的溶剂搭建蒸馏装置进行回流提取，根据其特征性的官能团选择合适的化学显色剂或薄层色谱法（thin layer chromatography, TLC）等方法来鉴定。所有这些方案都是开放性和多样性的，以学生为设计主导，教师则是方案的审核者和修正者。最终的目的是解决预设的问题，在实训过程中完成验证（陈迪，2014）。

显然，PBL 的基本教学思路是：教师课前提出问题—学生查找资料—分组讨论—教师总结。

教师在备课中，首先要根据授课的内容查阅相关教材、文献、临床资料等；然后编写病例，结合病例提出问题，课前一周发给每位学生，要求学生根据所提问题充分预习教材、查找相关资料后，课下分组进行讨论，课上教师通过分析病例提出问题，学生以组为单位来回答，回答不足之处，再由其他学生或教师进行补充；最后教师对本节的重点和学生回答模糊的问题做出小结。PBL 是跨学科的学习方式，可以促进学生不断地思考；学生为解决问题需要查阅课外资料，归纳、整理所学的知识与技能，有利于培养学生的自主学习精神；改变了"我讲你听，我做你看"及"预习—听课—复习—考试"四段式教学方法，让呆板孤立的知识片化作整体知识链，触类旁通，突出了"课堂是灵魂，学生是主体，教师是关键"的教学理念。在 PBL 教学过程中，教师慢慢"隐退"，仅在关键时刻起到点拨、支架（scaffolding）与教练（coach）的作用，教师不再是唯一的知识库，而是知识建构的促进者（facilitator）、学科专家、信息的咨询者。

首先，它为学生营造了一个轻松、主动的学习氛围，使其能够自主地、积极地畅所欲言，充分表达自己的观点，同时也可以十分容易地获得来自其他学生和教师的信息；其次，可使有关课程的问题尽可能多地当场暴露，在讨论中可以加深对正确理论的理解，还可以不断发现新问题，解答新问题，使学习过程缩短，印象更加深刻；最后，它不仅对理论学习大有益处，还可以锻炼学生多方面的能力，如文献检索、查阅资料的能力，归纳总结、综合理解的能力，逻辑推理、口头表达的能力，主导学习、终身学习的能力等，这些将对今后开展临床工作打下良好的基础。

应用 PBL 时应注意的问题如下。PBL 作为一种开放式的教学模式，对教师自身的素质和教学技巧都有很高的要求，要求教师不但对本专业、本课程内容熟练掌握，还应当扎实掌握相关学科知识，并要具备提出问题、解决问题的能力，灵活运用知识的能力，严密的逻辑思维能力和良好的组织管理能力。教师应该熟悉教学大纲和学生的能力情况，这样才能规划好学习的重点、难点，制订有针对性的讨论提纲，选择出适当的临床病例，此为做好 PBL 教学的基本前提。

PBL 教学的成功开展，需要学生的主动配合，从准备资料开始，就要结合提纲、病例去查阅大量的文献资料，并积极与其他学生交流沟通，大家同心协力得出最佳结论。这样的学习，花在前期准备工作上的时间和精力大大多于普通的课堂学习，因此需要学生有主动学习的自觉性，否则很难达到预期的教学效果和目标。由于中国的学生长期接受"填鸭式"教育，对传统教育模式形成了一定的依赖性，缺乏主动发现问题、解决问题的积极性和能力，部分学生只满足于获取好的"分数"，所以对 PBL 教学改革形式会觉得太"花费"时间，这也是一种依赖于以往教学理念和学习方法的表现。因此，学生也应从自身出发，完成角色转换，从被动的学习者转变为学习的主人。

2.7.4　案例分析二
PBL 教学法在药理学课程教学中的应用研究（曾玲晖，2015）

尽管 PBL 教学法在不断地发展和演进，但应用于药理学课程教学的 PBL 教学法归纳起来有这样一些基本特征：①来源于真实情景的复杂问题；②学生小组式学习寻求答案；③在解题的过程中获取新知识；④教师角色转换、课堂翻转；⑤解决临床实际问题能力的提升。把握这些特征，是开展 PBL 教学的基础。

（一）药理学课程 PBL 的问题设置

PBL 运用的首要前提是设置问题，基于上述特征分析，通常要选择结构模糊的、基于真实情景的复杂问题来组织学习的内容和情景，这样才能有效地引发讨论。典型的问题如下。

问题 1：消化系统药物。胃溃疡、十二指肠溃疡是现代都市人的常见病和多发病，幽门螺杆菌感染是导致溃疡的罪魁祸首。胃溃疡、十二指肠溃疡治疗该选用哪些药物？幽门螺杆菌该如何治疗？如果仅有幽门螺杆菌感染但缺乏相应的消化系统症状，该不该对幽门螺杆菌进行治疗？

问题2：内分泌系统和代谢疾病药物。某糖尿病患者日常应用胰岛素诺和灵30R肌内注射并联合服用阿卡波糖治疗，在治疗中出现夜间出汗增多、胸闷、头晕、乏力、焦虑、紧张、失眠、胃脘痛，并渐而出现昏迷、抽搐。入院后查血糖0.6mmol/L。治疗措施：采用了静脉推注50%葡萄糖100ml、滴注10%葡萄糖500ml、适当补钾及维生素、吸氧等治疗后，神志转清。为什么对这样一位糖尿病患者采用升血糖治疗？

问题3：中枢神经系统药物。在中国，大麻有6000多年的种植历史，是一种重要的经济作物。传统六谷中就包括大麻。古有华佗为除人民疾患而创"麻沸散"，以用于外科手术，其在当时便是一味良好的麻醉药。《神农本草经》中记载"麻蕡，一名麻勃。主治五劳七伤，利五藏，下血，寒气，久服通神明，轻身。"然而，目前在我国大麻一直被作为毒品的一种而受到管制，也有许多人因为吸食大麻触犯法律而受到惩处。近年来，对于大麻到底是不是毒品的争议不绝于耳，甚至在国外不少地方吸食大麻并不违法。那么，为什么我国将大麻列为毒品？它有哪些药理作用和不良反应？

上述问题能很好地引起学生的注意和动机，能引起学生的创造和批判等高层次思考，提问时要注意与学生的先修知识相结合，选择合适的提问时机。

（二）药理学课程PBL的学习组织

采用PBL教学时，要特别注意角色的定位，学生是问题的持有者，而教师则应扮演认知教练或者促进者的角色，搭配采用小组合作学习等方式进行，并注意采用不同角度的多元学习评价方式。同时，PBL的实施过程不是一成不变的，要结合教学目标、实施情境的需要及参与对象的数量而加以设计。一般来说，PBL实施过程中包括问题介绍、解题规划、自我学习、小组讨论、呈现结果与总结评价等环节，历时2~3周完成，各环节均通过记录表的形式予以记录。

（1）学习小组分工

首先每个PBL学习小组要进行分工，具体包括组长、副组长、记录员、资料保管员和报告员的角色。组长：主持小组讨论及学习活动，协调意见，掌握学习进度。副组长：必要时代理组长职务，同时负责整理学习资料并负责提交。记录员：记录小组每次讨论的内容并填写相应表格和上传档案。资料保管员：将学习资料整理好，放入小组档案夹保管，并负责录音保管。报告员：将小组讨论成果向全班报告。

（2）制订学习计划表

学习计划表中主要记录以下几方面内容：①关于问题，已知哪些事实（知识）。此项目逐条记录小组同学提出的已知事实。②关于问题，我们还要知道什么。此项目逐条记录小组同学提出的待学习的知识项目。③我们想要怎么解决问题。此项目逐条记录小组同学提出的行动计划。④小组学习活动的步骤。此项目按每一步骤的执行先后顺序，记录各步骤的执行时间、内容、负责人和预期目标等信息。⑤小组学习的预期成果。可以是整理资料撰写专题报告、调查访问撰写调研报告、实验研究撰写实验报告或其他形式的一种或多种。

（3）学习过程管理

各学习小组应结合学习过程，填写并提交资料收集记录表和小组讨论记录表等学习过程资料。资料收集记录表应记载资料标题、发表时间、来源出处（书刊名或网站地址）及资料收集者等信息。小组讨论记录表应记载讨论时间、地点、参与人、讨论主题、记录人、发言人和发言内容等信息。

（三）药理学课程 PBL 的成果评价

PBL 评价可针对内容、过程与结果三个维度，采用自评、互评与教师评价三种方式进行。针对内容的评价主要是考量参考资料的真实性、可靠性、时效性、相关性和权威性；针对过程的评价主要是考量个人贡献、参与态度、学习的方法与技能等；针对结果的评价主要是考量问题解决方案的全面性、科学性和合理性等。自评、互评和教师评价均通过量化评价的方式进行。

1）自评方法。自评时主要针对以下 5 个方面的内容进行：我对本次学习活动所持有的态度；我和小组其他同学的互动情况；我在小组中的团队合作情况；我对各项小组活动的准备情况；我对整个学习活动所投入的精力和时间管理。

对上述 5 个方面的内容分别进行分等级（优、良、中、待改进）自我评价后，请每位学生对自己的学习评分（百分制）。

2）互评方法。互评时，每位小组同学对小组其他人进行分等级评价。例如，对学习活动持有高度积极的正面态度，总是会聆听、分享和支持组内的其他同学，一定会参与讨论，提出重要的意见，能事先做好充分准备，时时都能全身心投入，积极主动，不会拖延，可以评价为优等。依据这样的描述办法，将互评评价予以量化。为了防止学生在互评环节给小组内每位同学打高分，可以规定一组内总分为 100 分，再根据一定的比例予以量化。

3）教师评价方法。教师评价包括形成性评价和总结性评价两个方面。形成性评价主要依据各记录表、其他档案资料和日常观察过程中所记录的每位学生的学习过程情况予以评分；总结性评价主要对各小组所提交的学习报告进行评分。两项分值按一定的比例进行加权平均，得出最终每位学生的教师评价分。

上述评价方法所得的分值再按一定的比例加权平均（必要时进行修正），得出每位学生的学习成果评价结论。

2.8 以团队为基础的教学法

2.8.1 内涵

团队（team）是指由基层和管理层人员组成的一个共同体，它合理利用每个成员的知识和技能协同工作，解决问题，达到共同的目标。以团队为基础的学习（team-based learning，TBL）是美国教育学家 Michaelsen 在以问题为基础的学习（problem-based learning，PBL）的基础上进行改革创立的一种有助于促进学习者团队协作精神的新型教学模式。

医学教育方面将团队教学分别归为教师团队与学生团队。教师团队在设计教学模式和教学内容方面需要凝聚团队不同教师的教学目标并通过共同设计的模式来实现团队的教学目标。学生团队则以完成教师或教师团队布置的任务来达到共同的团队目标。

2.8.2 特点

团队源于管理学，它的构成要素包括目标、人、定位、权限、计划。团队与群体的根本差别在于团队目标的一致性。一般根据团队存在的目的和拥有自主权的大小将团队分为5种类型：问题解决型团队、自我管理型团队、多功能型团队、共同目标型团队、正面默契型团队。

医学教育方面的团队类型与管理类的团队类型不完全相同，其种类主要以问题解决型团队和正面默契型团队为主。在共同完成教学布置任务时，通过涉及的问题进行团队分类，并根据教学问题的提出与解决，完成教学目标。正面默契型团队主要体现在教师团队与学生团队内不同角色承担的任务，并通过默契合作，实现完成任务的可能性。

2.8.3 案例分析一

TBL教学法在药学专业分析化学课程教学中的应用（闫晋晋等，2016）

TBL教学法有别于灌输式教育，它是通过以知识为载体促进团队精神的形成，该教学手段体现了以学生为中心的教育理念，是一种主动式、具有创造性和灵活性的教学方式。

（一）资料

一般资料。在药学系2015级三年制药学专业专科生中根据年龄、成绩等采用区组随机化分组法随机选取1班（研究组）和2班（对照组）学生70名，每组35名。挑选2名教师各负责1个班的分析化学课程中高效液相色谱法（HPLC）原理一节的授课。两组学生的年龄为17~19岁，2名教师在日常教学工作中同行互评及学生评教成绩均为良好。两组学生的年龄、通识课程、专业基础课程成绩及2名教师在日常教学工作中同行互评及学生评教成绩比较，差异均无统计学意义（$P>0.05$）。

（二）教学方法

对照组采取传统讲授法，课堂学习以传统基于语言传递为主的教师PPT方式授课。发放的课前预习资料、课后测试内容和时间均与研究组相同。研究组采取TBL教学法：①确定学习团队。将TBL教学班的学生分为6个团队，根据上一学期考试成绩将学生按成绩优秀、良好和较差平均分配到各团队中，每个团队选1名具有领导力的学生作为队长，负责组织学生讨论。②组织课前预习。在进行HPLC原理一节TBL教学前1周，教师根据课程标准，向各团队发放资料和相关文献，由队长组织队员完成预习，并倡导学生自主制作多媒体课件用于课堂讲述。③课堂教学阶段。TBL教学开始后教师向团队提出3种问题：基本问题、拓展问题和案例分析问题，从团队内部讨论开始，然后由团队叙述汇报。如有不同意见或需完善之处可由其他学生以辩论的形式进行补充。教师的重点放在引导学生讨论方面，同时将学生向深层理解和全面考虑问题方面引导，尽量不直接讲授。教学过程结束前发放HPLC原理测试试题进行测试。④课后汇总思考。教师点评各团队合作情况、学习过程情况、存在问题及不足等。

（三）效果评价

授课结束后由教师对两组学生进行测试，由同1名教师进行评分、统计成绩。将考试成绩进行统计分析，并向研究组学生发放关于教学效果的调查问卷，问卷内容包括TBL教学法是否能有效提高学生的自主学习能力、独立分析问题和解决问题能力、团队协作及人际沟通能力等，满分为100分。发放调查问卷35份，回收35份。

（四）统计学处理

应用SPSS23.0统计软件进行数据分析，计量资料以$\bar{x}\pm s$表示，采用t检验；计数资料以率或构成比表示，采用 χ^2 检验。$P<0.05$ 为差异有统计学意义。

（五）结果

两组学生成绩比较：研究组学生的学习成绩 [（80.08±5.64）分] 明显高于对照组 [（68.47±5.69）分]，差异有统计学意义（$t=3.376$，$P<0.05$）。研究组学生对 TBL 教学法的教学效果评价：TBL 教学法能有效提高学生的自主学习能力、独立分析问题和解决问题能力、团队协作及人际沟通能力等，见表 3-13。

表 3-13　35 名研究组学生对 TBL 教学法教学效果评价（n）

调查项目	80~90 分	90~100 分	100 分
能有效提高学生自主学习能力	4	6	25
能提高独立分析问题和解决问题能力	7	4	24
能提高团队协作及人际沟通能力	9	6	20

2.8.4　案例分析二

浅谈小组合作式教学法在高职药物分析课程中的应用（兰琳琳等，2015）

一、小组分工合作学习的必要性

小组分工合作学习法是指小组成员一起分工合作并完成预定目标。它是以小组为单位来进行的一种教学活动，基本条件是小组成员共同参与、小组成员共同承担工作。每个人目标的实现取决于集体的目标是否完成，成果是群体共同所有的。高职药物分析课程中引入小组分工合作学习法，通过以学生积极主动地学习、成员之间的分工合作、组组合作及师生合作的学习模式，可以使学生高效率地完成学习任务，同时提高学生的学习兴趣和自主学习能力、集体合作意识、良好的语言表达与相互交流能力等，并达到提升教学质量与教学效果的目的。

二、小组分工合作教学的课堂教学过程设计

第一，教学内容及教学目标。根据高职药剂专业的培养计划、学生特点、课程特点等，我们可以选择学生自己学习的知识主题。我们可以尝试小组分工合作教学，其主要内容为：芳酸类代表药物——阿司匹林及其片剂（肠溶片）的分析；胺类代表药物——盐酸普鲁卡因及其注射液的分析；苯胺类代表药物——对乙酰氨基酚及其片剂的分析等。每个单元理论课程安排 2 学时。每个选择的知识均有对应的学习目标，其中包含知识、能力和情感等三大目标，并找出其重难点内容。

第二，小组成立。根据本专业学生的专业课基础、学习自主性、能力素质等，同时还要考虑男女生的性格差异、实践能力差异等因素，由教师与班干部共同讨论把全班学生分成若干个学习小组，每组成员 6 人，并让学生自己设立相应的组名。再由每个小组成员自行选举出该小组组长与记录人员，小组组长主要管理小组学习中的各项事务。教师必须在课前对负责人员进行这种自主学习模式的辅导。

第三，学习准备。教师提前一周通过药物发展史、发现史、社会热点问题、前沿问题或生活案例等来介绍药物，并提出若干问题，调动学生的学习积极性，让学生怀着好奇心投入小组学习中。与此同时，还应该把课程的学习目标、重点、难点、提出的问题和练习题准备好分给每个成员。

第四，学习过程。学习小组通过教师印发的学习资料进行学习，过程主要包括 3 小步：自主学习、合作讨论、得出结论。首先，在上课前学生需要做好以下准备工作：阅读教材与参考资料，上网查出相关的文献资料并提出质疑。有必要时教师要对学生进行指导并检查其完成的情况，这样有利于接下来学生在课堂上的主动发言，也有利于组员之间、小组之间的互相讨论。其次，在学习结束后，小组组长应该起到领导作用，带领大家针对资料中的各种练习题及大家提出的一系列问题进行深入讨论，同时总结出新的问题，另外由记录员来进行详细记录并检查。最后，要把学习的结果用文字的形式写出来。例如，本节课的主要内容：药物的名称、结构、分子式和分子质量、药理作用和用途；结构特点和性质；鉴别；检查；含量测定结果；新的问题。

第五，课堂教学。教师在全体学生中抽出一组，把他们小组学习的具体过程展示给大家，然后让另外的小组提出问题，进行补充和点评，教师的作用是把学生未能深刻理解或未解决的问题进行精讲，以此来提高学生的能力，深化学生对知识的理解。

第六，学习检测与反馈。教师通过课堂检测，既能及时检查与掌握学生的学习情况，又能及时将不足之处反馈给学生，这样就能做出相应的教学调整。在药物分析的教学评价及考核上应体现过程性、多元性等。对于小组合作式教学法也可以应用于这个过程之中。具体方法是：①对学生在课堂上的情况进行记录；②对学生的各项作业做好统计及反馈；③布置学生课下搜集与本课程相关资料并进行分析等。然后根据学生的总体表现进行评价，并按照一定的比例来计算总成绩。这种做法的目的是提高学生的积极性与参与度，鼓励学生把合作学习更好地运用于学习中。

第七，学习成果评价。根据课程设置来设计每组成员的具体考核与评价内容，主要包括回答提问、提出疑问、补充内容、点评要点的次数等。对于大家每次的考查成绩，由教师指定人员做好记录并做相应公布，评选出优胜奖获得者，然后在班级公开进行奖励，并在平时成绩中给予加分。

在药物分析课程教学中运用这种小组合作的学习模式，既能调动学生的主动性和积极性，又能通过这种创新的学习模式，激发学生对新知识的渴望及兴趣。合作的学习模式是以学生为主体的，教师在其中只起到指导作用，学生自身的理解及独特的理念相互组合，就能产生适合自己的学习方法，再与积极的学习态度相融合，这样多数学生的学习都能得到很大提高。

除此之外，教材的选择要合适。必须根据教学大纲、人才培养计划、课程特点及各院校学生的学情，由教师对教材进行筛选甄别。使用各种方法，调动学生的学习积极性，提高学习兴趣，培养学生的自主学习能力。在合作学习的模式下，未预先预习的学生，在合作交流时会出现融入不到大家的讨论中的情况，这样的话这种学习模式就无法进行，推展不开。因此，通过什么方法提高学生的自主学习积极性就很重要，需要教师在备课时予以注意。也可提前创设好一些情景来提高学生自主学习的兴趣。评价及考核都应该以公平为前提，如果评价与考核不公平、不公正，这种学习模式就无法真正运用于教学中，也就只能是纸上谈兵。所以，我们应以物质奖励和加分奖励等来激励学生在学习过程中发挥主动性和积极性。

2.9　其他教学方法

2.9.1　联想教学法

联想教学法主要是根据知识点之间的内在联系，充分调动学生的联想能力，发挥学生的想象力，将知识与现实生活中的实际情况进行有机融合，以达到简单高效的学习目的。例如，在药理学教学过程中，教师通过诗词的方式，以口诀的形式，使学生消化和理解药理学的主要药品特征。

（1）拟胆碱药

拟胆碱药分两类，兴奋受体抑制酶；匹罗卡品作用眼，外用治疗青光眼；
新斯的明抗酯酶，主治重症肌无力；毒扁豆碱毒性大，作用眼科降眼压。

（2）阿托品

莨菪碱类阿托品，抑制腺体平滑肌；瞳孔扩大眼压升，调节麻痹心率快；
大量改善微循环，中枢兴奋须防范；作用广泛有利弊，应用注意心血管。
临床用途有六点，胃肠绞痛立即缓；抑制分泌麻醉前，散瞳配镜眼底检；
防止"虹晶粘"，能治心动缓；感染休克解痉挛，有机磷中毒它首选。

（3）东莨菪碱

镇静显著东莨菪碱，能抗晕动是特点；可治哮喘和"震颤"，
其余都像阿托品，只是不用它点眼。

（4）肾上腺素

α、β受体兴奋药，肾上腺素是代表；血管收缩血压升，局麻用它延时间，
局部止血效明显，过敏休克当首选，心脏兴奋气管扩，哮喘持续它能缓，
心跳骤停用"三联"，应用注意心血管，α受体被阻断，升压作用能翻转。

（5）去甲肾上腺素

去甲强烈缩血管，升压作用不翻转，只能静滴要缓慢，引起肾衰很常见，
用药期间看尿量，休克早用间羟胺。

（6）异丙肾上腺素

异丙扩张支气管，哮喘急发它能缓，扩张血管治"感染"，血容补足效才显。
兴奋心脏复心跳，加速传导律不乱，哮喘耐受防猝死，甲亢冠心切莫选。

（7）α受体阻断药

α受体阻断药，酚妥拉明酚苄明，扩张血管治栓塞，血压下降诊治瘤，
NA释放心力增，治疗休克及心衰。

（8）β受体阻断药

β受体阻断药，普萘洛尔是代表，临床治疗高血压，心律失常心绞痛。三条禁忌记心间，哮喘、心衰、心动缓。

（9）传出 N 药在休克治疗中的应用

药物的种类

抗休克药分二类，舒缩血管有区分；正肾副肾间羟胺，收缩血管为一类；
莨菪碱类异丙肾，加上α受体阻断剂；还有一类多巴胺，扩张血管促循环。

常见休克的药物选用

过敏休克选副肾，配合激素疗效增；感染用药分阶段，扩容纠酸抗感染，

早期需要扩血管，山莨菪碱为首选；后期治疗缩血管，间羟胺替代正肾。

心源休克须慎重，选用"二胺"方能行。（说明："二胺"指多巴胺和间羟胺。）

（10）局麻药

丁卡表麻毒性大，普卡安全不表麻；利多全能腰慎选，室性律乱常用它。

（11）镇静催眠药

镇静催眠巴比妥，苯二氮䓬类安定；抗惊抗癫抗焦虑，中枢肌松地西泮。

剂量不同效有异，过量中毒快抢救，洗胃补液又给氧，碱化尿液促排泄。

（12）抗癫痫药的选用

癫痫小发作，首选乙琥胺；局限发作大发作，苯妥英钠鲁米那；

卡马西平精神性，持续状态用安定；慢加剂量停药渐，坚持用药防骤停。

（13）抗精神病药

精神病药氯丙嗪，阻断受体多巴胺，镇静止吐兼降温，人工冬眠显奇效，

长期用药毒性大，震颤麻痹低血压。

（14）镇痛药

吗啡镇痛药，很强成瘾性；呼吸抑制重，慎重选择用；

镇痛作用灵，心性哮喘停；过量要中毒，拮抗纳洛酮。

（15）解热镇痛药

乙酰水杨酸，抑制 PGE；解热又镇痛，抗炎抗风湿；

抑制血小板，防治血栓塞；不良反应多，"为您扬名先"。

（16）中枢兴奋药

中枢兴奋药两类，兴奋大脑咖啡因，尼可刹米洛贝林，作用部位在延髓；

主治呼吸抑制症，小儿宜选洛贝林，吗啡中毒可拉明，剂量过大要人命。

（17）抗高血压药

中枢降压可乐定，对抗末梢利血平，α-R 阻断哌唑嗪，血管扩张"肼哒嗪"，

利尿降压氯噻嗪，"紧张转化"卡普利，强扩动静硝普钠，危象心梗才选它，

联合阶梯个体化，肺、肝、肾功要详查。

（18）抗高血压药选用

伴有冠心心绞痛，禁止使用胍和肼，普萘洛尔硝苯啶，降低血压抗心痛。

脑血管，有疾病，不能使用胍乙啶；肾功能，有减退，禁用心卡胍乙啶，

可用多巴可乐定。伴溃疡，可乐定，精神病，血压升，首先考虑利血平。

（19）抗心绞痛药

抗心绞痛药三类，硝酸甘油扩血管，阻钙内流硝吡啶，阻断 β-R 心得安；

增加血供降氧耗，联合用药效力添。

（20）抗心律失常药

抗心律药很复杂，心电生理统率它。三种离子钾钠钙，三类药物好分家。

降低自律消折返，失常原理两句话。缓慢失常阿托品，室律不齐"利卡因"。

房颤房扑地高辛，心颤中毒苯妥英。β-R 阻断室上性，阻钙内流异搏定。

"房室交界"它能正，胺碘酮，效全能。

（21）强心甙

强心甙类慢中快，增强心力游离钙；正性肌力最根本，心力衰竭适应证；
减慢心率和传导，房颤房扑阵发性；毒性反应三方面，心律失常要送命；
维持疗法地高辛，禁钙补钾牢记心。

（22）抗凝血药

血栓疾病需抗凝，肝素作用强快灵，抗凝适用体内外，鱼精蛋白拮抗快，
双香豆素仅体内，过量中毒加 VK，枸橼酸钠用体外，大量输血防低钙。

（23）止血药

凝血酶原缺乏症，选用 VK 来纠正；Ⅱ、Ⅶ、Ⅸ、Ⅹ合成多，肝功不良减效果。
注射垂体后叶素，好比内科止血钳；门脉高压肺咯血，收缩血管显效果；
尿崩症状可治疗，心脏血管注意到。纤溶亢进出血症，氨甲苯酸可纠正；
作用较强毒性低，血栓形成要注意。

（24）利尿药

利尿药物强中弱，作用肾脏钠排出；严重水肿肾衰竭，宜选速尿来救急；
中效双克常用到，心性水肿效果好，留钾利尿弱效差，各型水肿伍用它；
强中谨防'四一症'，弱效注意钾过剩。

（25）抗过敏药

H_1 受体阻断药，苯海拉明是代表；皮肤黏膜过敏症，选用此药可纠正；
治疗失眠和止吐，作用较强正对路；不良反应比较少，口干嗜睡常见到。

（26）抗酸药

抗酸药物复方多，互纠缺点增效果；中和胃酸护黏膜，局部作用显效果。

（27）导泻药

硫酸镁，竣泻剂，用法不同作用异；口服泻下与利胆，排便排毒又排虫；
注射降压抗惊厥，用于子痫破伤风；局部热敷消肿痛，未化脓者方可用；
经期孕妇应慎重，肾功减退选钠盐；过量中毒勿惊恐，钙盐拮抗解毒用。

（28）镇咳药

中枢镇咳可待因，无痰干咳效果灵，呼吸抑制易成瘾，安全有效咳必清。

（29）祛痰药

恶心祛痰氯化铵，兴奋迷走稀释痰；黏痰溶解痰易净，硫键断裂痰变性；
前药口服后局部，合理选用不延误。

（30）平喘药

平喘药物氨茶碱，抑制酯酶效果显；松弛气管平滑肌，急慢哮喘可防治；
强心利尿兴奋脑，控制用量很重要。

（31）子宫兴奋药

选用子宫兴奋药，掌握剂量很重要；相对安全缩宫素，产前产后均适宜；
麦角制剂产后用，亦可治疗偏头痛。

（32）抗甲状腺药

内科治疗甲亢病，主要选用硫脲类；过氧化酶受抑制，生效缓慢疗程久；

药物减少粒细胞，定期查血很重要；甲亢危象手前术，需加大量卢戈液；
防治地甲小量碘，对抗甲亢大剂量。作用高峰两周到，应用注意"碘感冒"。

（33）胰岛素

各型重症糖尿病，必须补充胰岛素；降糖作用快而强，促进血糖入细胞；
增加利用和贮藏，糖原分解异生少；来源减少血糖降，须防休克低血糖。

（34）口服降血糖药

两类口服降糖药，作用特点慢而弱；胰岛功能丧失掉，磺酰脲类即无效；
苯乙双胍尚对路，不能替代胰岛素。

（35）X线造影剂

X线造影剂，临床应用碘钡气；胃肠造影硫酸钡，胆肾造影用碘剂；
肝肾功能检查药，磺溴酚钠酚磺酞；需要检查心血管，荧光素钠偶氮蓝；
如要检查胃功能，选用五肽胃泌素；空气氧气能显影，妇科造影都用其。

（36）青霉素

窄谱杀菌青霉素，竞争菌体转肽酶；黏肽合成受干扰，阳性细菌杀灭掉；
过敏反应危险大，一问二试三观察。

（37）氨基甙类

氨基甙类杀菌剂，抑制菌体蛋白质；对抗阴性杆菌灵，链卡还治结核病；
耳肾毒性最严重，控制剂量定慎用。

（38）链霉素

链霉素，易抗药，迅速持久程度高。一般感染已少用，配伍用药增疗效。
联合异烟肼，治疗结核病；配合青霉素，心内膜炎停；
合用四环素，治疗布氏病；伍用 SD，鼠疫兔热病。

（39）红霉素

大环内酯红霉素，碱性环境增效果；青红合用不对路，盐析现象须记住，
林红竞争结合点，四红合用增肝毒。

（40）四环素抗菌谱

二菌四体一虫灵，基本无效伤绿结。

（41）磺胺类抗菌谱

二菌一体和一虫，外加结核与麻风。

（42）磺胺类不良反应预防。

碱化尿液多饮水，定期检查尿常规。

（43）抗结核病药

对抗结核异烟肼，作用三强各型灵；耐药快速毒性低，影响神经加 VB。

（44）消毒防腐药

消毒防腐九类药，酚醇醛酸卤素类；氧化染料重金属，还有表面活性剂；
抑制杀灭微生物，选择外用勿内服。

（45）抗疟药

控制疟疾用氯喹，根治须加伯氨喹。进入疟区怎么办，乙胺嘧啶来防范。
伯氨喹啉毒性大，特异体质慎用它。

抗疟药的作用机制

氯喹奎宁红内期，乙胺嘧啶红。

氯喹的不良反应

不良反应比较少，头痛耳鸣胃肠道；长期用药易蓄积，须注意血、心、眼。

（46）甲硝唑

甲硝唑药作用灵，原虫滴虫厌氧菌。肠内肠外阿米巴，效果良好首选它。

（47）有机磷中毒解救

有机磷中毒症状三，中枢 M 样骨骼肌，解救用药要适当，N 样症状解磷定，

外周中枢阿托品，早期足量反复用。

2.9.2 对比教学法

对比教学法是基于比较法的研究范式之一。比较法是一种自然科学或社会科学的研究方法。在教学方法中，对比教学法更多适用于对于同类或差异较大内容的直接对比，目的在于通过查找研究对象的相同点和不同点，获取详细的学科知识，掌握不同学科之间的关联性。在药理学较为复杂的学科知识点中，对比分析与记忆知识的同异性，可利于学生对知识点的掌握。药理学知识的对比研究如下所示。

（1）药物使用时的禁忌对比

1）应用阿米卡星时不吸烟；

2）应用阿米卡星时少食醋；

3）应用尼索地平时不饮葡萄柚汁；

4）应用洛伐他汀时不饮葡萄柚汁。

（2）常用药物的不良反应对比

1）服用卡托普利可能引起血钾升高；

2）服用呋塞米可能引起血钾降低；

3）服用利血平可能引起心动过缓；

4）服用螺内酯可能引起血钾升高；

5）服用氨氯地平可能引起面部潮红；

6）服用维拉帕米可能引起房室传导阻滞。

（3）胰岛素长中短效对比

1）属于超短效胰岛素的是门冬胰岛素；

2）属于短效胰岛素的是普通胰岛素；

3）属于中效胰岛素的是低精蛋白锌胰岛素；

4）属于超长效胰岛素的是甘精胰岛素。

（4）引起驾驶员危险驾驶的药物对比

1）可以引起驾驶员嗜睡的药品是奥美拉唑

2）可以引起驾驶员眩晕或出现幻觉的药品是右美沙芬和金刚烷胺；

3）可以引起驾驶员多尿的药品是阿米洛利和吲达帕胺；

4）可以引起驾驶员视物模糊的药品是布洛芬和吲达帕胺；

5）可以引起驾驶员定向力障碍的药品是雷尼替丁和避孕药；

6）可以引起驾驶员嗜睡的药品是氯苯那敏。

（5）引起驾驶员危险驾驶的温度对比

1）直肠温度超过 37.6℃；

2）口腔温度超过 37.3℃；

3）腋下温度超过 37℃。

（6）常用解毒药的对比

1）有机磷酸酯类中毒可以使用解磷定＋阿托品；

2）阿托品中毒可以使用毒扁豆碱；

3）巴比妥类药中毒可以使用碳酸氢钠；

4）去甲肾上腺素外漏处理可以使用酚妥拉明局部注射对抗；

5）吗啡中毒可以使用纳洛酮；

6）洋地黄毒苷中毒可以使用考来烯胺；

7）地高辛急性中毒可以使用地高辛抗体 Fab 片段；

8）肝素过量可以使用鱼精蛋白；

9）华法林过量可以使用维生素 K；

10）硫酸镁中毒可以使用氯化钙或葡萄糖酸钙。

（7）药理学主要首选药物对比

1）军团菌病、百日咳、空肠弯曲菌肠炎和支原体肺炎的首选药是红霉素；

2）金黄色葡萄球菌骨髓炎的首选药是克林霉素；

3）急慢性骨髓炎、化脓性关节炎的首选药是第三代氟喹喏酮类药物；

4）斑疹伤寒、鼠型斑疹伤寒、再燃性斑疹伤寒、立克次体病和恙虫病的首选药是多西环素；

5）伤寒、副伤寒病的首选药是氯霉素；

6）可替代氯霉素作为治疗伤寒病的首选药是第三代氟喹喏酮类药物；

7）治疗全身性深部真菌感染的首选药是两性霉素 B；

8）艾滋病的首选药是齐多夫定；

9）流行性脑脊髓膜炎的首选药是磺胺嘧啶；

10）各种类型结核病的首选药是异烟肼；

11）控制疟疾症状的首选药是氯喹；

12）疟疾病因性预防的首选药是乙胺嘧啶；

13）控制复发和阻止疟疾传播的首选药是伯氨喹；

14）蛲虫单独感染的首选药是恩波维铵；

15）阴道滴虫和阿米巴原虫感染的首选药是甲硝唑；

16）防止和逆转心衰患者心肌重构的药物是血管紧张素转化酶抑制剂（ACEI）；

17）高效、广谱、低毒的抗肠虫药是阿苯哒唑；

18）过敏性休克的首选药是肾上腺素；

19）癫痫持续状态的首选药是地西泮；

20）癫痫大发作的首选药是苯妥英钠；

21）精神运动性发作的首选药是卡马西平；

22）防治小发作的首选药是乙琥胺；

23）小发作合并大发作时的首选药是丙戊酸钠；

24）强心苷中毒引起的窦性心动过缓和房室传导阻滞的治疗药物是阿托品；

25）强心苷中毒引起快速性心律失常的首选药是苯妥英钠；

26）防治急性心肌梗死并发室性心律失常可以使用利多卡因；

27）唯一能抑制尿酸合成的药物是别嘌醇；

28）阵发性室上性心动过速的首选药是维拉帕米；

29）伴有糖尿病、左心室肥厚、左心功能障碍及急性心肌梗死的高血压患者的首选药是 ACEI；

30）治疗轻、中度心源性水肿的首选药是氢氯噻嗪；

31）治疗脑水肿、降低颅内压安全而有效的首选药是甘露醇；

32）醛固酮升高引起的顽固性水肿的治疗药物是螺内酯；

33）治疗精神分裂症的一线药物是利培酮；

34）治疗躁狂症的基本药物是碳酸锂；

35）心绞痛最有效的药物是硝酸甘油；

36）变异型心绞痛最有效的药物是钙通道阻滞药。

（8）药理学主要药物相互作用对比

1）巴比妥类——肝药酶诱导剂——加速自身、其他药物代谢

① 降低对乙酰氨基酚的疗效，增加肝中毒危险。

② 降低糖皮质激素、洋地黄类、环孢素、奎尼丁、三环类抗抑郁药的疗效。

③ 与抗凝血药合用——抗凝作用减弱。

2）祛痰药

① 避免与可待因、右美沙芬、复方桔梗片合用——痰液堵塞气管。

② 乙酰半胱氨酸减弱，青霉素、头孢菌素、四环素弱抗菌活性，必须使用时，可间隔 4h 或交替用药。

3）平喘药 β2 受体激动剂

与茶碱合用，增强支气管平滑肌的松弛作用，不良反应也加重。

4）茶碱类

① 与糖皮质激素协同——尤适用于预防夜间哮喘发作和夜间咳嗽。

② 与普萘洛尔——拮抗。

5）质子泵抑制剂

① 氯吡格雷能引发胃灼热、胃溃疡，应用质子泵抑制剂减轻症状。

② 奥美拉唑、兰索拉唑，明显降低氯吡格雷疗效——泮托拉唑。

6）铋剂

替丁类、拉唑类——使胃酸分泌减少，干扰硫糖铝、铋剂吸收。

7）米力农

米力农可加强洋地黄的正性肌力，故应用期间不必停用洋地黄。

8）硝酸酯类

① 与抗高血压药、扩张血管药合用——体位性降压作用增强。

② 禁止联合 5 型磷酸二酯酶抑制剂（西地那非）——严重低血压。

③ 与拟交感神经药（去甲肾上腺素、去氧肾上腺素、肾上腺素、麻黄碱）合用——降低本类药的抗心绞痛效应。

④ 增强三环类抗抑郁药的低血压和抗胆碱效应。

9）钙离子拮抗剂（CCB）

① 与 β 阻合用——诱发心动过缓和心力衰竭，加重房室传导阻滞。

② 硝苯地平降低地高辛清除率，使中毒发生率增加。

③ 硝苯地平不得与利福平合用——降低硝苯地平的作用。

10）血管紧张素受体阻滞药（ARB）

与钾剂或留钾利尿剂合用，可能引起血钾升高。

11）他汀类

① 与红霉素类、酮康唑、环孢素合用，增加他汀类药的代谢，使血药浓度升高，肌毒性风险增加。

② 与烟酸、吉非贝齐、贝特类合用，横纹肌溶解和急性肾衰竭的发生率增加。

12）贝丁酸类

① 与他汀类、烟酸及其他同类药合用，可增加横纹肌溶解症危险，尤其禁止吉非贝齐联合他汀治疗。

② 增强香豆素类抗凝血药的疗效，合用时应减少抗凝血药剂量。

③ 经肾排泄，与免疫抑制剂（环孢素）等具肾毒性的药物合用时，可致肾功能不全。

13）烟酸

① 与抗高血压药合用——体位性低血压。

② 与他汀类药合用——横纹肌溶解危险。

③ 与异烟肼合用——治疗烟酸缺乏。

14）依折麦布

① 与他汀类药的作用机制互补，联合应用降胆固醇作用显著增强。

② 与非诺贝特联合，可使低密度脂蛋白胆固醇（LDL-ch）降低 20%。

③ 不能与葡萄柚汁合用——血药浓度升高而发生不良反应。

15）促凝血药

① 两种促凝血药合用，应警惕血栓形成。

② 口服避孕药、雌激素、凝血酶原复合物与氨基己酸、氨甲环酸合用，增加血栓形成的危险。

16）双嘧达莫、西洛他唑

① 双嘧达莫与抗凝血药（肝素、华法林）、链激酶、尿激酶、丙戊酸钠、非甾体抗炎药同时使用——出血危险加大。

② 双嘧达莫与阿司匹林合用可增强疗效，宜减量。

③ 西洛他唑与前列腺素 E_1 起协同作用。

17）溶栓药

① 与其他影响凝血的药物合用，可增加出血危险。

② 链激酶、尿激酶与阿司匹林联用，可增加疗效，且不显著增加严重出血的发生率。

18）铁剂

① 维生素 C 与铁剂同服——铁剂吸收增加，但也容易导致胃肠道反应。

② 铁剂与碳酸氢钠、磷酸盐、鞣酸同用——产生沉淀，影响吸收。

19）叶酸 B_{12}

不宜与维生素 C 同服——维生素 C 可能抑制叶酸的吸收，并可破坏维生素 B_{12}，导致叶酸与维生素 B_{12} 活性降低。

20）叶酸

① 甲氨蝶呤、乙胺嘧啶——对二氢叶酸还原酶有较强的亲和力，可阻止叶酸转化为四氢叶酸，从而拮抗叶酸的治疗作用。

② 在甲氨蝶呤治疗白血病等肿瘤时，如使用大剂量叶酸，也会降低甲氨蝶呤的疗效。

21）重组人促红素

与大剂量维生素 C 合用可致心功能受损，维生素 C 只能跟铁剂合用。

22）袢利尿剂

与氨基糖苷类 \ 一、二代头孢菌素 \ 顺铂合用，可加重耳毒性。

23）胰岛素

① 口服降血糖药与胰岛素有协同作用。

② 肾上腺皮质激素、甲状腺素、生长激素能升高血糖，合用时能对抗胰岛素的降血糖作用。

③ β 受体阻断剂可阻断肾上腺素的升高血糖反应，与胰岛素合用时，要注意减少剂量，否则易引起低血糖。

24）钾离子

在低钾血、低镁血条件下，服用阿司咪唑、西沙必利、氟喹诺酮类、奎尼丁等，极易引起尖端扭转型室性心动过速。

25）糖皮质激素

① 地尔硫䓬、酮康唑、伊曲康唑能升高甲泼尼龙的血浆浓度——合用时减少甲泼尼龙用量。

② 与噻嗪类、两性霉素 B 均能促使排钾——合用时注意低血钾。

③ 与水杨酸盐（如阿司匹林）合用——消化性溃疡。

26）雌激素

① 肝药酶诱导剂——加快雌二醇、己烯雌酚的代谢。

② 己烯雌酚与抗凝血药、抗高血压药合用可降低后者的作用。

27）避孕药

① 肝药酶诱导剂——避孕失败。

② 氨苄西林、四环素、复方磺胺异恶唑、氯霉素——阻断避孕药肠肝循环，避孕失败。

28）双磷酸盐

① 与牛奶、抗酸剂、二价阳离子药合用，显著降低其生物利用度。

② 禁止与萘普生合用——肾功能不全。

29）葡萄糖

葡萄糖可诱发或加重洋地黄类强心苷中毒——消耗钾，从而诱发或增强地高辛的毒性——预防：补钾。

30）氨基酸

① 精氨酸与谷氨酸钠、钾联用——增加治疗肝性脑病的疗效。

② 精氨酸可使细胞内钾移至细胞外，与螺内酯联用——高钾血症。

31）青霉素

① 与氨基糖苷类——两药不能置于同一容器内给药。

② 可增强华法林的抗凝作用。

③ 丙磺舒、阿司匹林、吲哚美辛、保泰松、磺胺类——减少青霉素类的肾小管分泌而延长其血浆半衰期。

32）三十二、红霉素类

① 与氯霉素、林可霉素合用，竞争结合位点，产生拮抗作用。

② 红霉素、红霉素酯化物、克拉霉素可抑制肝药酶，与卡马西平、丙戊酸、芬太尼等合用，可增加上述药的血浆浓度。

③ 阿奇霉素可增强抗凝血药的作用，合并使用时，应严密监测凝血酶原时间。

④ 服用抗酸剂或 H_2 受体阻断剂后即服本品——增加吸收。

33）四环素

① 与碳酸氢钠、钙剂、镁剂或铁剂合用，吸收减少。

② 与麦角生物碱或其衍生物同时给药时，会增加麦角中毒的风险。

③ 降低凝血酶原活性，接受抗凝药治疗需要减少抗凝血药的剂量。

34）克林霉素

① 本类药具神经肌肉阻断作用，与抗肌无力药合用时将导致后者对骨骼肌的效果减弱——加大后者的剂量。

② 与麻醉性镇痛药合用，呼吸抑制作用可累加，有导致呼吸抑制。延长或引起呼吸麻痹的可能。

35）多肽类

① 糖肽类与氨基糖苷类等合用，可增加耳及肾毒性。

② 糖肽类与抗组胺药等合用时，可能掩盖耳毒性症状。

③ 多黏菌素与磺胺药、甲氧苄啶、利福平、半合成青霉素合用会增强多黏菌素类的抗菌作用。

36）氯霉素

① 可拮抗维生素 B_{12} 的造血作用，因此两者不宜同用。

② 与维生素 B_6 同用时，后者的剂量应适当增加。

③ 与苯妥英钠合用，使后者作用增强或毒性增加，故须减少剂量。

37）氟喹诺酮类

① 与非甾体抗炎药同服可致中枢神经系统兴奋和惊厥危险性增大。

② 糖尿病患者同时并用口服降糖药或胰岛素，会引起血糖紊乱。

③ 与茶碱类、咖啡因、华法林同用，可使上述药物血浓度升高。以依诺沙星的作用最显著。

38）呋喃妥因

① 与肝毒性、神经毒性、可致溶血药物合用，增加毒性。

② 丙磺舒、苯磺唑酮可抑制呋喃妥因的肾小管分泌，致后者血浆浓度升高，尿浓度降低，疗效减弱，丙磺舒等的剂量应予调整。

39）甲硝唑

抑制华法林等抗凝血药代谢，加强它们的作用。

40）磺胺类药

① 可干扰青霉素类药的杀菌作用，应避免两类药同时应用。

② 甲氧苄啶——不宜与抗肿瘤药合用，骨髓抑制。

41）其他抗生素

① 磷霉素——与 β 内酰胺类、氨基糖苷类药具有协同作用。

② 利奈唑胺——与选择性 5-羟色胺再摄取抑制剂合用时，可能发生 5-羟色胺综合征。

③ 夫西地酸——不能与他汀类药联合使用，发横纹肌溶解症。

42）利福平

促进雌激素代谢，降低口服避孕药作用——改用其他避孕方法。

43）其他抗结核药

① 吡嗪酰胺：与别嘌醇、秋水仙碱、丙磺舒、磺吡酮合用可增加血尿酸浓度而降低上述药物对痛风的疗效。

② 对氨基水杨酸钠——可增强抗凝血药的作用。

44）两性霉素 B

① 与下列药物有协同作用，会增强相应的毒性反应：洋地黄（低钾）、氟胞嘧啶、氨基糖苷类、抗肿瘤药、卷曲霉素、多黏菌素、万古霉素等（肾毒性）。

② 应用尿液碱化药——增强两性霉素 B 的排泄，减少肾小管酸中毒。

45）抗疟疾药

① 氯喹＋伯氨喹——根治间日疟。

② 伯氨喹不宜与具有溶血作用和抑制骨髓造血功能的药物合用。

（9）药理学名字相近的主要药物作用对比

1）盐酸小檗碱片：治疗肠道感染。

2）盐酸小檗胺片：用于各种原因引起的白细胞减少症。

3）红霉素软膏：用于脓疱疮等化脓性皮肤病、小面积烧伤、溃疡面的感染和寻常痤疮。

4）红霉素眼膏：用于沙眼、结膜炎、睑缘炎及眼外部感染。

5）地巴唑：用于轻度高血压、脑血管痉挛等。

6）他巴唑（甲巯咪唑）：抗甲状腺药物。

7）消心痛：预防心绞痛发作。

8）心痛定：硝苯地平，用于预防和治疗冠心病心绞痛，特别是变异型心绞痛和冠状动脉痉挛所致的心绞痛。

9）酚酞片：用于治疗习惯性顽固性便秘。

10）酚咖片：用于普通感冒或流行性感冒引起的发热，也用于缓解轻中度疼痛。

11）尼群地平：用于冠心病及高血压，尤其是患有这两种疾病的患者。

12）尼莫地平：扩张血管，改善微循环。

13）阿拉明：间羟胺，抗休克的血管活性药。

14）可拉明：尼可刹米，中枢神经兴奋药。

15）普鲁卡因：局麻药。

16）普鲁卡因胺：抗心律失常药。

17）异丙嗪：抗组胺药，用于各种过敏性疾病，能兼作镇静、安眠药物，并可作为麻醉前给药及冬眠麻醉药。

18）氯丙嗪：抗精神病药，适用于治疗急、慢性精神分裂症，躁狂症，反应性精神病及其他重性精神病。

19）乙酰胺：为氟乙酰胺（有机氟农药）、氟乙酸钠（杀鼠剂）、甘氟（鼠甘伏）中毒的特效解毒剂。

20）乙琥胺：抗癫痫药，为失神小发作首选药。

21）氟尿嘧啶：抗肿瘤药。

22）氟胞嘧啶：抗真菌药。

23）阿糖腺苷：抗病毒药，用以治疗单纯疱疹病毒性脑炎，也用于治疗免疫抑制患者的带状疱疹和水痘感染。

24）阿糖胞苷：抗肿瘤药，主要用于急性白血病。

25）潘生丁：双嘧达莫，护心绞痛药。

26）潘特生：泛硫乙胺，调节血脂药。

27）山莨菪碱：解除平滑肌痉挛，抗胆碱药。

28）东莨菪碱：用于麻醉前给药，震颤麻痹晕动病，躁狂性精神病，解除平滑肌痉挛，抗胆碱药。

29）磷霉素：抑制细胞壁合成的抗菌药。

30）链霉素：氨基糖苷类抗菌药物。

31）安定：地西泮，抗焦虑药。

32）安坦：盐酸苯海索，抗帕金森病药。

33）安宁：甲丙胺酯，催眠药。

34）泰宁：抗帕金森病药卡比多巴／左旋多巴。

35）泰能：抗菌药亚胺培南／西司他丁。

36）泰素：抗肿瘤药紫杉醇。

37）泰特：肝胆疾病辅助用药谷胱甘肽。

2.9.3 微格教学法

微格教学法（路新卫等，2009）起源于 20 世纪 60 年代，是美国斯坦福大学首创的一种培训教师和师范生课堂教学技能的方法。此法由少数学生组成小课堂，以现代教育理论为指导，录像后利用现代多媒体技术由教师和学生讨论，将这些资料进行分析评价，通过技能分解，使学生正确认识自我，及时纠正错误。20 世纪 80 年代这种教学法引入我国，成为"以培养能力为基础的师范教育"的重要方法。

2.9.3.1 微格教学的实施

（1）研究对象

在南方医科大学07级药学专业随机抽取某实验室20人为实验组，相同条件不同批次的一组20人为对照组。实验前，对两组学生进行实验专项技能测试，结果显示无显著性差异。实验组进行微格教学，对照组采用常规实验教学。

（2）研究方法

运用微格教学原理，把无机化学实验分解成实验操作技能、问题分析能力和实验理论掌握情况三个专项技能，并制订评价方案。实验课程结束后，运用统计分析法对实验数据和结果进行分析研究。

2.9.3.2 实验过程的实施

对照组采用传统的实验教学方式，预习（完成实验预习报告）—教师讲解—实验实施—完成实验报告。而实验组再分成两个微格教学组，进行微格教学。首先让实验组学生观看微格教学法技能录像带，然后根据事先设计好的教学内容编写实验教案，最后进入实践活动。实验组学生的实验过程全程录像，实验结束后，实验带教教师和学生共同观看录像并讨论，由学生相互指出对方存在的问题和好的方面，教师总结并示范正确的操作过程，最后学生完成实验报告。

2.9.3.3 微格教学的反馈与评价

实验操作技能由教师根据实验情况当场给分，问题分析能力由实验报告情况综合确定实验组与对照组实验理论平均成绩比较，未见明显差异；但操作技能和分析问题能力成绩统计结果表明，$P<0.05$，两组成绩比较差异显著。

2.9.4 支架式教学法

支架式教学（scaffolding instruction）法是基于心理学家维果茨基提出的"最近发展区理论"建立的教学模式，重点关注教师的引导作用对学生独立探索和建构知识能力的影响，充分调动学生的积极性和主动性。

"支架"是一种形象的比喻，学生的学习过程好比给自己建造"房屋"，教师的教学过程就是搭建必要的"脚手架"，而支架的建立必须以学生的"最近发展区"为基础，以支持学生不断地建构自己的智力水平。第一，搭脚手架，即围绕当前的学习主题，找到适宜的切入点，按照设定的"最近发展区"建立概念框架；第二，进入情境，即将学生引入一定的问题情境；第三，独立探索，即让学生独立探索，包括确定与给定概念有关的各种属性，并将各种属性按重要性大小顺序排列；第四，协作学习，即进行小组协商讨论，最终完成对所学知识的意义建构；第五，效果评价，主要是对学习效果的评价，包括自主学习能力、对小组协作学习的贡献及对所学知识的意义建构（雷英杰等，2016）。

在药学教学过程中，支架式教学法对于药学专业英语课程的教学作用十分明显，有助于实现学生认知结构的迁移，具体如下（雷英杰等，2016）。

（1）搭脚手架——发现问题并建立概念框架

依照支架式教学法的基本环节，在课前准备阶段，教师要充分了解学生的基础英语水平，尤其是日常口语交流和书信交流的能力及对国际学术会议大致流程的熟悉程度，以便因地制宜地为学生搭建学习的"脚手架"。提前向学生介绍国际学术会议在线和中国学术会议在线的网站信息，要求学生自主学习国际学术会议信息的主要内容和会议流程。

（2）进入情境——行动观察并调整教学方案

模拟国际学术会议的主题就是学生的学习情境。在布置任务阶段，教师先简单介绍国际会议的一般流程和会议摘要的写作方法，并提供相似的学术会议资料供学生参考，然后依照自愿原则将学生分成大会组委会和项目组。为保证学生提交的论文摘要的质量，我们会邀请两位本专业的资深教师担任临时的论文评委。

在实践活动中我们发现，学生对于"药物化学"概念的理解有失偏颇，不少人认为药物化学就是药物合成和天然药物分离。词汇和术语是与会征文通知的基础，也是组委会开展工作的前提。

（3）独立探索——分解任务并引导学生自主学习

为有效实施该环节，教师要对情境主题再次进行任务分解。首先，要求所有学生按时提交一份参会论文的英文摘要，在此过程中指导学生列出基本提纲，通过自主探索完成摘要的书写，包括论文题目、研究目的、研究方法、研究结果和结论等要素；然后，要对担任模拟国际会议不同角色的成员进行任务分解。例如，要求组委会指派会议主持人、组织协调者、会议日程安排者、会议论文信息处理员等，项目组成员要指派专人负责信函来往、摘要评审、论文接受与拒绝、大会报告 PPT 制作等工作。

在实践活动中我们发现，学生对相关资料的收集与评估能力非常欠缺。为此，我们将检索步骤和检索方法告诉学生，引导学生充分利用学校图书馆的文献索引，自主检索、搜集相关的文献资料；同时，结合已有经验分享部分免费英文网站，为学生提供一些具有较高学术价值的会议和图书下载网址；更重要的是，教给学生撰写英文学术论文的基本技巧，如选题范围和题目的确定、学术论文篇章结构、常用句式和行文特点等。如果有条件的话，教师还可以引导学生注意篇章组织常用逻辑关系的运用，如比较、对比、因果顺序、优先次序等，以避免撰写的论文出现逻辑混乱和连贯性差的问题。在学生自主学习和独立探索的过程中，教师通过预先设定的教学计划给予学生必要的信息指导，同时及时帮助学生解决出现的问题，合理引导。

（4）分组协商协作学习——组织实施教学

学生按照分工独立探索完成各自的具体任务后，教师要指导学生结合国际会议情境主题，开展组委会和项目组成员之间的沟通与配合，引导小组成员对自主学习的知识进行意义建构，即正式模拟召开国际会议。各小组分别推荐代表 1~2 名，遵照组织协调者制订的程序在课堂上完成事先分派的任务，即会议主持人宣布议题和时间，介绍发言人，并就演讲涉及的学科前沿技术做简短的陈述。3~5 名学生做会议论文 PPT 报告，一般在 10min 左右，并穿插 3~4 个有效提问环节。为确保问题的针对性和交流的持续性，报告过程中允许小组成员当场进行有效的补充和帮助，力争让每位同学都有机会发言或提问，积极参与模拟英语学术交流。在此基础上，教师就存在的主要问题进行点评，同时就学生撰写的学术论文摘要中的普遍性错误进行归纳和总结，最终帮助学生实现对模拟学术会议的意义建构。

在参与互动的整个过程中，学生对模拟国际会议的教学项目很感兴趣，不仅及时提交会议论文摘要，而且积极配合教师的安排，主动完成组委会指派的各项任务，各小组成员间的互助协作意识显著增强了。尽管时间有限，模拟国际会议省略了不少应有的程序和环节，但小组成员间的密切配合和协作还是培养了学生的交际意识，充分发挥了学生的主观能动性，提高了其对所学知识进行意义建构的有效性和灵活性。

（5）效果评价——检验教学实际效果

药学专业英语课程教学最好能够为学生提供一些真实的问题背景，使学生明确感知现实中存在的问题，从而激发其自主学习意识和内在认知动机。以模拟国际学术会议为话题，将支架式教学策略引入专业英语课程的写作教学，实现了语言教学的真实化、情景化，同时锻炼了学生的组织协调能力，学生通过积极参与教学过程提高了英语学术交流能力。从课堂教学氛围看，学生的参与热情高涨，对会议的设计和组织也相当充分。尤其是组委会的学生，进行了多次讨论和排演，并就小组成员分别承担的角色任务和实际效果进行了反复磋商，最终商定1或2名代表进行公开展示。整个模拟国际会议遵照既定的程序顺利完成，学生实现了对所学知识的意义建构。必须指出，模拟会议的教学活动还存在不少问题，需要进一步改进。比如，模拟会议的现场气氛不够活跃，距离真实的场景有一定差距；负责会议的主持人及发言人缺乏英语沟通和交流的实战经验，有些对话衔接不上，出现了"断词"的情况；论文英文摘要的质量较差，存在论文摘要不完整、写作格式不符合要求、语法问题太多、主观意识过强，甚至出现部分抄袭和机器翻译等现象；由于学生人数较多，任务分解和小组分工存在一定的随意性，缺乏系统、科学的评价体系，教学中无法保证客观、公平地评价每位同学的学习效果。教师需要充分听取学生意见，不断改进教学手段和方法，进一步量化和细化评分标准，为进一步改革和完善教学方法提供依据。

2.9.5 抛锚式教学法

抛锚式教学法有时也称"实例式教学法"或"基于问题的教学法"。这种教学方法要求学生到实际环境中去感受和体验问题，而不是听这种经验的间接介绍和讲解。在实际情境中一旦确立一个问题，整个的教学内容和教学进程就被确定了（就像轮船被锚固定一样）。抛锚式教学与情境地学习、情境认知及认知的弹性理论有着极其密切的关系，只是该理论主要强调以技术学为基础的学习。

约翰·布朗斯福特是抛锚式教学理论的主要代表人物。抛锚式教学提出：学习与教学活动应围绕某一"锚"来设计，所谓"锚"应该是某种问题情境地。抛锚式教学法是指通过抛"锚"来创设教学情景，在情境中确定学生要学习的内容，提高学生的自主学习能力和自主探索能力。在中药药剂学中引入抛锚式教学法有助于提高学生的学习兴趣，提高课堂效率和教学质量，弥补传统教学方法中的弊端，促进中药药剂学教学方式的转型。抛锚式教学在中药药剂学中应用的基本过程（王英姿等，2016）如下。

（1）创设情境

根据抛锚式教学法的原理，教师提供一些开放性、生活性、现实性的真实事件和信息，让学生从教师创设、提供的信息中学习相应的专业知识及获得解决问题的方法。例如，讲授中药注射剂一章时，可进行如下情境的创设：中药注射剂具有疗效好、见效快、剂量准确等特点，但由于中药成分复杂、提取纯化不恰当、附加剂用量不合理、药物变质等问题可能会导致中药注射剂在临床应用中产生不良反应，如鱼腥草注射液事件、茵栀黄及生脉注射剂事件等。因此，让学生意识到所选溶剂、加入的附加剂、是否除热源，以及中药注射剂的灭菌及检漏等操作与中药注射剂的质量相关，从而为中药注射剂这一教学内容的讲解创设了一个真实客观的情景，为引入将要讲解的新知识做好铺垫，让学生能够在与现实情况一致或相近的情境中学习，感同身受，达到事半功倍的效果。

（2）确定问题

在开始学习中药注射剂后，教师可以先就中药注射剂的分类，热源的概念、检测方法及去除方法，中药注射剂的溶剂有哪些和各自的质量要求，以及输液剂、注射用无菌粉末、混悬液型注射液、乳状液型注射液等的概念、质量要求、常用的制备方法等问题稍做讲述。然后，教师给出一个中药注射剂的处方。例如，当归 50g，苯甲醇 10ml，氯化钠 8g，注射用水。教师作为帮助者，让学生自主学习有关中药注射剂的问题。例如，如何保证当归原料药的质量稳定；当归的有效成分是什么，应该怎样提取；苯甲醇、氯化钠在处方中的作用是什么；该注射剂的质量指标是什么；用何方法进行含量测定；中药注射剂的刺激性和澄明度问题如何解决等。

（3）自主学习

在这一阶段教师作为引导者，做适当的问题指导，引导学生学习中药药剂学课本、查阅文献、观看有关中药药剂学方面的视频，使学生在独立思考的状态下提高其思维创新能力，增强学生的自主学习能力，而不是直接告诉学生解决问题的方法。学生通过对当归注射剂的学习可以掌握中药注射剂中需要适量加入多种附加剂，如增加药物溶解、帮助主药混悬或乳化、防止主药氧化、减轻药物疼痛和调整渗透压的附加剂及抑菌剂。学生通过自主学习可以将相对简单的问题解决，逐级进入学生所不能解决的难点问题。

（4）交流协作

学生将教师所提问题的答案表达出来，并探讨学生之间对该中药注射剂处方分析的差异及学生自主学习期间发现的新问题，如同一种附加剂在不同注射剂的剂型中作用有何不同，并且还要将多数学生通过书本理论学习所不能彻底解决的问题，如为何有些中药注射剂在灭菌后产生浑浊或沉淀，临床上 100ml 当归注射剂需要加入多少量的氯化钠才能保障注射液等渗和等张及能否同时保障等渗和等张，以及学生遇到的创新性问题进行讨论，发表对该问题的不同观点和意见，以期提高学生的批判性思维能力、团队合作能力。最后，教师作为组织者、教学者，总结学生的结论，统一大家的意见，确定上述问题的答案并特别指出学生在解决问题的过程中容易存在的认识偏差。

（5）效果评价

教师可以以课堂打分的方式对每位同学在自主学习阶段对知识的理解情况、对文献的查阅情况，以及学生在交流协助阶段对中药注射剂问题回答的表现、个体学习能力、知识的认知程度进行评价，并且通过分析学生的得分情况对抛锚式教学在本课堂的应用进行评价。总结发现，在以中药注射剂为例的教学过程中，抛锚式教学法在中药药剂学的教学过程中可以帮助学生梳理知识，建立新的知识学习体系，更快地达到学习目标，取得了较好的学习效果。

2.9.6 娱导式教学法

娱导式教学法是指在教学的各个环节中植入各种娱乐元素，以娱乐促教学，从而达到"寓教于乐"的目的。娱导式教学法的前身是游戏教学，与小学生的教育内容关系较为密切。

药学教育的基础学科课程无机化学在娱导式教学模式中成效明显，其具体操作步骤与示例如下（罗孟君等，2015）。

（1）将引人入胜的故事、情境渗入教学过程中

激发学生的求知欲及与化学相关的故事、情境很多，如浓硫酸伤人的故事、假黄金的故事、电影中银针试毒的画面，把这些故事和画面引入教学，既增强了课堂知识的趣味性、娱乐性，又可提高知识的运用性及学生学以致用的能力。例如，碱金属性质的学习，可从中央一台《走进科学》节目中曾经播放过的解密"鬼撞墙"开始引入，勾起学生的好奇心，请学生根据碱金属的物理性质和化学性质解密巫师的"法术"。这样，学生既掌握了课本知识，又充分发挥了学习主动性，而且学生可在解决问题的同时获得自我肯定。又如，在过渡元素一章中有关单质银的教学，可以这样设计"娱导"情景展示：在喧闹的市街上，身着漂亮衣服、头戴闪闪发光的银饰的漂亮苗族姑娘在叫卖银饰品（美丽的画面—吸引学生—激发学生的兴趣—掌握银单质的知识）。一个妇女购买了一对银手镯后，回到烧煤的家里，几天后，手镯变黑了，她认为银手镯是假的，便去找卖主理论。你认为银手镯是假的吗？（存在问题—思考问题—解决问题—知识运用—能力提高。）

（2）高质量的课件可以增强教学的娱导效果

高质量的优秀多媒体教学课件能将文本、声音、动画、视频、图像等多种信息有效连接，使课堂内容丰富多样，表现形式灵活多样。例如，直接用心脏跳动的动画表达心动。

（3）信息传递方式的含蓄性和多样性

教师的语言除了准确、精练、精巧外，还应精彩。幽默诙谐、绘声绘色的语言可以缩小师生间的距离，消除学生对教师的畏惧。例如，在学习"电子式的书写"时，强调"一点也不能错"，一语双关。

（4）将学习内容与生活中的人、事、角色的类同性相联系，提高教学内容的娱导效果

自然科学知识源于社会，包含着社会的一般、普遍规律。化学是一门自然科学，许多化学知识与社会中的人、事、角色具有一定的类同性，将学习内容与生活中的人、事、角色的类同性相联系，使教学内容更加贴近生活，可增强教学内容的娱导效果。化学理论教学比较抽象，学生难以理解，若联系社会中的人、事、现象，就可以起到意想不到的效果。例如，原子的结构与人具有一定的类同性，原子的质量主要取决于质子和中子，核外电子的质量忽略不计，核外电子分层排布。同样，人的体重主要是躯干和四肢，人体外的衣服和毛发忽略不计，衣服也是分层穿。

2.9.7　苏格拉底教学法（秦永华等，2017）

有机化学是药学类专业群中一门重要的基础课程，主要为学生讲授有关有机分子的结构、命名、理化性质及应用的相关知识，是构成学生核心专业能力培养的重要组成部分，是学生学习药物化学、中药化学、药物合成反应等专业课的先修课程。有机化学的内容体系庞大，知识内涵丰富，学生在学习上普遍反映较难，主要体现在知识内容的理解、记忆与运用上。

苏格拉底是古希腊著名的哲学家和教育家。苏格拉底曾将教师喻为知识的产婆，故苏格拉底教学法又称为产婆术。这是一种教师与学生通过对话、讨论、分析以共同探寻问题解决方法的教学手段。苏格拉底教学法对化学基础薄弱的高职学生而言，是激发学生学习兴趣，提高学生学习积极性和主动性，培养学生分析问题和解决问题能力、推理和概括能力、知识迁移能力的重要手段，是提升学生实践素质培养的重要保证。

苏格拉底教学法的实施需要充足的时间与相关知识的储备，因此在实际运用过程中应重点选择学生理解有困难的知识点来适用该法。在实施过程中，教师起主导作用，通过提问引导学生进行讨论、分析及知识迁移，抓住问题的主要矛盾以达到解决问题的目的。例如，在讲解葡萄糖的链状结构时，提问葡萄糖分子式（$C_6H_{12}O_6$）中的 C、H、O 是如何连接的。

师：通过实验证实，1mol 葡萄糖可与 5mol 乙酸反应生成五乙酸酯，这说明了什么？

生：葡萄糖分子中含有 5 个羟基，因为羧酸可与醇反应生成酯。

师：葡萄糖可以与羟胺、苯肼反应，这暗示我们分子中含有什么基团呢？

生：含有羰基，醛酮中的羰基可与氨的衍生物发生反应。

师：能确定羰基属于醛还是酮吗？

生：不能，因为醛或酮都可以发生该反应，所以无法确定。

师：如何才能确定上述羰基的归属呢？

生：可以利用醛、酮在氧化过程中碳数的变化来判断。

师：葡萄糖可以发生氧化反应，被溴水氧化，会生成一个 C_6 的酸，从中我们得到了什么启示？

生：葡萄糖中的羰基应该是醛基，因为酮的氧化会造成碳链的断裂，不会生成 C_6 的酸。

师：葡萄糖可被还原，生成正己六醇，从这一性质，大家可以得到什么结论？

生：说明葡萄糖中的 6 个碳原子是一个直链，5 个羟基分别连接在 5 个碳原子上。

通过教师与学生的互动，引导学生将前面所学的知识，如羧酸的性质、醛酮的性质等通过迁移，用来分析葡萄糖的链状结构，从而得出葡萄糖可能的结构为 2，3，4，5，6-五羟基己醛。学生可能认为得出该结论后，已经解决了葡萄糖链状结构问题，此时再适时通过提问，引导学生回忆对映异构体中含多个不相同手性碳原子体系可能形成多个手性分子的概念，分析上述所得结构可形成多少个旋光异构体，而葡萄糖的链状结构只是其中之一，最终得出葡萄糖分子的链状结构为（2R，3S，4R，5R）。又如，在介绍乙酰乙酸乙酯的酮式-烯醇式互变异构时，通过乙酰乙酸乙酯可与金属钠作用放出氢气、可使溴水褪色、可与三氯化铁发生显色反应等实验事实，引导学生思考乙酰乙酸乙酯除酮式结构外，还可能存在新的结构形式，再通过回忆之前讲述过的关于酸性官能团的类别信息、与三氯化铁显色的化合物结构特征及炔烃水合中的结构互变，使学生自主推导出乙酰乙酸乙酯的烯醇式结构，加深学生对于有机结构互变的理解与掌握。除在结构的推导中常常可以引入苏格拉底教学法外，在处理有机物的理化性质中，也可使用该教学法。例如，醛酮的化学性质可将羰基（碳氧双键）与烯烃官能团碳碳双键类比，两种官能团中都含有 π 键，可使羰基发生加成（亲核性）、氧化、还原及 α-氢卤代等类似烯烃的反应。学生通过这种前后知识的对比迁移，培养了其探究精神和分析概括能力。

2.9.8 层次剖析式教学法（许义红等，2015）

近年来，药学专业学生分级明显，其中，一部分学生学习基础不牢固、学习态度不端正的现象，导致教学效果的差异化大。因此，传统的教学方法已不能满足药剂学既要掌握理论知识又要提高实践能力的基本教学目的。以层次剖析式教学在药剂学课程教学中的应用为例，进行药学专业课程的初步探索十分必要。

（1）学生层次剖析

以黔南民族医学高等专科学校为例，可从三个方面剖析药学专业学生层次：①生源不同。主要包括通过划定分数线的应届高考毕业生、通过针对应届少数民族高考毕业生划定特殊分数线的考生及中职报高职的中专毕业生。应届高考毕业生的基础知识比较扎实，有一定的功底，而中职生除基础知识相对薄弱外，还存在学习动机不端正及学习积极性较低等问题。②出发点不同。部分学生就读药学专业是出于个人的兴趣爱好，部分学生则是出于就业难易程度考虑而做出的选择。出于个人兴趣爱好进行专业选择的学生常具有浓厚的学习兴趣，学习主动性较高，而出于其他原因进行专业选择的学生则常具有学习兴趣较低、学习积极主动性不强等特征，学习较为被动。③后期认知变化不同。一个人只有通过某一群体生活中持续的社会化，才有资格参与社会生活。而高职教育以自主学习的模式为主，99%以上的学生是全寄宿式，周围的环境、人和事物都是学生社会化的影响因素。随着时间的推移，学生对所学专业在今后的择业中存在认识上的差异，部分学生认为所学专业符合自己今后的择业标准，另一部分则反之。

（2）层次剖析教学法的实际应用

药剂学是理论与实践结合紧密的学科，扎实的理论知识能更好地指导实践操作。授课前对授课班级的学生进行科学系统的层次剖析并选用与之对应的教学方法，有利于激发学生的学习热情并提高学习兴趣及学习效率。

1）针对生源不同，授课过程中必须考虑到班级不同层次学生的知识构成基础。药剂学的学习需要一定的化学与数学基础，如中职起点的学生，这两点恰是其薄弱之处，因此无论是理论教学还是实验教学，应充分顾及这一群体与其他群体的差异之处。例如，在课件及板书中列举制剂处方时，采取中文名称与化学简式相结合的表示方法，并在讲解过程中加以突出，充分顾及多层次学生的实际知识基础。又如，针对学生来源的南北差异，在讲解注射剂时，可列举2006年鱼腥草注射剂发生过敏性休克等不良反应而被紧急暂停使用的事件。鱼腥草是贵州的道地药材，来自贵州省的学生熟悉且喜食，而其他省份的学生因不喜入食的腥味而对其印象深刻，剖析地区差异再找到二者的共鸣之处，更能调动学生的积极性，有利于不同层次学生更好地学习基础知识。

2）针对选择专业的出发点不同，以及部分学生并非对药学专业感兴趣的情况，授课时应选择贴近生活的实例进行内容切入。例如，在液体药剂章节中乳剂这一节，以高职学生未深入了解却接触机会逐渐增多的护肤乳为例，可以设置以下问题：生活中经常接触的护肤品有哪些种类，乳状护肤品有哪些状态，其受外界环境的影响因素有哪些等，引发大家集思广益，然后将所授内容与设置的问题紧密联系并进行知识的展开，使学生的思路不间断地随着问题的主线运行。这样能加强学生从内心对药剂学紧密联系生活的认知，从而逐渐培养其对该门课程的兴趣。

3）针对后期认知变化不同，在教学过程中，可循序转变观念，转换思维，切合实际改变教学思路。高职高专药学专业药剂学的实验学时占总学时的近30%，而理论也是更好完成实践的基础。在实验教学中，通常完成一个制剂的制备需要的试剂等可由以实验室为单位成立的兴趣小组进行配制，并可通过自愿负责制让学生管理所涉及的实验仪器，充分培养其发挥不同类型岗位的差异性职能。

2.9.9 Sandwich 教学法

Sandwich 教学法，即"三明治"教学法，采用类似"三明治"的结构，将教学实施过程分解为老师提出问题→学生分组讨论、汇报→教师总结等环节，对于改善课堂气氛的沉闷、授课效果不理想等问题具有一定作用。

药学专业教育过程中，在仪器分析课堂中引入 Sandwich 教学法的学校较多。具体来说，药学专业仪器分析中"红外吸收光谱法的基本原理"进行的 Sandwich 教学设计如下（王晓岚和段煜，2016）。

（1）教学准备

1）教学对象：潍坊医学院药学院 2011 级药学专业本科 30 名学生。

2）教学内容：红外吸收光谱法之"红外吸收光谱法的基本原理"。

3）教案设计：根据 Sandwich 教学法和教学大纲的要求设计教案，提出 5 个问题供学生课堂讨论：第一，什么是分子的振动能级及各能级所具有的能量？第二，分子的振动形式有哪些？什么是分子的振动自由度，与分子振动形式的关系是什么？第三，红外吸收光谱产生的条件是什么，为什么？第四，红外吸收峰为什么具有不同强度？第五，为什么不同基团在不同位置出现吸收峰，有什么规律？

（2）教学实施过程

第一，学生分组。学生在教室门口抽取编号牌，随机分为 5 组（A～E），每组 6 人，A 组编号分别为 A1、A2、A3…A6，其他组以此类推。分组情况如下（表 3-14）。

表 3-14　随机分组情况

组别	编号牌编号					
A 组	A1	A2	A3	A4	A5	A6
B 组	B1	B2	B3	B4	B5	B6
C 组	C1	C2	C3	C4	C5	C6
D 组	D1	D2	D3	D4	D5	D6
E 组	E1	E2	E3	E4	E5	E6

第二，教师导课。这部分需要教师精心设计开场白，一方面能在短时间内使学生对要学习的内容有大概的了解，另一方面要激发学生的学习兴趣，所以设计了两个问题促使学生主动思考。问题 1：紫外吸收光谱产生的机理是什么（这部分内容在上一章已经学习过）？问题 2：有三个化合物分别为正丙酸、丙酸乙酯及丙酸酐，请问可否用紫外吸收光谱进行鉴别？通过学生回答和教师讲解，使学生明确学习红外吸收光谱的主要作用是进行官能团的鉴别。这个过程以教师的提问和讲解为主，时间大约 10min。

第三，学生分组。教师将预先设计好的问题分给各组学生供其讨论，即 A 组讨论第 1 题、B 组讨论第 2 题，以此类推。学生利用教材、参考书和网络等各种资源进行自主学习和讨论，并将讨论结果记录汇总。在此期间教师不参与讨论问题，但要适当引导，使每个学生都有发言的机会，并要防止冷场和偏题。此环节安排 20min。

第四，学生交叉组讨论。将以上 5 组中数字编号相同的学生，如 A1、B1、C1、D1 和 E1，组成 6 个新的小组进行讨论（表 3-15）。新小组中的每个成员将在第一次分组中讨论的结果与其他学生进行交流，这样每名学生都对该堂课所有要学习的内容有了把握，在这个过程中也会产生新的问题并进行讨论，从而使第一次分组中得到的结果更加充实。本环节安排 15min 左右。

表 3-15 交叉分组情况

组别	编号牌编号				
1组	A1	B1	C1	D1	E1
2组	A2	B2	C2	D2	E2
3组	A3	B3	C3	D4	E3
4组	A4	B4	C4	D4	E4
5组	A5	B5	C5	D5	E5
6组	A6	B6	C6	D6	E6

第五，学生汇报。在交叉组讨论后，学生回到第一次所分的讨论小组，即原来的 A、B、C、D、E 组，每个学生带着刚才在交叉组讨论所得的信息进行简单的交流，大约 5min。然后每组选派 1 名代表到讲台上汇报各组针对上述 5 个问题的讨论结果，同组的其他学生可以补充，其他组的学生可以进行提问，但每组的汇报时间要控制在 5min 内。本环节安排 30min 左右。

第六，教师评论。通过学生汇报，教师对学生的掌握程度有了了解，接着围绕上述 5 个问题进行系统、连贯的讲解，并凝练出本次课程应掌握的重点内容。针对本例的 5 个问题的讲解方式如下。第一，什么是分子的振动能级及各能级所具有的能量？通过展示双原子分子能级示意图和双原子分子振动示意图，引出红外吸收光谱是由分子振动能级跃迁产生的。第二，分子的振动形式有哪些？什么是分子的振动自由度，与分子振动形式的关系是什么？通过 Flash 演示各种振动形式，形象、明了，学生易于接受。此外，由二氧化碳振动的简并为例引出为什么不能在红外光谱上找到分子内的每一种振动形式。第三，红外吸收光谱产生的条件是什么，为什么？这个问题的侧重点在于从原理上阐明为什么产生红外吸收必须满足两个条件，指导学生不要死记硬背。第四，红外吸收峰为什么具有不同强度？第五，为什么不同基团在不同位置出现吸收峰，有什么规律？这两个问题合并讲解，使学生了解具有哪些特点的基团会出现强峰、哪些会出现弱峰，各个峰出现的位置，怎样从理论上进行计算。本环节安排 15min 左右。

第七，"金鱼缸"讨论。所谓"金鱼缸"讨论，即从 A、B、C、D、E 5 组中随机抽出 1 名学生组成一个新的讨论组，教师结合实际应用提出新的问题，抽出的 5 个学生围坐在中间，其他学生在外围落座，倾听和观察新讨论组组员的发言，也可以在讨论过程中发表自己的观点，教师负责调控讨论过程。讨论结束后，由一名学生回答所提问题，其他学生可做补充和提出不同观点，最后由教师做讲解和总结。本例提出的问题是：推断对乙酰氨基酚的红外吸收光谱会在哪个位置出现吸收峰？各峰是强峰还是弱峰？学生回答完问题后，教师主要指出解决问题的思路。

第八，学生反馈。按照第一次的分组（即 A、B、C、D、E 组），从每组中抽取 1 名学生，共 5 人，分别陈述本次课的收获和存在的问题，对 Sandwich 教学法的看法和建议，该环节安排 10min。

另外，Sandwich 教学法引入药学专业物理化学的教学实践中，以表面张力的教学为实施案例，充分体现了 Sandwich 教学法的明显效果。具体教学步骤如下（段煜和王晓岚，2014）。

（1）授课对象和教材

选择潍坊医学院 2012 级药学专业学生 28 人。此前学生已学完无机化学、有机化学和分析化学的课程，基本掌握了相关化学的基础理论。教材为李三鸣主编，人民卫生出版社出版的《物理化学》（第 7 版）。

（2）随机分组

分组原则为每组人数为 4～10 人，避免人少导致讨论冷场，或人多导致没有每人都发言的机会。分组按照如下方式进行：准备 28 张纸条，分别标注 A1、A2…A7；B1、B2…B7；C1、C2…C7；D1、D2…D7。学生进入教室前随机抽取纸条，抽到标有相同英文字母的 7 位学生为 1 组，坐到相应座区。28 名学生平均分为 4 组（A、B、C、D），每组 7 人。分组情况见表 3-16。

表 3-16　随机分组情况汇总

组别	纸条标号						
A 组	A1	A2	A3	A4	A5	A6	A7
B 组	B1	B2	B3	B4	B5	B6	B7
C 组	C1	C2	C3	C4	C5	C6	C7
D 组	D1	D2	D3	D4	D5	D6	D7

（3）教学设计和实施

具体的教学实施过程包括 8 个部分：教师导课并提问、学生分组讨论、学生交叉组讨论、学生代表发言、教师评论、教师结合实际应用提出新问题、学生"金鱼缸"讨论、学生反馈。

第一，教师导课并提问。课堂开始时需要教师导课，即让学生明确本次课程的学习内容和学习要求，要求紧扣授课内容，兼具启发性和趣味性，从课堂一开始即吸引学生的眼球，激发学习兴趣。本例教师导课，首先给学生展示本次课程的学习目标：掌握表面吉布斯能与表面张力的基本概念；掌握拉普拉斯公式和开尔文公式的应用；熟悉弯曲液面的性质，并会解释由弯曲液面引起的表面现象；熟悉影响表面张力的主要因素。然后，采用"图片＋设问"的形式切入学习内容，具体为在屏幕上展示 2 张图片：蜉蝣在水面上行走和别针浮在水面上（图 3-8），同时向学生提问："看到图片你们首先想到了什么？"学生结合高中的物理知识和生活常识就能轻易回答"水的表面张力"。教师随即提问："水的表面张力是如何产生的？"看到这个问题学生会积极调动大脑思维，试图从已有的知识中找到答案。给 1min 让学生思考。之后在屏幕上展示一张液体内部和气液界面分子间相互作用的图片（图 3-9），再给 1min 让学生思考。然后，教师从分子间作用力的角度解释表面张力产生的原因：液体内部的分子受各方向的力相互抵消，合力为零，而界面处的分子存在垂直于表面并指向液体内部的合力，这个力就是表面张力。为了更形象地表示表面张力，在屏幕上展示一个实验：将一个系有丝线圈的金属环从肥皂水中拉出来后，会形成一层液膜，若将丝线圈内的液膜刺破，丝线圈受到一种拉力并立即绷紧成圆形（图3-10）。由此引入表面张力的定义：液体表面存在一种使液面收缩的力，作用于单位边界线上的这种力称为表面张力，单位是 mN/m。通过教师导课，学生明确了学习内容为表面张力及相关性质，并通过由浅入深的2个设问激发学生的学习兴趣，拓展学生的大脑思维，突出学习的重点内容。

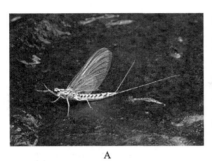 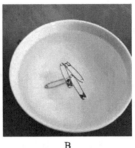

图3-8　蜉蝣在水面上行走（A）和别针浮在水面上（B）

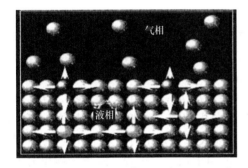 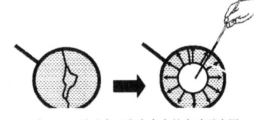

图3-9　气液界面处及液体内部分子间相互作用　　图3-10　展示表面张力存在的实验示意图

　　教师导课后，要结合学习要求提出问题。问题要紧扣学习内容和学习要求，同时考虑学生的基础，要求难易得当，兼具趣味性和探索性，能够引发学生主动学习、探讨和解决问题的热情。本例在引导学生掌握了表面张力产生的原因及表面张力概念的基础上，提出A、B、C、D 4个问题。A：联系热力学第一定律，当把一个分子从液体内部拉入表面层时，系统的能量会发生怎样的变化？（变大、变小，还是不变？）为什么？B：请将极性有机物、非极性有机物、金属、离子晶体这4类物质的表面张力排序（提示：从分子间作用力考虑）；若温度升高，表面张力如何变化？C：试分别描述以下3种液面大气压与液体内部压强的关系（提示：从受力分析角度考虑）（图3-11）。D：为什么自由液滴和气泡都呈球形（提示：若液滴或气泡为不规则形状，从受力角度考虑，如何变成最终球形？）（图3-12）？问题A需要学生将表面张力产生的原因、高中物理学过的抵抗外力做功和能量守恒（热力学第一定律）结合起来讨论，将得到表面吉布斯能的概念和意义。问题B需要学生将表面张力产生的原因、基础化学学过的4类物质点间连接键的种类、温度对连接键作用力的影响结合起来讨论，将明确影响表面张力的主要因素。问题C和问题D需要学生将表面张力产生的原因与高中物理学过的受力分析结合起来讨论，将得到弯曲液面的性质，并学会解释由弯曲液面引起的表面现象。这4个问题均紧扣教学目标，设计时充分考虑了学生前期背景知识的掌握，紧紧围绕导课内容——表面张力产生的原因，并在这个基础上进行引

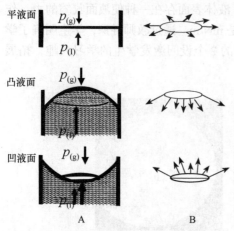

图 3-11 平液面、凸液面和凹液面的 $p_{(g)}$
和 $p_{(l)}$ 之间的关系示意图（A）和局部受力
示意图（B）

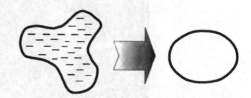

图 3-12 不规则形状的液滴如何变成球形

申，让学生觉得问题是能够以自己的能力解决和探讨的，激发学生的学习能动性和学习兴趣，在解决问题的同时得到知识的进一步巩固和升华。该环节时间不宜太长，留充足的时间给学生进行自主学习，时间一般控制在 5～10min。

第二，学生分组讨论。A～D 组的学生分别讨论问题 A～D，并得到结论。分组讨论需要各组每位学生的积极参与，学生要学会倾听、分析问题、清晰阐述自己的观点和团队协作，才能出色地解答自己组的问题。考虑到肩负交叉组讨论时向别组成员汇报问题讨论结果，学生一般都有一定的积极性。教师要适当干预讨论过程，防止冷场和偏题。为保证每位学生都有发言讨论的机会，该环节时间不宜过短，一般控制在 15～20min。

第三，学生交叉组讨论。分组讨论后，将 28 位学生重新分成 7 组。第 1 次分组时抽取的纸条中标有"1"的 4 位学生即 A1、B1、C1、D1 组成第 1 组；纸条中标有"2"的 4 位学生即 A2、B2、C2、D2 组成第 2 组……纸条中标有"7"的 4 位学生即 A7、B7、C7、D7 组成第 7 组。分组情况，见表 3-17。每位学生在新小组里汇报各自带来的问题的结论。每位学生都必须发言，这样每人都得到了锻炼，而新小组成员能分享 4 个问题的结果，使每个人对每个问题都有所了解，并可以对问题进行再次讨论形成新的意见。为了保证学生有充分讨论的时间，该环节一般控制在 15～20min。

表 3-17　交叉分组情况

组别	纸条标号			
1 组	A1	B1	C1	D1
2 组	A2	B2	C2	D2
3 组	A3	B3	C3	D3
4 组	A4	B4	C4	D4
5 组	A5	B5	C5	D5
6 组	A6	B6	C6	D6
7 组	A7	B7	C7	D7

第四，学生代表发言。学生再次回归到原来的 A～D 组，每组派 1 位代表发言，汇报各组讨论的结论。发言可以结合板书形式。为保证学生能够清晰明了地阐述自己组的观点和结论，发言时间不能太少，每组控制在 3～5min。该环节安排时间为 15～20min。

第五，教师评论。教师根据学生对知识和问题的理解程度及存在的问题进行总结，围绕本次课堂的学习目标解析每个问题。

第六，教师结合实际应用提出新问题。教师提供信息，结合所学内容提出实际问题，检验学生的学习效果及利用所学知识解决实际问题的能力。在以上知识点和教学内容的基础上，要求学生掌握开尔文公式在弯曲液面饱和蒸汽压中的应用。

第七，学生"金鱼缸"讨论。所谓"金鱼缸"讨论就是从 A～D 每组随机抽 1 或 2 名学生组成一个新的讨论组，对新提出的问题进行讨论，他们在中间围坐，其他学生围在外圈观察、倾听讨论组的发言，若对讨论内容有新的观点也可以参与讨论。教师要适当控制参与讨论的人数，保证讨论有效、有序，同时了解学生参与的积极性，检查学生是否掌握所学内容，能否应用所学知识分析、解决实际问题。

第八，学生反馈。随机选 3～5 名学生阐述本堂课学到的知识点，自我评价学习的效果，同时对授课过程和设计提出意见和建议。该环节时间安排为 10min。由于时间有限，持不同意见的学生可以写字条课下交给授课教师。通过学生的反馈，教师可以了解是否达到了教学效果、实现了教学目标、教学设计是否可行，对今后的教学有明确的指导意义。

2.9.10 归纳教学法

归纳教学法是指由许多个别事例构成条件，从多个事例中获得一个较具概括性的规则。利用传统教学法讲授新知识→引导学生发现相关知识点之间的异同→学生分组进行讨论→选择合适的知识点归纳方法（对比、图表、口诀）→师生共同对知识点进行归纳（李敏艳，2016）。

（1）图表归纳教学法的应用——以糖代谢的概况为例（图 3-13）

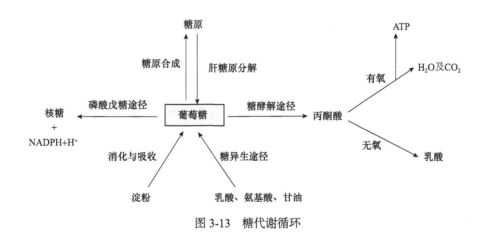

图 3-13 糖代谢循环

（2）考点归纳教学法的应用——以代谢反应关键酶为例

小结时，利用表格形式让学生对考点进行归纳，便于理解和记忆，适用于高中生物和化学基础比较薄弱的学生，见表 3-18。

表 3-18 以表格形式归纳各循环途径

代谢途径	限速酶
糖酵解	己糖激酶, 磷酸果糖激酶 -1, 丙酮酸激酶
磷酸戊糖途径	葡萄糖 -6-磷酸脱氢酶
糖异生	丙酮酸羧化酶, 磷酸烯醇丙酮酸羧激酶, 果糖 -1, 6 二磷酸酶, 葡萄糖 -6-磷酸酶
三羧酸循环	柠檬酸合成酶, 异柠檬酸脱氢酶, α-酮戊二酸脱氢酶复合体
糖原合成	糖原合成酶
糖原分解	磷酸化酶
脂肪分解	三酯酰甘油脂肪酶
脂酸合成	乙酰辅酶 A 羧化酶
酮体合成	羟甲基戊二酸单酰（HMG）辅酶 A 合成酶
胆固醇合成	HMG 辅酶 A 还原酶
尿素合成	精氨酸代琥珀酸合成酶
血红素合成	丙氨酸（Ala）合成酶

（3）口诀归纳教学法的应用

DNA 双螺旋结构模型的记忆口诀：DNA，双螺旋，正反向，互补链；A 对 T，GC 连，配对时，靠氢键，十碱基，转一圈，螺距 34 点中间；碱基力和氢键，维持螺旋结构坚。（AT2、GC3 指 AT 间的两个氢键，GC 间三个氢键；螺距 34 点中间即 3.4nm。）

三羧酸循环记忆口诀：（天龙八部）乙酰草酰成柠檬，柠檬又成 α-酮，琥酰琥酸延胡索，苹果落在草丛中。

营养必需氨基酸的记忆口诀（8 种）：①携来一两本淡色书（缬氨酸、赖氨酸、异亮氨酸、亮氨酸、苯丙氨酸、蛋氨酸、色氨酸、苏氨酸）；②一两色素，本来淡些（异亮氨酸、亮氨酸、色氨酸、苏氨酸、苯丙氨酸、赖氨酸、蛋氨酸、缬氨酸）。

酮体的记忆口诀：酮体一家兄弟三，丙酮还有乙乙酸，再加 β-羟丁酸，生成部位是在肝，肝内生酮肝不用，体小易溶往外送，容易摄入组织中，氧化分解把能供。

2.10 多元化教学法

多元化教学法的应用范围广泛。一方面，混合教学法的出现增加了多元化教学法的呈现方式。具体来看，混合教学法主张把传统教学的优势和数字化教学的优势结合起来，二者优势互补，从而获得更好的教学效果。一般来说，混合教学法并不是一种全新的教学方法或理论，而是随着教育信息化的深入，它逐渐得到了普遍的关注。事实上，目前的混合教学法更多是将不同种类的教学模式进行融合，并在一次课堂上进行呈现，实现教学的最佳效果。另一方面，多元化教学的多元手段是多元化教学法的集中表现形式。虽然融合教学法每次都因为教学内容的变化而发生变化，但是单一的教学方法已经不能完全满足课堂教学的需求。因此，各类教学方法在一次课程设计过程中的呈现手段已经发生了变化。多元教学的手段与方法值得关注。多元化教学法在医学教育课堂教学过程中的表现更为明显。

2.10.1 CBL–PBL–LBL（刘佳等，2015）

CBL、PBL、TBL 等在国外医药教育中已经得到广泛应用，且教学效果得到了认可。

　　药事与保健食品管理学是我校为中药专业保健食品方向的学生开设的一门专业课，主要包括药事管理学和保健食品管理的相关内容。在以往的教学中发现，本门课程因为涉及的法律法规较多，在传统教学法（lecture-based learning，LBL）讲授过程中，因为是以教师为主导，生动性不强，学生的学习兴趣不高，因此存在教学效果不理想的情况。在 LBL 的基础上增加新的教学方法，将有利于增加课程的灵活性，提高学生的学习兴趣，提高药事与保健食品管理学的教学效果，夯实学生的专业知识。因此，将案例教学法（case-based learning，CBL）和以问题为基础的教学法（problem-based learning，PBL）良好地融合在 LBL 教学过程中，将会增加教学的灵活性，增加理论和实际的联系性，提高学生的学习兴趣，提高学生提出问题、解决问题、理论联系实际和综合分析的能力，取得了良好的教学效果，现总结如下。

（1）研究对象与方法

　　1）研究对象：选择 50 名长春中医药大学 2011 级中药学专业（保健食品方向）的本科生进行研究，将这 50 名学生随机分到 10 个教学小组中，每组有 4～5 名学生。

　　2）研究方法：基于教学实际情况，采用自身对照实验设计进行研究。在药事与保健食品管理学课程教学过程中，采用两种教学法进行研究，以一学期为研究周期，将整个学期分为两个部分，前半学期用 LBL 进行课堂教学，后半学期用 CBL-PBL-LBL 进行授课。LBL 是按照常规传统教学方式，由教师按照教学大纲和要求讲授；CBL-PBL-LBL 是在教学过程中加入经典案例并选择典型案例进行 PBL 教学。在两种教学法应用后分别进行教学效果评价，评估包括所学部分的理论知识考核、问卷调查和小组座谈等。调查问卷的内容包括学习兴趣、积极主动性、思维和自学能力的培养，教学内容的掌握及知识、经验与技能应用的提高等方面，学生以不记名的形式对调查问题用"是""一般"或"不是"进行回答。

　　3）统计学方法：理论考核成绩用均数 ± 标准差（$x \pm S$）表示，用 SPSS 20.0 统计学软件进行成对 t 检验，$P < 0.05$ 表示差异具有统计学意义，$P < 0.01$ 表示具有显著性差异，$P < 0.001$ 表示有极显著性差异。

（2）结果

　　1）调查问卷及座谈结果。两种教学法运用后均发出调查问卷 50 张，收回 50 张，调查问卷中各问题选择"是"的判定为满意，进行统计，统计结果见表 3-19。对两次调查问卷的结果对比发现，学生均对传统的 LBL 评价不高，而平均有 75% 的学生对 CBL-PBL-LBL 给予了一定程度的肯定。同时结合座谈的结果发现，大部分学生对改革后的 CBL-PBL-LBL 满意度较高，并整体认为该法对学习有积极的作用，有启发式理论联系实际的教学效果（表 3-19）。

表 3-19　两种教学法的教学满意度调查结果 [n（%）]

评价内容	LBL	CBL-PBL-LBL
1. 满意改进后的教学方法	2（4）	45（90）
2. 课堂教学生动有趣	3（6）	43（86）
3. 提高了对学习内容的理解和满意程度	10（20）	31（62）
4. 促进教学内容的理解和掌握	5（10）	41（82）

评价内容	LBL	CBL-PBL-LBL
5. 调动了学习兴趣和主动性	3（6）	36（72）
6. 促进创新思维和创新能力的培养	8（16）	35（70）
7. 提高分析问题和解决问题的能力	7（14）	32（64）
8. 有助于理论联系实际	5（10）	37（74）
9. 提高语言表达能力和沟通能力	3（6）	37（74）
10. 提高了利用网络和工具学习的能力	2（4）	39（78）

2）理论知识考核。理论知识考核结果用统计学软件 SPSS 20.0 进行成对样本 t 检验，结果表明 CBL-PBL-LBL 理论考核成绩较 LBL 有极显著性差异（$P < 0.001$），表明 CBL-PBL-LBL 能够提高学生的理论知识水平。

2.10.2 "理实一体化"和"项目教学法"（张萍，2015）

"理实一体化"教学模式即理论实践一体化教学模式，是在借鉴德国的"双元制"教学模式的基础上发展起来的一种创新教学模式。它的指导思想是打破理论课、实验课和实训课的界限，将理论教学和实践教学有机地融合在一起，突破以往理论与实践相脱节的现象，教学环节相对集中。它强调充分发挥教师的主导作用，通过设定教学任务和教学目标，让师生双方边教、边学、边做，全程构建素质和技能培养框架，丰富课堂教学和实践教学环节，提高教学质量。在整个教学环节中，理论和实践交替进行，直观和抽象交错出现，没有固定的先实后理或先理后实，而是理中有实、实中有理，是突出学生的动手能力和专业技能的培养，以及充分调动和激发学生学习兴趣的一种教学方法。

"项目教学法"是指学生在教师的指导下亲自处理一个项目的全过程，在这一过程中，学习掌握教学计划内的教学内容。学生全部或部分独立组织、安排学习行为，解决在处理项目中遇到的困难。在项目教学中，学习过程人人参与，并且具有创造性和实践性，它不注重最终结果，注重的是项目的完成过程。目的是在项目教学过程中把理论与实践教学有机结合起来，充分发掘学生的创造能力，培养学生的观察能力、自学能力、动手能力、分析问题能力、协作能力、交际能力等综合能力。"项目教学法"是一种典型的以学生为中心的教学方法。

药学综合实训是一门实践操作性很强的学科，其开设的目的是以逆推（先实践加强，后理论补充，再实践巩固）方式，使低年级药学高职班的学生通过一年的强化实训（加以适当的理论支撑），熟悉或了解学校实训基地的大部分机器、设备的结构和原理，并能进行整体项目的简单操作，从而为升入高年级后进行具体、深入的理论和实践学习打下良好而坚实的基础。本课程所学习的内容涉及药剂学、药物分析、药物提取工艺、药品经营管理等药学的相关内容，密切贴近的学生就业方向，具有高度的职业教育特色和实践意义。

（1）调整授课顺序，紧密联系项目

在传统教材中，知识性的内容和实践性的内容通常是分开的。教师先讲授知识，学生再实践。显然，这样的教学形式会导致理论知识和实践内容产生时间和空间的距离。有的学生在实践过程中对一些基本概念、理论、原理已经忘记。针对该现象，作者首先将与机器操作相关的理论抽出来单独讲授；随即，进行与该理论相对应的机器设备的操作练习，用到什么学什么。例如，在学习使用紫外可见分光光度计之前，先简单扼要地将光的选择性吸收及朗伯-比尔定律的公式、内涵、计算等介绍给学生，并将仪器的操作过程讲解、演示给学生，然后将该设备的使用作为一个项目并进行具体分解，分别分解为样品处理、工作前准备、仪器操作、数据处理、计算结果等5个具体任务，最后将这些任务布置给各组学生，根据任务要求各组进行各方面的准备，最终齐心协力将任务完成。此种做法将大量的理论内容分割到各个项目中去，减轻了学生的负担；由于自主工作和团队配合的合理应用，充分提高了学生学习的积极性和主动性；以学生为本，紧密联系项目，拉近了知识和项目的距离。

（2）适当降低难度，便于完成项目

本门课的教学对象是高职药学班二年级的学生，他们刚刚接触专业课的学习，但并没有加深至实践阶段，具备一定的理论基础和较强的理解能力，大脑并没有被程式化的教学所禁锢，想法新颖，思维活跃，但理论知识薄弱，动手能力有待提高。因此，适当降低教学难度和要求，有利于提高学生在实践工作中解决问题的能力，提高学习的浓厚兴趣，学生的学习积极性能够被充分调动起来。在上面提到的紫外可见分光光度计的学习中，对于理论部分，教师只讲结论性的知识，并不涉及其延伸性的原理及推导；在操作过程中，并不按照江苏省化学检验工技能大赛的标准来要求（高年级学生是这样要求的）。因此，教学过程删去了最大吸收波长的选择、吸收光谱的绘制、回归方程的建立、内标法知识的讲解等，只要求学生规范地操作仪器，正确地应用朗伯-比尔定律得出样品中待测物的含量即可。

（3）回归项目要求，重视项目评价

进行项目评价既是对整体工作的总结，在某种意义上也是一种激励措施，能够客观地对各组的表现进行综合性的评价，从而激发学生的求胜心、上进心，对整个课程而言，也是形成良性循环的起点和基础。一个项目硬件操作的完成并不代表项目的终结，对项目的具体要求、项目实施过程中的问题和困难的总结是非常重要的。每个学生所做任务细分后，其结果都会存在差异。完成后，学生对自己的任务完成有一个总结，也就是总结自己掌握了多少知识和技能，自己所做的任务效果如何；学生之间采取互相评价，评价其他人做的结果怎么样，过程是否规范、严谨等。事实上，学生对项目的理解与评价比采取学生自己做、教师查的单一方法效果要好。教师在教学过程中起到引导作用，并能够把项目的完成情况、出现的问题、值得改进的地方和好的经验做法归纳总结出来，使学生的知识和技能都得到提高，为项目实施的完整性画一个句号。

2.10.3　PBL与多媒体结合教学法

PBL与多媒体结合教学法在药学专业教学中的应用具有可行性。相对于传统教学模式来讲，PBL与多媒体结合教学法较为容易调动学生的学习积极性和主动性，教学效果较为明显；对于药学专业的教师来讲，具有较高的教学要求水平；对于药学专业的学生来讲，有利于开拓学生的理解分析能力与实践操作能力。

在药物分析学教学过程中将PBL与多媒体有机结合进行教学安排。其中PBL是主要的教学方式，多媒体为辅助工具。PBL与多媒体结合教学法以学生为主体，教师为主导，以实际问题为出发点。

（1）教学时间的安排（吴虹等，2011）

无论是课前的准备，还是课堂的讨论，PBL教学都比LBL教学需要较多的时间，现行的药物分析学教学大纲规定药学专业药物分析学理论教学是 54 学时，这使得 PBL 教学受到了极大的限制。根据不同的知识特点选择部分章节或在"总论"讲授后，以"各论"为主采用 PBL 教学。PBL 教学要求学生根据专题要求，在以教材内容为主的基础上尽力查阅相关文献资料，指导教师根据实际情况给予指导，使其掌握自学方法，并培养学生进一步获取知识的能力和创新思维的习惯。

（2）教学方法的应用（吴虹等，2011）

在学生搜集资料与预习每一单元学习前，教师将制作 PBL 专题方案。通过多媒体课件将问题布置给学生，对学生提出准备的具体要求。各组学生按照确定的讨论题目，查阅教材和参考书，通过网络（PubMed、中文全文电子期刊数据库等）途径查阅相关的文献资料，获取与本专题相关的资料，整理归纳和自学讨论。

学生交流与讨论。各组学生推选一名同学主要发言，并在其他学生的帮助下，对专题中涉及的每个问题进行分析、解释和讨论。班内其他学生可以提出自己的观点或疑问，积极参与讨论；记录员随时记录各个问题讨论的内容；而指导教师要及时围绕专题中心给予必要的引导，并调整、控制节奏，以免偏离分析讨论的目的要求。

教师总结与启发专题讨论结束。指导教师对整个教学过程做出评价。以多媒体方式归纳总结讨论中涉及的方法原理、操作要点及结果计算等内容，包括回答学生提出的问题，通过完成思考与练习题，巩固教学重点和难点内容。

2.10.4 PBL 与 CBL 结合教学法

CBL，又称作 CM（case method），即案例法。PBL 与 CBL 结合教学法是将以问题为中心的教学法与案例教学法（CBL 或 CM）进行有机结合，共同探索药学科目的教学方式之一。PBL 与 CBL 结合教学法，主要是依托案例提出问题，并将知识点通过问题导入的方式进行分析与探讨，培养学生解决问题的能力，同时有利于学生相关理论知识的准确掌握。这类教学模式可以突破单纯的"教师—学生"的讲授与传递课程信息的模式，增加了课堂教学中"教师主导，学生主体"教学理念的执行效果与实施依据。

医药知识产权保护课程在 PBL 与 CBL 结合教学法中取得了一定成效，值得关注与借鉴。具体如下（韩成云，2016）。

（1）教学目标。通过本门课程的学习，使学生系统掌握医药知识产权的理论及实践方法，了解医药科技成果的表现形式及知识产权的保护方法，包括专利权、商标权及著作权等的申请及维护，学会合理使用他人的研究成果及如何避免侵权。

（2）教学模式。在课堂讲授中，教师根据教学内容及教学大纲的要求选取知识产权领域的热点案例，并精心设计相关问题，采用案例提出—学生自学—小组讨论—课堂集中讨论—教师总结的形式，让学生有针对性地自主学习相关的理论知识，通过思考与讨论得出问题的答案或提出解决问题的方法，达到"具体问题讲透，热点案例看清"的效果，激发学生的学习兴趣与探索精神，同时使学生逐步建立基于专业知识和专家经验约束的医学思考方法。

（3）教学案例。以"商标制度与中医药商标权"这一章的授课为例。通过 PBL 与 CBL 结合教学法，将案例教学和问题思考穿插于理论授课始终，激发学生自主探究和思考。

（4）教学过程。本章内容拟通过 5 个案例侧重讲解商标及商标法，商标权的取得、消灭与保护，中医药商标权及存在的问题等。将学生分成 5 组，每组 3 人，全部采用相同的案例学习。首先讲述第一个案例"安徽'华佗'诉吉林'华佗'商标侵权案"的始末，随后提出两个问题：这起案件的纠纷性质是什么？你认为法庭应当如何审理？第1个问题的答案很简单，引出本章内容标题，但第2个问题的回答就需要通过学生自主学习商标和商标法，以及中国驰名商标、不正当竞争等相关概念才能予以解答。通过学生分组讨论及班级讨论，最后给出法庭审理的结果，以验证大家的分析。

随后讲述第二个案例"'太和'商标注册引争议"，并提出问题：本案主要涉及的被异议商标是否违反了《商标法》规定的绝对禁止注册情形？这就需要学生自学商标权的取得及商标注册的积极条件与消极条件，通过讨论大多可以得出"'太和'可以用作商标"的结论。此处还有进一步引申学习，包括商标权的注册、消灭和无效等。

通过第三个案例"浙江康恩贝公司的商标侵权案"，设定两个关于驰名商标，以及商标权与企业名称权的关系的问题，让学生自学和讨论商标权的侵权和保护，并进一步了解驰名商标的认定标准。最后通过"'片仔癀'难容'八宝丹'"及"'依马打'通用名起纷争"两个案例，向学生发问：为什么商标侵权屡屡发生？怎样能更有效保护商标，并规避侵权？进而激发学生思考中医药商标权存在的问题及中医药商标权保护的必要性，最后教师总结，并指出本章内容要点。

通过学生的自学和讨论，基本能够运用所学知识分析商标侵权案例。此外，将其他领域的几个著名商标侵权案，如"上海'星巴克'首例跨国驰名商标侵权案""商标侵权经典案例——天津狗不理包子"及"王老吉与加多宝的商标之争"作为辅助学习资料发给学生，进一步巩固本章内容的学习。

（5）教学效果。本课程采用多样化考核与多次考核机会相结合的考核方法，通过平时表现、期末考查及导师协助考核的方式来综合评定给分。学生的课堂讨论、案例分析的综合表现在考核中占有一定的比例，这极大提高了学生的积极性；期末试卷在考核学生对基本理论理解的同时，重在考核学生的分析和解决问题的能力。

2.10.5 PBL与异法同步设计性实验结合的教学法（李子强和张圆，2017）

PBL既是一种课程教学模式，又是一种学习方式，被誉为"多年来专业教育领域最引人注目的革新"。它强调把学习设置到复杂的、有意义的问题情景中，通过学习者的合作来解决真正的问题，从而学习隐含在问题背后的科学知识，形成解决问题的技能和自主学习的能力。

异法同步实验是指在同一实验室、同一时间内同步进行两种目的相同，但方法不同的实验项目。设计性实验是指给定实验目的要求和实验条件，由学生自行设计实验方案并加以实现的实验。前期我们已经建立了异法同步设计性实验模式，通过本校的推广取得了良好的教学成果，在此基础上，进一步结合PBL建立了PBL与异法同步设计性实验结合模式。具体而言，异法同步设计性实验教学方法和PBL教学模式都有其适合天然药物化学实验教学的优势，但难以培养学生独立解决实际问题的能力及创新能力。

异法同步设计性实验教学方法和PBL教学模式各有所长，各具特点，将二者有效结合，应用到实践性很强的天然药物化学实验课程中，不仅提升了学生的学习兴趣，也极大地提高了学生独立解决实际问题的能力及创新能力。

在天然药物化学实验教学中引入该教学模式，进行了实践探索，取得了良好的教学效果，充分调动了学生的积极性，极大提高了其独立解决实际问题的能力和创新能力。以天然药物化学课程中的"橙皮苷的提取、分离和鉴定实验"为例，展现PBL与异法同步设计性实验结合模式的具体教学过程设计及教学效果如下。

（1）教学过程设计

1）学生参与下的课前设置问题。PBL 的问题是整个教学环节的焦点、关键之所在。问题设计的好坏直接影响学生的学习效果。PBL 模式中，学生在异法同步设计性实验的培养目标、问题及活动设置中都有一定的自主参与度。教师担当问题设计的导演角色，在问题的设置上，应遵循学生的认知规律，设置与学生现有的认识、知识构架和实际经验相联系的问题，激发学生强烈的求知欲。

第一，复习问题。①橙皮苷的植物来源、化学结构、理化性质及药理作用。② PBL 的理解。③验证性实验和异法同步设计性实验的区别。

第二，新课问题。①通过文献查阅橙皮苷的提取分离方法和原理，熟悉常规提取技术和新提取技术的优缺点。②橙皮苷的来源多样化，每种植物可以采取哪几种提取分离方法？③同一种植物可以同时采用哪几种提取分离方法？④对同一种植物采取异法同步设计性实验和常规性验证性实验的区别。⑤选取一种含橙皮苷的植物，自行设计异法同步设计性实验的操作程序（拟定的异法同步设计性实验至少包含一种常规提取技术和一种新提取技术）。

2）学生查找资料。学生根据问题的启示，采用查阅资料的方式进行分析。教师担当学习向导的角色，教师不具体讲解或提供答案，而只起到引导学习的作用。一周前布置任务，将所授课的班级按每组 4 人分组。学生利用网络资源和图书馆数据库查阅本实验相关资料，分析问题，收集信息，多角度、多方位思考，从而选出最佳解决方法，完成问题的初步解答，并为小组讨论做好充分准备。各组拟定出预实施的异法同步设计性实验。

3）分组讨论。在查阅资料的基础上，进行小组交流，每个人阐明自己的观点和对问题的解答，组内成员共同协商解决个人不能解决的问题。在小组内交流的基础上，各组的汇报人以 PPT 的形式向全班学生及教师汇报本小组的学习成果。各小组汇报完后，其他小组成员提问，本小组成员解答，达到全班学生共同学习的目的。讨论后，学生整理、分析相关内容，加工成文。最后，各小组完善下一步预实施的异法同步设计性实验。

在这个过程中，教师是学习合作者和专业顾问。教师在适当时机也要参与讨论，以控制讨论的方向、广度、深度等，对于讨论过程中出现的专业难题，教师要适当"解惑"，以促进讨论的顺利进行。

一般来说，常规提取分离方法主要有热提法、醇提酸沉法和碱提酸沉法。

第一，热提法主要包括加热回流提取法和索氏提取法。由于橙皮苷等黄酮类成分在水中的溶解度较小，所以提取溶剂多用醇类溶剂（主要是甲醇和乙醇）。此外，这类黄酮类成分含有酚羟基，热稳定性较差，提取的温度不宜过高，应控制在 $60 \sim 80{}^{\circ}\mathrm{C}$。

第二，醇提酸沉法是利用橙皮苷等黄酮类成分易溶于醇溶剂，以及分子结构中含有的酚羟基在酸性溶液中溶解度降低而析出的性质来进行提取分离。

第三，碱提酸沉法是利用橙皮苷等黄酮成分在碱性溶液中溶解度增大而在酸性溶液中溶解度降低进行提取分离。

新提取技术：

第一，超声辅助提取技术是近年来应用到天然植物药有效成分提取分离中的一种辅助提取手段。通过比较采用超声提取法与索氏提取法、加热回流提取法提取陈皮中的橙皮苷，超声提取法具有产率高、操作简便等特点。

第二，微波提取法是利用微波能（频率为 300MHz～300GHz）来提高萃取效率的一种新技术。利用微波辅助提取技术提取鲜橘皮、陈皮、青皮中的黄酮化合物，提取时间缩短，产率提高。此外，酶法辅助提取、大孔树脂分离法、高效逆流色谱法、分子印迹和膜分离法等新提取技术提取橙皮苷等黄酮类成分也有报道。

4）项目实施。这是实验的关键阶段，也是主体阶段，主要采用我们已经建立的异法同步设计性试验模式。学生通过自主设计的异法同步设计性实验，在各种方案中对比分析，并在实际操作中有许多创新之处（如节约溶剂、节省时间等一些细节）。其中大部分小组采用了正交试验设计，研究了超声辅助提取法和水浴回流提取法提取陈皮中橙皮苷的工艺条件，考查的因素包括提取溶剂、提取温度和提取时间，并比较了两种提取方法的优缺点。

实验结果表明，水浴回流提取法的优化条件是：提取溶剂为80%乙醇，提取时间为35～40min，提取温度为60～65℃；超声提取法的最优提取溶剂是甲醇。最后全班学生讨论分析得出结论：微波或水浴回流提取法比较适合生产工艺，可以提高产率；微波或超声辅助提取法适合药物分析，可以节省时间。

5）教师总结。教师总结主要分两个方面：一方面是对本实验知识的补充，强调重点和引导难点解答。常规提取技术和新提取技术都有优缺点，常规提取方法设备简单、操作方便，但耗费能源和时间；新提取方法一般提取效率高、耗费相对较少的能源和时间，但设备条件要求高，提取分离的容量较小。天然药物化学成分提取的一般要求是效率高、节能省时、方便快捷。所以，根据不同的提取目的要求，综合考虑提取效率、能源、时间、设备和提取容量等多方面因素选择适当的提取方法。另一方面是对整体教学活动的总结和评价。教师评价要以肯定学生的学习成果为主，针对过程中的不足之处，提出可行性的建议。

（2）教学效果

学生在教师的指导下查阅文献、收集分析资料、制订实验方案、进行较高层次的研究。通过此教学过程的学习，学生可以较快地熟悉科研的一般过程，并了解科研工作的内涵，掌握一定的科学研究的基本规律和科学的思维方法。

在实施PBL与异法同步设计性实验结合模式的教学过程中，教学效果的关键在于转变教与学的两大观念。教师要转变教育思想，转换角色，让教学从传统的说课式讲课中脱离。教师不作为教学活动中唯一的主角，而是转换为学生学习的辅助者；不是支配学生学习，而是作为学生平等的合作伙伴，让学生发挥出最大潜力。同时学生也要转换角色，克服以前说课式教育和验证性实验的依赖思想和消极参与，转换成一个自主、主动的学习者，是"基于问题的学习"过程中的主角。

思考题

1. 简述教学理论的内涵。
2. 教学方法的重要性主要表现在哪些方面？
3. 简述人本主义教学理论的内涵与特点。
4. 结合实际，谈一谈建构主义教学理论的教学模式和特点。
5. 简述情景教学法、探究教学法、案例教学法、学导式教学法的区别与联系。

 说课与讲课的区别

教 学 手 段

问题不在于教他各种学问，而在于培养他爱好学问的兴趣，而且在这种兴趣充分增长起来的时候，教他以研究学问的方法。

——卢梭

学习目标

1. 理解传统教学手段与教学的关系。
2. 掌握现代教学手段与教学的关系。
3. 理解现代教学手段的时代要求。
4. 了解传统教学手段与现代教学手段的区别与联系。
5. 掌握传统教学手段与现代教学手段的课堂运用。

知识导图

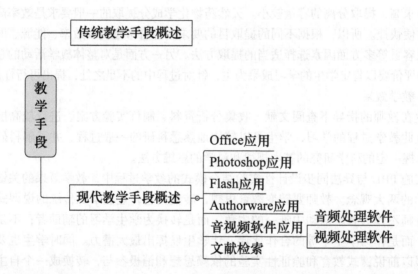

重点、难点

重点：传统教学手段与现代教学手段的课堂运用。

难点：传统教学手段与现代教学手段的区别与联系。

正文

1 传统教学手段概述

教学手段是师生教学相互传递信息的工具、媒体或设备。随着科学技术的发展，教学手段经历了口头语言、文字和书籍、印刷教材、电子视听设备与多媒体网络技术等 5 个使用阶段。现代化教学手段是与传统教学手段相对而言的。传统教学手段主要指一部教科书、一支粉笔、一块黑板、几幅历史挂图等。现代化教学手段是指各种电化教育器材和教材，即把幻灯机、投影仪、录音机、录像机、电视机、电影机、VCD 机、数字影碟（digital video disc，DVD）机、计算机等搬入课堂，作为直观教具应用于各学科教学领域。因其利用声、光、电等现代化科学技术辅助教学，又称为"电化教学"。

2 现代教学手段概述

2.1 Office 应用

Microsoft Office 是一套由微软公司开发的办公软件，它为 Microsoft Windows 和 Apple MAC OS X 而开发。Microsoft Office 主要包括 Word、Excel、PowerPoint、OneNote、Outlook、Skype、Project、Visio 及 Publisher 等组件和服务。Microsoft Office 具有超强的文字处理能力，主要用来进行文本的输入、编辑、排版、打印等工作，是现今应用最广的办公软件之一。Microsoft Office 自诞生之日起已经发布了多个版本，最新的版本为 Microsoft Office2016，其功能之强大已经覆盖了几乎所有的办公需要。Office 2016 For Windows 零售版 Office 2016 是微软的一个庞大的办公软件集合，其中包括 Word、Excel、PowerPoint、OneNote、Outlook、Skype、Project、Visio 及 Publisher 等组件和服务。Office2016 官方下载免费完整版，支持 Windows 7、Windows 8 和 Windows 10 PC、笔记本式计算机和便携式计算机。用户必须首先卸载 Office 2013，因为两个版本无法同时安装。

在 Office 组件中，最常用的是 Word、Excel、PowerPoint 三个软件，其中 Word 的主要功能是文字处理，Excel 的主要功能是表格和图表的编辑与处理，PowerPoint 的主要功能是幻灯片的制作。这三个软件是现代教师必须掌握的教学辅助软件。

2.2 Photoshop 应用

Adobe Photoshop，简称"PS"，是由 Adobe Systems 开发和发行的图像处理软件。Photoshop 主要处理以像素构成的数字图像。使用其众多的编修与绘图工具，可以有效地进行图片编辑工作。多数人对于 Photoshop 的了解仅限于一个很好的图像编辑软件，还不知道它的诸多应用功能。实际上，Photoshop 的应用领域很广泛，它在图像、图形、文字、视频、出版等各方面都有涉及。

平面设计是 Photoshop 应用最为广泛的领域。无论是我们正在阅读的图书封面，还是大街上看到的招贴、海报、宣传海报，这些具有丰富图像的平面印刷品，基本上都需要使用 Photoshop 软件对图像进行处理。Photoshop 具有强大的图像修饰功能。利用这些功能，可以快速修复一张破损的老照片，也可以修复人脸上的斑点等缺陷；同时这些功能也能够应用在影像创意、网页制作、绘画、产品或设计的效果图修饰等方面。随着 Photoshop 的版本升级，现在 Photoshop 的应用也延伸到影视作品的后期制作当中，其功能之强大是其他同类软件无法比拟的。

Photoshop 不仅在美术类课程教学中应用广泛，在其他课程教学中的应用也越来越广泛，这主要是因为现代多媒体技术在教学过程中的全面应用。不同类型的电子课件、图片的编辑美化及简单图形的制作，都离不开 Photoshop，它已经成为必备的现代教学辅助软件。

如图 3-14 所示，Photoshop CC 2017 是 Photoshop 的最新版本，它开启了全新的云时代 PS 服务。它特别针对摄影师新增了智能锐化、条件动作、扩展智能对象支持、智能放大采样、相机震动减弱等功能，简化了图片的编辑工作，提高了图像的处理能力。

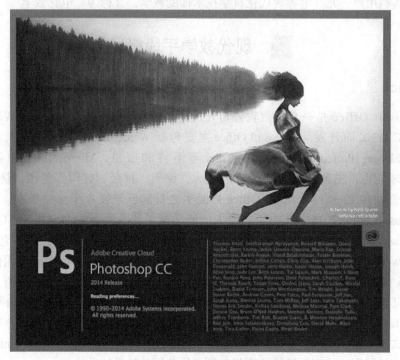

图 3-14　PS 组件图

2.3　Flash 应用

Flash 是一种集动画创作与应用程序开发于一体的创作软件，它为创建数字动画和交互式 Web 站点、开发桌面应用程序和手机应用程序提供了功能全面的创作和编辑环境。Flash 广泛用于创建吸引人的应用程序，它们包含丰富的视频、声音、图形和动画。可以在 Flash 中创建原始内容或者从其他 Adobe 应用程序（如 Photoshop 或 Illustrator）中导入它们，快速设计简单的动画，以及使用 Adobe ActionScript 3.0 开发高级的交互式项目。设计人员和开发人员可用它来创建演示文稿、应用程序和其他允许用户交互的内容。Flash 可以包含简单的动画、视频内容、复杂的演示文稿和应用程序及介于它们之间的任何内容。通常，使用 Flash 创作的各个内容单元称为应用程序。即使它们可能只是很简单的动画，也可以通过添加图片、声音、视频和特殊效果，构建包含丰富媒体的 Flash 应用程序。

Flash 动画设计的三大基本功能是整个 Flash 动画设计知识体系中最重要，也是最基础的，包括绘图和编辑图形、补间动画、遮罩，这是三个紧密相连的逻辑功能，并且这三个功能自 Flash 诞生以来就存在。

随着多媒体课件制作技术的发展，Flash 课件以其生动逼真的模拟效果、良好的交互性等优点在多媒体课件中占据一席之地，深受广大中小学教师的喜爱。

它在教学中的优越性主要表现在以下几个方面。

1）良好的跨平台特性。Flash 课件对其运行的环境没有特殊要求，并且开发及维护费用低廉，对使用者的技术水平要求相对较低。

2）高度的交互性。Flash 课件以非线性叙事的方式出现，学生可以用键盘和鼠标跳到课件中的不同部分，并实现在表单中输入信息等操作。

3）体积小，便于传输。

4）高度的集成性。在 Flash 课件中既能导入常见格式的图像，也可以使用工具箱完成故事场景及人物的绘制。它支持声音文件的同步、连接与编辑，非常容易实现丰富的声音效果。

5）Flash 在表现物体的运动和形状渐变时完全自动生成，无需人为地在两个对象间插入各个关键帧。此外，它还可以绘制帧动画，让创意无限发挥，实现生动逼真的模拟效果。

使用 Flash 课件对课堂产生了以下 3 个方面的影响：①创设情境，激发学生的学习兴趣；②通过图示、动画、讲解等方式将教学重点清晰地阐释，易于学生掌握；③扩展学生的思维能力。

一个优秀的 Flash 课件能够让学生在一种动态的、开放的、轻松的环境中认识教学内容和知识点，加强学生的分析、应用及思维扩散能力，同时借助其丰富的表现力可以加强学生对知识的理解和掌握。然而，现存的许多 Flash 课件在制作方面存在如下技术缺陷：背景单一；主体不能与场景实现有效融合；Flash 课件只是诸多网上素材图片的叠加，作品制作粗糙，不能吸引学生的注意力。尽管有些 Flash 作品避免了上述问题，画面制作较为精细，但是忽略了音效在 Flash 课件中的作用，出现了"无声课件"，更谈不上声画对位了，这样使得整个课件略显沉闷，不能把学习者带入逼真的情境中。尽管较多 Flash 课件在画面表现、音效方面都表现出色，但是动画情节却照搬课本内容，缺乏变通，没有将学科教师的教学思路蕴藏在课件中，与教材无异，同时过分华丽的场景表现掩盖了教学内容，分散了学生的注意力，不能达到提高教学效果的目的。

2.4　Authorware 应用

Authorware 由 author（作家；创造者）和 ware（商品；物品；器皿）两个英语单词组成，顾名思义为"作家用来创造商品的工具"。Authorware 最初是由 Michael Allen 于 1987 年创建的公司，而 Multimedia 正是 Authorware 公司的产品。Authorware 是一种解释型、基于流程的图形编程语言。它被用于创建互动的程序，其中整合了声音、文本、图形、简单动画及数字电影。

Authorware 具有一定的绘图功能，能方便地编辑各种图形，能多样化地处理文字。Authorware 为多媒体作品的制作提供了集成环境，能直接使用其他软件制作的文字、图形、图像、声音和数字电影等多媒体信息。对多媒体素材文件的保存采用三种方式，即保存在 Authorware 内部文件中；保存在库文件中；保存在外部文件中，以链接或直接调用的方式使用，还可以按指定的 URL 地址进行访问。利用系统提供的丰富的函数和变量来实现对用户的响应，允许用户自己定义变量和函数。这使 Authorware 具有了强大的数据处理能力。

2.5　音视频软件应用

2.5.1　音频处理软件

1）Adobe Audition。功能强大的音频处理软件，它的前身是大名鼎鼎的 Cool Edit。

2）Sound Forge4.5。老牌、经典的音频处理工具。简单易用，功能强劲。新版已经升级到 6.0 以上了，但是反而渐渐为人遗忘。

3）Total Recorder。几乎可以录制所有通过声卡和软件发出的声音，包括来自 Internet、光盘、麦克风、游戏和网际协议（IP）电话语音的声音。音频玩家最关心的还是录音质量，Total Recorder 的工作原理是利用一个虚拟的"声卡"去截取其他程序输出的声音，然后再传输到物理声卡上，整个过程完全是数码录音，因此从理论上来说不会出现任何的失真。

4）GoldWave。一个集声音编辑、播放、录制和转换为一体的音频工具，体积小巧，功能却不弱。

2.5.2　视频处理软件

1）Adobe Premiere。非线性视频编辑应用程序，也是一个功能强大的实时视频和音频编辑工具，主流的摄像机编辑工具，它为高质量的视频提供了完整的解决方案。

2）超级解霸。有点过时的视频播放软件，可以截取 MPG 视频。

3）TMPGEnc。日本人堀浩行开发的一套老牌的高画质视频编码转换工具软件，在 Canopus ProCoder v2.0 Final 推出以前，一直是视频转换领域的画质冠军，支持 VCD、超级视频光盘（SVCD）、DVD 及所有主流媒体格式（Windows Media、Real Video、Apple QuickTime、Microsoft DirectShow、Microsoft Video for Windows、Microsoft DV、Canopus DV、Canopus MPEG-1 和 MPEG-2 编码），还提供对高清晰度视频格式的支持。

4）绘声绘影。老牌经典，一直与时俱进的视频处理软件。

5）格式工厂。各种视频文件之间的转换，操作简单。

2.6　文献检索

文献检索是指根据学习和工作的需要获取文献的过程。文献检索的范围很广泛，涉及的内容也很多，现在的文献检索都是以网络检索为主。常用的文献检索工具如下。

（1）http://scholar.google.com

本网址为谷歌的学术搜索，引擎在与 EndNote 结合时，强大易用。

（2）Qns

词典搜索集成了目前市面上最好的在线英汉写作及科研词典，用此搜索引擎写作英文论文相当方便；其文献搜索集成了目前最优秀的数据库。

（3）Scirus

Scirus 是目前互联网上最全面、综合性最强的科技文献搜索引擎之一，由 Elsevier 科学出版社开发，用于搜索期刊和专利，效果很不错！Scirus 覆盖的学科范围包括农业与生物学，天文学，生物科学，化学与化工，计算机科学，地球与行星科学，经济、金融与管理科学，工程、能源与技术，环境科学，语言学，法学，生命科学，材料科学，数学，医学，神经系统科学，药理学，物理学，心理学，社会与行为科学，社会学等。

（4）http://www.base-search.net

BASE 是德国比勒费尔德（Bielefeld）大学图书馆开发的一个多学科的学术搜索引擎，提供全球异构学术资源的集成检索服务。它整合了德国比勒费尔德大学图书馆的目录和大约 160 个开放资源（超过 200 万个文档）的数据。

（5）http://www.vascoda.de

Vascoda 是一个交叉学科门户网站的原型，它注重特定主题的聚合，集成了图书馆的收藏、文献数据库和附加的学术内容。

（6）http://www.goole.com

与 Google 比较了一下，发现能搜索到一些 Google 搜索不到的好资料。它界面简洁，功能强大，速度快，YAHOO、网易都采用了它的搜索技术。

（7）http://www.a9.com

A9 是 Amazon.com 推出的搜索引擎，Webresult 部分是基于 Google 的配置，所以保证和 Google 在同一水平。另外，它还增加了 Amazon 的在书本内搜索的功能和个性化功能，主要是记录使用者的搜索历史。

（8）http://www.ixquick.com

Ixquick 是一个后搜索引擎。在 Ixquick 中进行搜索时，实际上是在同时利用许多流行的搜索引擎展开搜索。

（9）CMU

CMU 的作品，对搜索的内容进行分类，这样可以有效地做出选择，比较有特色。可实现分类检索，检索速度也很好，如 EBSCO 密码几分钟就可找一大堆。

（10）http://www.findarticles.com

一个检索免费论文的好工具。进入网页以后，可以看到它有三个功能，driectory、web 和 article，其中 article 对我们很有帮助。

（11）http://www.sciseek.com

互联网学术分类目录，内容不多，检索结果不甚理想。

（12）emolecules

化学领域的搜索引擎，在此搜索引擎里可以搜索到超过一千万种化学品的信息或相应的供应商，与 Chemblink 有点相似，但提供的化学品理化信息没有 Chemblink 详细，与其不同的是该搜索引擎可提供化学品结构式搜索（主页上有在线绘制化学结构式的搜索框）。

（13）http://www.ojose.com

OJOSE（Online Journal Search Engine，在线期刊搜索引擎）是一个强大的免费科学搜索引擎，通过 OJOSE，你能查找、下载或购买到近 60 个数据库的资源。

（14）http://citeseer.ist.psu.edu

一个关于计算机和信息科学的搜索引擎。

（15）http://cnplinker.cnpeak.com

cnpLINKer 即"中图链接服务"，目前主要提供约 3600 种国外期刊的目次和文摘的查询检索、电子全文链接及期刊国内馆藏查询功能，并时时与国外出版社保持数据内容的一致性和最新性。

（16）百度国学

百度国学目前能提供上起先秦、下至清末历代文化典籍的检索和阅读，内容涉及经、史、子、集各部。

（17）NFOMIN

NFOMIN 是由加州大学、维克森林大学、加州国立大学、底特律大学等大学的图书管理员建立的学术搜索引擎。它主要为大学职员、学生和研究人员提供在线学术资源。

 思考题

1. 简述传统教学手段与教学的关系。
2. 简述现代教学手段与教学的关系。
3. 什么是现代教学手段的时代要求？
4. 结合实际，谈一谈传统教学手段与现代教学手段的区别与联系。
5. 简析传统教学手段与现代教学手段的课堂运用成效。

中职学校课堂教学——明事理，用文化来浸润

单元 3 教育与教学评价

　　培养教育人和种花木一样，首先要认识花木的特点，区别不同情况给以施肥、浇水和培养教育，这叫"因材施教"。

——陶行知

◎ 学习目标

1. 理解教学评价的意义。
2. 掌握教学评价的编制与运用。
3. 理解教师评价的具体要求。
4. 了解学生评价的具体要求。
5. 掌握教学评价的课堂运用。

✏ 知识导图

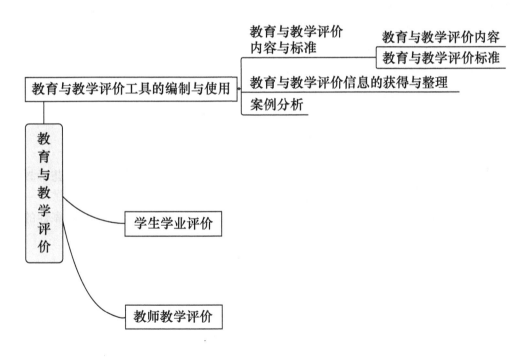

◎ 重点、难点

　　重点：教学评价的编制与运用。
　　难点：教学评价的课堂运用。

正文

1 教育与教学评价工具的编制与使用

1.1 教育与教学评价内容与标准

1.1.1 教育与教学评价内容

2012 年教育部办公厅《关于制订中等职业学校专业教学标准的意见》提出：教学评价应体现评价主体、评价方式、评价过程的多元化，注意吸收行业企业参与。具体包括校内校外评价结合，职业技能鉴定与学业考核结合，教师评价、学生互评与自我评价相结合。其中，过程性评价与结果性评价相结合，不仅关注学生对知识的理解和技能的掌握，更要关注运用知识在实践中解决实际问题的能力和水平。对于职业学校来说，其教学评价的特点（陈永芳，2007）包括：①由于职业学校的专业课与设施、设备、仪器、仪表等有更为密切的联系，在评价时必须考虑这些因素；②职业学校的学习活动更为多样化，除了理论教学外，还有实验、实习、课程设计、毕业设计等，这些实践性教学活动常常采取分散活动方式，因此相应的评价更为复杂；③随着社会的发展，职业学校的教学目标也不断变化，带来了职业教育课程的不断更新，教学评价具有更大更快的变动性。

1.1.2 教育与教学评价标准

教学评价是教育评价的重要组成部分。在设定教学评价标准时，负责部门需要充分考虑到教学评价标准包含的信度、效度、难度、选择性、经济性等特征，以达到教学评价的目的，并针对不同学科特点进行不同教学评价的侧重。中职药学的专业特点决定其专业评价标准与普通课程评价标准的差别。

（1）信度

教学评价标准的信度主要体现在评价标准的客观性和可靠性方面。中职药学教学评价标准主要测试药学教学方面掌握知识是否前后一贯的程度，即是否可靠。一般来说，多次测量结果的一致性与稳定性，决定了本次评价标准的客观性和可靠性的程度，即信度。

（2）效度

效度是检验教学成果的重要标准之一。效度不是测验本身所固有的特性，它只是一个相对的概念。一个测验总是针对某种目的和用途，只有在被争取运用时才有效，要是被用于不恰当的目的就会毫无价值。效度包括：①准则关联效度，是指与另一外在准则比较，从而求得先关系数而定义的效度。所谓准则，就是用来衡量测验效度的尺度，如学科成绩等。②内容效度，是指对题目本身加以分析比较（指题目的一致性和代表性）而定的效度。③结构效度，是指测验反映理论假想概念（如智力、焦虑、动机等）的程度。结构效度其实是内容效度之一，只不过测题不是依据课程内容，而是依据理论内容编制的（陈永芳，2007）。

（3）难度

教学评价标准的难度设定主要参考教学内容的难易程度，一般用难度指数来表示，反映了所有被测对象中的正确完成率。在中职药学专业教学过程中，教学评价标准的难易程度是检验教学成效的测量手段之一。为了避免发生过难或过易的偏颇，对于评价内容与标准的设定标准要求考虑到难度的梯度性设计。例如，职业教育中的药学专业职业技能鉴定，需要一定的设施才能完成，而且往往花费较高，而优点则是评价的效度较高。

1.2　教育与教学评价信息的获得与整理

教育与教学评价信息的获得与整理是开展教育与教学评价的基础。在收集信息和分析及反馈的过程中，形成较为明确的评价报告。具体如下。

第一，获取评价信息。这个过程过于烦琐，需要有价值的评价信息。在整合信息过程中，需要针对信息来源进行鉴别，区分信息的真伪。评价人需要组织相关参与评价的人员，通过不同的评价方式如谈话、考察、问卷调查、测试等方式进行信息的回收。

第二，评价分析。在获取信息后，如何正确分析与评价信息成为教育与教学评价流程中的关键环节。首先，在明确的评价项目与指标的情况下，对保留材料进行量化与质性研究；其次，在进行量化研究的时候，充分考虑到获取信息可靠样本的数量；最后，在做质性分析的时候，需要考虑到被访对象的内在与外在环境的影响作用。

第三，反馈调整。注重评价结果的改进是进行教学评价的重要传递手段与实施方式。针对评价活动本身的科学性、可靠性及预期目的性的质疑和重视都是进行评价反馈的重要调整过程。教育与教学评价意见日益被重视为评价反馈调整的重要依据，成为推动新的科学的评价体系的构建动力。

1.3　案例分析

具体请见表3-20。

表 3-20　上海市中等职业学校教学质量评估指标体系

一级指标	二级指标	三级指标	内涵与标准	数据采集、资料支撑和评估方式
1 教学运行与监控（28）	1.1 教学文件（8）	1.1.1 教学文件建设与执行（4）	按照教育部和市教委相关文件要求，市中职课改理念，规范各类教学文件的制定与执行	相关的教学文件（实地查看）
		1.1.2 专业教学方案制订与实施（4）	与市教委颁布的专业教学标准相对应的专业，能按专业教学标准组织教学；市教委未颁布专业教学标准的专业，能按任务引领为主的课改理念、程序和方法自行或联合开发教学标准，并组织教学；校企双方共同制订工学交替、顶岗实习教学实施方案，有明确的教学目标、教学内容、过程考核和成果鉴定	1. 学校设置专业与市教委颁布的专业教学标准对应情况统计表（网络上传） 2. 自行或联合开发专业教学标准和课程标准情况统计表（网络上传） 3. 专业教学标准实施文件（专业教学实施方案、课程标准、专业实训教学、典型活动、教学资源建设等）（网络上传） 4. 工学交替、顶岗实习教学实施方案（网络上传）
	*1.2 课堂教学（8）	课堂教学即时效果（8）	从教学目标、教学内容、教学设计、教学情景、教学方法与手段、即时教学效果等方面考察课堂及实践性教学质量	教学指导专家组听课（公共基础课程、专业核心课程、专门化课程各占一定比例）（实地随机听课）

一级指标	二级指标	三级指标	内涵与标准	数据采集、资料支撑和评估方式
1 教学运行与监控（28）	▲ *1.3 质量监控（9）	1.3.1 教学常规质量监控机制（5）	学生评教、教师评教、学校教学检查等常规教学质量督导监控机制健全，每学期有总结，有持续改进的建议与对策	1. 学校教学质量监控制度及实施方案（网络上传） 2. 试卷及试卷分析，各类教学常规检查记录（学生评教、教师评教、学校教学检查），座谈会和问卷等常规质量监控材料及学期总结等（实地查看）
		1.3.2 工学交替、顶岗实习教学质量监控机制（2）	与企业共同探索并建立学生工学交替、顶岗实习教学阶段的质量评价体系及机制，并共同对学生进行管理、评价与考核，确保人才培养模式变革后的教学质量	1. 校企合作协议，工学交替、顶岗实习教学阶段的质量评价相关文件（实地查看） 2. 企业岗位实训记录；学校及企业对教学质量的评价意见（实地查看、问卷）
		1.3.3 毕业生质量跟踪调研、综合评价、反馈改进机制（2）	建有毕业生质量跟踪调研、综合评价、反馈改进机制；定期有调研报告，报告有数据、有分析、有建议，并及时向学校其他部门反馈，促进学校德育工作持续改进及专业教学实施方案的不断优化	毕业生质量跟踪调研报告，学校德育工作持续改进及专业教学实施方案优化的相关资料（实地查看）
	▲ 1.4 特色、创新（3）	各校自行确定（3）	重点突出教学制度建设，在教学质量监控中破解难题，有特色、有突破、有创新，对教学质量提高有显著效果，并在中等职业教育界有示范引领作用，得到公认	专题材料与相关佐证资料（实地查看、访谈）
2 专业建设与特色（43）	2.1 专业结构与定位（4）	2.1.1 专业布局（2）	能根据区域产业结构调整的实际，通过新设或调整专业及时优化专业结构，形成以精品特色专业为核心、相关专业为主体、延伸专业为补充的专业群。各专业以就业为导向确定培养目标和人才规格	填报专业设置数、专业在校生数、专业调整情况统计表（网络上传）
		2.1.2 专业规划（2）	主要专业建有专业指导委员会；按照专业定位制订和完善学校中、长期专业建设规划及阶段性行动计划；专业建设按规划实施，达到预期目标	1. 各专业指导委员会成员名单、活动记录（实地查看、访谈） 2. 学校中、长期专业布局结构调整优化建设规划、实施方案、阶段小结等（网络上传）
	2.2 培养模式（7）	2.2.1 校企合作专业覆盖面（1）	大部分专业都实施校企合作、工学结合的人才培养模式，顶岗实习总学时累计约为一学年	1. 实施校企合作、工学结合的人才培养模式的专业数及各专业的人数比例统计（网络上传） 2. 校企合作协议（实地查看、访谈）

续表

一级指标	二级指标	三级指标	内涵与标准	数据采集、资料支撑和评估方式
2 专业建设与特色（43）	2.2 培养模式（7）	2.2.2 校企合作专业的相关教学制度（1）	逐步探索并形成与工学交替、顶岗实习相适应的一套新的教学管理制度，促进人才培养模式的不断优化	1. 学生进行工学交替、顶岗实习的管理制度（网络上传） 2. 学生进行工学交替、顶岗实习的管理制度实施及人才培养模式优化情况（实地查看、访谈）
		2.2.3 实施人才培养模式的长效机制（2）	建有校企合作、工学结合人才培养模式的合作共赢的长效机制。学校（或各专业）建有与企业合作的工作小组，全面指导、协调与管理工学交替、顶岗实习教学工作	校企合作、工学结合人才培养模式规划，校企合作组织机构图及会议纪要，校企合作培养记录等（实地查阅）
		2.2.4 培养模式特色（3）	探索人才培养模式的新思路、建立灵活多样的人才培养的新模式，满足不同企业的需要	专题材料与相关佐证资料（实地查看、访谈）
	*2.3 师资队伍（8）	2.3.1 师资队伍结构（3）	各专业（学科）建有一支专业（学科）带头人领衔、数量充足、结构合理、师德高尚、专业能力强、能满足专业（学科）教学需要的师资队伍；生师比合理，最高不超过23∶1；专任教师本科学历100%、高级职称教师比例25%以上；"双师型"教师占专任教师总量的三分之一；德育课专任教师数量足、质量高；兼职教师有一定比例，各专业骨干教师的骨干作用明显	1. 专业（学科）带头人情况统计表、专业课教师基本情况统计表、公共基础课教师情况统计（网络上传） 2. 专业（学科）带头人作用和骨干教师作用（实地查看）
		2.3.2 专业师资队伍建设（3）	专业师资队伍建设有规划、有目标、有机制、有举措、有考核、有激励，队伍结构与能力有明显改善；专业带头人培养、"双师型"结构建设、新课程理念贯彻实施与能力建设等成效显著	1. 师资队伍建设规划（网络上传） 2. 教师考核培训制度、奖惩激励制度；骨干教师、"双师型"师资队伍培养等制度及激励机制（实地查看、访谈）
		2.3.3 荣获区级及以上教学奖项（2）	教师荣获区级及以上教学奖项（教学法评优、学生技能大赛指导奖等）	教师近年荣获区级（或行业）及以上教学奖项情况统计（网络上传）
	*2.4 实训条件（8）	2.4.1 校内实训条件（5）	公共基础课和专业实验室按照标准配置，开出率达90%以上；各专业均设有实训场所，有较先进的设施设备，能满足该专业学生的实训需求（工位数），实训条件基本达到市教委已公布的专业教学标准；本校实训（实验）开出率均达90%以上；各专业实训设备利用率高	1. 公共基础课和专业实验室配置情况统计，开出率统计（网络上传、实地查看） 2. 专业实训室配置情况统计，开出率统计；实训设备使用率统计〔每学年用于学生实训的设备运转时数／（36周／年*5天／周*5学时／天*实训室数）〕（网络上传、实地查看）

续表

一级指标	二级指标	三级指标	内涵与标准	数据采集、资料支撑和评估方式
	*2.4 实训条件（8）	2.4.2 校外实习基地（3）	各专业校外实习基地数量能满足学生顶岗实习要求，校企合作关系稳定，学生基本能进行顶岗实习	校外实习基地情况统计（基地名称、实习专业名称、实习岗位名称等）（网络上传、访谈）
2 专业建设与特色（43）	*2.5 课程改革（12）	2.5.1 课程体系与内容改革（3）	从理念、内容、实施三个层面深刻领会新的专业教学标准，贯彻落实上海市中职德育课建设的《实施意见》。不断优化专业教学实施方案及课程标准实施方案，在教学实践中，教师能不断增强对新课程及德育课的执行力和全面驾驭能力	专业教学实施方案优化资料、课程标准实施资料、体现课程内容改革的佐证材料（实地查看、听课）
		2.5.2 教学方法改革（3）	以动手能力、实践能力、可持续发展能力的培养为目标，积极推进教学方法改革。公共基础课实施分层教学，创新教学方法和手段；专业课推行"做学一体"的教学方法，实训课注重训练手段的优化；德育课及心理健康教育课的教学方法不断改进，强化德育课的实践体验环节，实践性教学活动一般每学期不少于两次	课改、教学研究的相关论文、典型教学案例、公开课展示、教学研讨资料等（实地查看、听课）
		2.5.3 课程评价与考核改革（3）	有课程评价标准和课程考核改革的方案，并与职业知识、职业能力要求对接；有适合德育课程特点的考核评价办法，考核内容以培养学生职业道德、职业情感和职业习惯为主线。考核方法因课而宜，形式多样；考核后有分析、有总结	课程评价标准、考核内容与方法改革；课程考核相关分析及总结等（实地查看）
		2.5.4 教材选用与建设（3）	建有教材选用和评价制度。德育四门必修课程使用教育部指定教材，其他课程优先选用符合专业教学标准与课程标准要求的、教育部或市教委推荐的优秀中职教材。积极开发具有鲜明特色的校本教材	1. 教材选用和评价制度，各专业教材使用统计（网络上传）2. 校本教材建设情况等（实地查看）
	▲2.6 专业特色（4）	各校自行确定（4）	专业建设有突破、有创新，对教学质量提高有显著效果，在中等职业教育界有示范引领作用，得到公认	专题材料与相关佐证资料（实地查看、访谈）

续表

一级指标	二级指标	三级指标	内涵与标准	数据采集、资料支撑和评估方式
3　育人质量与成果（17）	*3.1　行为规范（3）	学生行为规范（3）	学生遵守《上海市中等职业学校学生行为规范》，学校积极创建"行为规范示范校"	实地查看（获得市级"行为规范示范校"称号的，免于查看）
	3.2　文化基础知识与能力（2）	语文、数学、外语、信息技术水平考试（2）	注重学生文化基础学科教学，语文、数学、外语、信息技术等考试合格率达到相应要求	语文、数学、外语、信息技术考试参考人数及合格率统计（网络上传、实地查看）
	*3.3　专业技能（4）	3.3.1　职业技能（或岗位技能）等级及其获证率（2）	技能训练能与职业资格考核、岗位技能考核相衔接，各专业学生100%参加专业相关的职业技能（或岗位技能）等级考试，毕业生"双证书"率达80%以上（含职业技能证书和岗位技能证书）	各专业职业技能（或岗位技能）等级证书对应情况统计表，参加技能考核或鉴定人数，获证率情况汇总统计（网络上传）
		3.3.2　职业技能比赛获奖情况（2）	学生专业技能训练有成效，积极参加所设专业的市级及以上职业技能大赛，并有获奖项目	各专业市级及以上职业技能大赛获奖项目、等级、人次汇总统计（网络上传）
	3.4　体质健康（1）	学生体质健康达标情况（1）	提升学生体能素质，学生全面参加《国家学生体质健康标准》测试，体质健康达到国家规定基本要求	学生参加《国家学生体质健康标准》达标测试结果统计（网络上传）
	*3.5　就业率（3）	毕业生就业率（3）	毕业生就业率（含升学率）大于90%；一年后就业稳定率达到50%以上	毕业生总升学率统计；跟踪10%毕业生的一年后就业稳定率（网络上传、实地查看）
	3.6　学生成才特色（4）	各校自行确定（4）	育人成果明显，在社会上有一定影响	专题材料与相关佐证资料（实地查看、访谈）
4　社会评价与声誉（12）	*4.1　用人单位评价（3）	岗位称职率（3）	学生职业道德和职业习惯良好，所掌握的专业知识贴近岗位工作内容，专业操作技能达到工作岗位要求，用人单位对学生的满意率达到90%以上	用人单位调查
	4.2　学校所在社区评价（2）	社区综合表现（2）	学校积极参与社区的各项精神文明建设活动，学生积极参与社区志愿者服务活动。学生遵纪守法，学校积极杜绝各类治安事故和违法现象，对违纪违法人员有处理和帮教措施，并跟踪教育	学校、学生参与社区活动的典型案例；对违纪学生帮教处理的典型案例（社区调查、实地查看）
	*4.3　社会声誉（3）	4.3.1　学校取得的市级及以上的荣誉称号（2）	学校在各方面均取得较好成绩，得到各级主管部门和政府职能部门的认可，取得各类荣誉称号	近年学校各类荣誉称号统计（网络上传）

续表

一级指标	二级指标	三级指标	内涵与标准	数据采集、资料支撑和评估方式
4 社会评价与声誉（12）	*4.3 社会声誉（3）	4.3.2 每年招生计划完成率（1）	学校的教学质量取得社会认可，初中毕业生积极报考，招生完成率不低于全市招生完成率的平均水平	近年招生计划数、实际注册人数统计（网络上传）
	*4.4 毕业生评价（4）	4.4.1 学校德育工作（1）	建有卓有成效的德育管理工作网络，创新德育工作模式，德育工作能贴近中职学生实际，有助于学生成长	毕业生跟踪调查情况统计（问卷调查、实地访谈）
		4.4.2 学校课程设置（1）	课程设置贴近岗位需要，技能训练要求能满足岗位操作需要	毕业生跟踪调查情况统计（问卷调查、实地访谈）
		4.4.3 教师教学水平（1）	教师教学有方法，易接受；专业教师熟悉企业岗位需求，能结合工作任务要求开展教学	毕业生跟踪调查情况统计（问卷调查、实地访谈）
		4.4.4 专业实训条件（1）	专业实训条件接近工作实际，能满足个人实训需要	毕业生跟踪调查情况统计表（问卷调查、实地访谈）

注：本指标体系共有 4 个一级指标、20 个二级指标、38 个三级指标。打"*"者为核心指标，共 11 个；打"▲"者为发展性指标，共 3 个。所有数据收集主要以上一学年为主，必要时参考前三学年的相关数据。各级指标后括号内的数字为该指标的权重

2 学生学业评价

　　学生评价是指通过单项或综合评估手段，评估学生个性某方面或整体特性。学业评价是指以国家的教育教学目标为依据，运用恰当的、有效的工具和途径，系统地收集学生在各门学科教学和自学的情况下认知行为上的变化信息和证据，并对学生的知识和能力水平进行价值判断的过程（袁振国，2010）。学习评价的内容主要包括学生在课程内容方面所达到的水平，以及学生在知识与技能、过程与方法、情感态度与价值观等方面的表现。具体包括学生学习态度评价、学生学习过程评价、学习任务完成情况评价、学生学习收获评价、学生取得成果评价，见表3-21。

表 3-21　学生学习评价表

姓名		学校		授课班级					
学科		时间		评课人					
课题									

一级指标	二级指标	评估标准	权重系数 Wα	评价等级				
				A	B	C	D	E
				1.0	0.8	0.6	0.4	0.2
学习态度及学习习惯（20分）	学习态度	1. 上课遵守纪律，专心听讲，肯动脑筋 2. 不迟到，不早退，考勤状况良好 3. 尊重老师，上课不打岔、不打瞌睡、不做小动作、不玩手机	10分	10	9～8	7～5	4～2	1

续表

一级指标	二级指标	评估标准	权重系数 Wα	评价等级				
				A	B	C	D	E
				1.0	0.8	0.6	0.4	0.2
学习态度及学习习惯（20分）	学习习惯	1. 认真、按时、独立地完成课堂翻译任务，坚持预习、复习 2. 上课主动举手，积极回答老师提出的问题 3. 认真做笔记，课后及时完成老师安排的作业	10分	10	9~8	7~5	4~2	1
考试成绩及平时作业（50分）	期末测试	得分公式：期末成绩占总评成绩的30%	30分	30~25	24~19	18~15	14~8	7~1
	平时作业	认真、独立地完成老师课后布置的作业，并按时上传到网上平台	20分	20~17	16~13	12~8	7~4	3~1
学习能力（30分）	学习方法	1. 能够掌握科学的学习方法 2. 能够运用已掌握的学习方法，解决英语学科中的问题 3. 课后看视频，登录平台情况，发表讨论话题 4. 课前有预习和充分准备，课后有复习和做作业	10分	10	9~8	7~5	4~2	1
	收集与处理信息的能力	1. 经常阅读与专业英语学科有关的课外书籍，关注本学科的前沿知识和热点问题 2. 会通过网络寻找相关学习资料 3. 会利用参考书、图书馆、阅览室查阅相关资料	5分	5	4	3	2	1
	学生活动协作能力	1. 在学习活动中，积极参与，善于合作，能够在与别人的合作中达到学习目的 2. 尊重他人的劳动成果，善于动员别人与己合作，并在合作中提高自己的学习能力，抛弃"单打独斗"的个人英雄主义思想	10分	10	9~8	7~5	4~2	1
	个人能力	1. 具有一定的表达、阅读、写作、观察能力 2. 具有一定的自学能力 3. 具有一定的表达能力	5分	5	4	3	2	1
学习效果（10分）	三维目标达成度	1. 学生学习积极主动，达到老师要求的合格的教学目标 2. 学会学习和解决问题，形成一定的能力和方法 3. 学生的情感、态度、价值观都得到相应的发展	10分	10	9~8	7~5	4~2	1
得分								

评委签名 _____

具体评估方法如下。

（1）学习态度及学习习惯部分（20分）

这部分指标分为学习态度和学习习惯两个小指标。

1）学习态度部分：根据学生平时的上课情况加以打分，影响分值大小的因素包括考勤状况、上课状况。其中考勤状况的标准为：每个学生都可以凭班主任签名的请假条进行请假，请假可以为事假或病假，请假不影响评价等级，没有班主任签名的请假条一律视为旷课。每旷课一次，评价等级下降一级，旷课4次以上者，取消期末考试成绩。上课状况标准为：没有违反正常的课堂纪律，如不玩手机、不打瞌睡、不交头接耳，如有违反，视情况加以扣分。

2）学习习惯部分：根据学生平时的上课情况加以打分，影响分值大小的因素包括上课表现和课后表现。其中上课表现的标准为：有参与老师布置的课堂翻译任务，有积极回答老师的问题。其中翻译任务部分，一堂课学生起码要有一道题的参与回答记录，如果没有，权重系数分值扣一分；回答老师问题部分，如果有回答老师问题并且有记录，权重系数分值加一分。

（2）考试成绩及平时作业部分（50分）

这部分指标分为期末测试和平时作业两个小指标。

1）期末测试部分：期末成绩占总评成绩的30%。

2）平时作业部分：依照学生完成平时的翻译作业，以及按时上传到网上平台的情况进行评分，每缺交一次作业，评分扣掉（1÷应交作业总次数×20）分。

（3）学习能力部分（30分）

这部分指标分为学习方法、收集与处理信息的能力、学生活动协作能力、个人能力4个小指标。

1）学习方法部分：根据学生平时解决问题时所采用的学习方法及课前课后的学习情况进行评估。此外，还根据学生在课后登录网上教学平台进行学习的次数进行评分，此处评分根据实际情况适当给分。

2）收集与处理信息的能力部分：根据学生平时上课参考所用的书籍得分，以及观察学生是否对学科前沿知识有所了解、会不会利用相关参考书进行资料的查阅等评分，此处评分根据实际情况适当给分。

3）学生活动协作能力部分：根据学生在学习活动中的参与程度，以及在学习活动中与周围同学的配合协作程度进行评分，此处评分根据实际情况适当给分。

4）个人能力部分：根据老师在课上及课后对该学生的了解评分，此处评分根据实际情况适当给分。

（4）学习效果部分（10分）

这部分主要指标为三维目标达成度：知识与技能，过程与方法，情感、态度与价值观这三个维度，根据老师在课上及课后对该学生的了解评分，此处评分根据实际情况适当给分。

3 教师教学评价

教师教学评价是对教师教学工作的质量、水平和价值进行的评定。教师工作综合评价包括政治思想素质和师德修养、专业知识、教育教学能力、专业品质、教育教学效果、教育科研能力和水平、教师工作量。其中，教师教学评价是教师工作的综合评价之一。

教师的未来发展强调教师评价的真实性和准确性，注重教师的个人价值、伦理价值和专业价值。由评价者和评价对象配对，制订评价者和评价对象认可的评价计划，由评价双方共同承担实现发展目标的职责并注重长期的发展目标。

现行教师评价种类较多，具体包括传统的等级评价，如主要是鉴定教师的分等、奖优罚劣。同时，教师评价的群体也发生了变化，包括校长评价、同行评价、自我评价与学生评价。对于中职教师来讲，教师评价的方式与方法主要围绕上述评价的衡量标准。

第一，关注中职教师的个人工作表现，以教师当年或评价期限内的工作业绩为主要评价素材。例如，教师是否完成了本阶段的教学或管理任务，是否履行了自己的工作职责，是否达到了学校对于教师考核的基本标准。并且，通过上述工作表现，判断中职教师是否具备奖励或处罚的条件，包括解聘、降级、待岗或晋级、加薪等的依据。关注中职教育质量，通过考核教师的基本工作业绩，争取达到学校教学的基本质量标准。当然，对于中职教师来讲，如何定位其工作业绩非常重要。毕竟，中职学生在学习能力与习惯上与普通中学的学生存在差异。因此，为了避免引起中职教师的行内逆反心理，传统的等级评价标准本身需要考虑到中职院校的实际情况。这就要求评价者客观、公正与合理地对待被评教师，避免不公平、不和谐的评价现象的出现，造成严重的后果。

第二，关注中职教师的课堂教学表现，体现校长评价机制的合理性。对于中职学校的行政人员来讲，进行教师评价最常用的方式之一是校长（或其他管理者）对教师所教学科及课堂教学的了解程度。教学质量的评价是衡量中职教师工作的重要考核标准之一。其中，行政人员，尤其是主管校长通过课堂观察教师的实际表现进行的评价，对于中职教师的工作认可程度更为重要。但是，这种评价因为容易受到校长刻板印象或私人交情等因素的影响，会影响教师的工作情绪，产生不同程度的非公平评价结果。

第三，关注中职教师同行间评价的客观性。同行评价的优点主要表现在教师之间课程与教学的了解度和专业度的基本保障。作为同行，教师对自己的工作需求和要求更清楚、更了解，更容易产生共鸣，这对于同行间的共同协作、相互学习有重要的影响作用。同行评价的缺点在于可信度和偏见度的存在，同行间无法客观地评价教师的行为，甚至同行间评价会因为私人关系的亲疏远近，迫使被评价者遭遇不公平的待遇。在中职教师的同行间评价过程中，客观性尤为重要。同行评价对于中职教师来讲，不太适合总结性的评价，更适合对教师的专业成长提供好的参考意见。一般来说，中职教师的升迁、奖励等权益在同行评价的不客观的评判下，对教师的未来发展会产生较大的反作用。

第四，中职教师自我评价是教师评价过程中重要的自我工作认定与考核的环节之一。通常教师根据学校制订的相关评价表，进行考核工作的具体资料整理与填写。自我评价的优点在于可以让教师对自己考核阶段的工作进行较好地反思。毕竟，教师具有自我了解、自我反思、自我改进的能力。需要关注的是教师为了得到较好的评价成绩，高估自己的教学表现，未能达到主观评价的合理性。同时，对于中职教师来讲，因为教学对象的差异性，未能实现教学目标的教师，可能在做自我评价时，会低估自己的教学成绩，而影响教学工作的积极性。因此，如何将中职教师的自我评价体系落实到教师满意的程度，需要不断完善教师评价体系。

第五，关注中职学生与家长对教师的评价。对于中职学生来讲，一方面，学生在与教师的接触过程中，可以较直接地感受到教师的工作面貌与情绪，较有说服力度；另一方面，中职学生因为家庭环境和社会环境的影响，心智发展的成熟度及判断度还未能较为客观地评价教师的课堂行为与工作情况，教师评价的专业性和公正性会受到影响，遭到质疑。对于中职学生的家长来讲，一方面，家长对学校教育给予了较高的期待，对于教师有更多的依赖性，因此，听取家长的评价意见是对学校未来发展具有影响作用的；另一方面，教师评价不能完全由学生家长进行。学生家长对教师与学校的了解多是来自学生的陈述，对教学过程不能完全掌握，缺乏对学校和教师的深入了解，加之个人偏好和对教学关注水平的影响，教育评价缺少客观性。

综上所述，教师评价应该以自评为主、各方协同参与。在开始评价的同时，明确评价的目标、内容和标准。针对中职教师的行业特点与学生特点，设定符合教育教学规律和教师工作实际情况的评价量化表格，通过量化与质性研究相结合的方式，综合教师的工作表现情况进行评估。作为授课教师，教师课堂教学评价是行业评价的主要参考依据，具有重要的参考价值，见表 3-22。

表 3-22 教师课堂教学评价表

讲课人姓名_____ 科目_____ 课题_____

评价项目		评价内容	权重	得分
教学准备	教学目标	知识、能力、德育、创新目标明确，教学目标符合学生实际，恰当，可行	5	
	教学内容	内容处理保证讲解知识结构、自己的观点及前沿动态，做到理论联系实际，教材的理解与处理具有科学性、系统性	10	
	教学结构	教学安排循序渐进、层次分明、系统完整，有重点、难点、德育点、空白点和创新点	10	
教学基本功	教学语言	教学语言清晰、准确、简练、通俗、生动、逻辑严谨，运用标准普通话教学	5	
	板书与教学手段	板书与多媒体课件相互配合。板书工整、简明、扼要、条理清楚；熟练运用现代化教学设备、仪器和现代化教学手段进行教学、演示、讲解，且二者有机结合	10	
教学过程	激发兴趣	有意识、恰当地运用生动的实例等方法，提高教学的吸引力	15	
	教学原则	师生互动充分，学生在教学中学习主动，教学原则的选择科学合理，符合学生的实际	10	
	时间分配	教师的课上各环节——讲、练、学生讨论、板书及主次内容的时间分配合理，做到"5点"和谐有序，加强能力培养	5	
	方法选择	方法选择灵活多样，与教学目的和教学内容相适应，与学生的年龄特征相适应，课堂教学机智	5	
	课堂反馈	能恰当运用评价技术，及时掌握学生的反馈信息，并采取相应的控制措施	10	

续表

评价项目		评价内容	权重	得分
教学效果	学生状态	学生主动学习，理解、掌握基本知识，能够创造性地解决问题	5	
	整体效果	创造性地运用教学模式，突显教学的科学性、前沿性、深刻性、生动性、趣味性，高效能地表现教学的真、善、美	10	
总分			评课人签名	
授课时间： 年 月 日			授课地点：	
改进建议				

具体评估方法如下。

第一，教学准备工作（25分）。这部分包括教学目标、教学内容及教学结构的设置与安排。

1）教学目标方面。教师教学目标的设计要求做到教学知识、能力、德育、创新目标明确，并且教学目标需要符合学生实际，恰当，可行。对于中职学生来讲，明确可行性的教学目标更乐于被接受。

2）教学内容方面。内容处理保证讲解知识结构、自己的观点及前沿动态，做到理论联系实际，教材的理解与处理具有科学性、系统性。中职教师需要根据学生平时的上课情况，尤其是对教学内容理解的程度，合理安排教学内容，充分利用现有教材，将知识与实践进行有机结合，便于学生理解课程内容的同时，高效率地掌握实践技能。

3）教学结构方面。教学安排原则秉承循序渐进、层次分明、系统完整，以及有重点、难点、德育点、空白点和创新点的教学规律。教学安排是否合理对于引导中职学生的注意力具有重要的作用。对于部分易于走神的学生来说，合理的教学安排可以最大程度地引导学生进行课堂互动，集中注意力，实现教学优化。

第二，教学基本功（15分）。这部分包括教学语言、板书与教学手段的运用。

1）教学语言方面。教学语言清晰、准确、简练、通俗、生动、逻辑严谨，运用标准普通话教学。中国地域广阔，同一省市的方言各不相同。在教学过程中，为了让大多数学生理解课程内容，普通话是课程教学的基本教学语言。如何准确、清晰地表达教学语言是教师课堂教学评价的基本要求。对于中职学生来讲，教师语言的简练、通俗、生动会更加有利于课堂教学内容的传递。不可否认，对于教师的基本功要求之一就是教学语言的正确与灵活使用。

2）板书与教学手段方面。板书与多媒体课件相互配合。板书工整、简明、扼要、条理清楚；熟练运用现代化教学设备、仪器和现代化教学手段进行教学、演示、讲解，且二者有机结合。板书的清晰明了，多媒体课件的生动灵活，是教师课堂教学的主要教学手段的有效结合。中职学生对于多媒体内容的兴趣较浓，对于单一的板书呈现兴趣一般。因此，教师教学课堂的表现方式成为教师评价的指标之一。值得一提的是，无论是哪一种教学手段，目的都是讲好课，讲懂课，培养学生的理解能力。因此，在评价教师的课堂教学过程中，板书与多媒体课件的运用孰强孰弱，需要参考的是教学效果，而非简单的教学手段。

第三，教学过程（45分）。这部分包括激发兴趣、教学原则、时间分配、方法选择与课堂反馈等具体的教学操作过程。

1）激发兴趣方面。教师需要有意识、恰当地运用生动的实例等方法，提高教学的吸引力。根据学生平时解决问题的能力及学习的习惯，激发学生学习的兴趣。教师可以通过生活中的实际案例及教学过程中的实际案例，对学生所学习的知识进行有效拓展，达到吸引学生注意力的目的。

2）教学原则方面。师生互动充分，学生在教学中学习主动，教学原则的选择科学合理，符合学生的实际。根据学生平时上课的反馈信息，鼓励学生进行教学互动。教师通过课堂上对于学生的观察，确定学生的主动学习意识，并引导学生进行主动学习，达到培养学生学习的主要目的。

3）时间分配方面。教师的课上各环节——讲、练、学生讨论、板书及主次内容的时间分配合理，做到"5点"和谐有序，加强能力培养。根据学生在学习活动中的参与程度，如何有效地分配课堂的时间至关重要。考虑到课堂时间的有限性，中职学生在课堂中更多地需要通过练习来掌握所学习的知识。因此，在教学过程中对于练习题目的设计及时间的安排相对于其他院校的学生来说，更为重要。这也是考核教师课堂教学评价的主要依据之一。

4）方法选择方面。方法选择灵活多样，与教学目的和教学内容相适应，与学生的年龄特征相适应，课堂教学机智。根据老师在课上及课后对该学生的了解，不同的教学内容对于不同的学生来讲，具有的吸引程度不同。因此，充分利用学生对于学习方法的不同好奇程度和掌握程度，灵活多变地进行教学方法的使用，对于中职学生来讲更具有吸引力。

5）课堂反馈方面。能恰当运用评价技术，及时掌握学生的反馈信息，并采取相应的控制措施。教师在授课过程中，对于课堂表现较少或羞于表现的中职学生来讲，即时的肯定是非常必要的。中职学生需要的更多的是被认可的态度。因此，课堂反馈的内容纵然多种多样，但是对于中职学生来讲，承认和肯定学生具体的进步是非常重要的。这在很大程度上提高了学生的自信心，为后期良好的教学氛围打下重要的基础。

第四，教学效果部分（15分）。这部分主要包括学生状态与整体效果。

1）学生状态方面。学生主动学习，理解、掌握基本知识，能够创造性地解决问题。通过教学课堂的观察，教师调动学生学习的过程就是创造性解决问题的过程。对于教师来讲，学生真正理解的教学状态是更为有意义的。

2）整体效果方面。创造性地运用教学模式，突显教学的科学性、前沿性、深刻性、生动性、趣味性，高效能地表现教学的真、善、美。教师是课堂整体的引领者与操作者。中职学生的课堂纪律、课堂反馈及课堂活动的开展都与教师创造性地运用各类教学模式的开展有密切的关联性。同样，整体效果的课堂评价也是对教师整体工作的认可，对教师的教学评价具有参考价值，值得关注。

思考题

1. 简述教学评价的意义。

2. 结合实际，谈一谈如何编制教学评价量表。

3. 简述教师评价的具体要求。

4. 简述学生评价的具体要求。

5. 谈一谈教学评价的课堂运用情况。

国家级重点中等职业学校评估指标体系

班主任工作

现实是此岸，理想是彼岸，中间隔着湍急的河流，行动则是架在河上的桥梁。

——克雷洛夫

◎ 学习目标

1. 理解班主任与班主任工作的内涵与意义。
2. 理解中职学校班主任工作的特殊性。
3. 了解中职药学专业班主任工作的具体要求。
4. 理解班主任专业素养培养的具体内容与意义。
5. 掌握促进班主任成长规划的具体要求。

✐ 知识导图

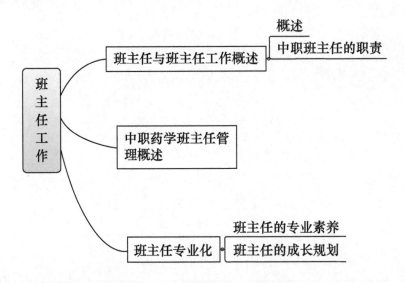

◎ 重点、难点

重点：中职药学专业班主任工作的具体要求。

难点：班主任专业素养培养的具体内容与意义。

正文

1 班主任与班主任工作概述

1.1 概述

班主任是学校中全面负责一个班学生的思想、学习、健康和生活等工作的教师，是一个班的组织者、领导者和教育者，也是一个班中全体任课教师教学、教育工作的协调者。

我国的《中小学班主任工作暂行规定》对班主任的任务作了明确规定。班主任的基本任务是：按照德、智、体、美全面发展的要求，开展班级工作，全面教育、管理、指导学生，使他们成为有理想、有道德、有文化、有纪律、身心健康的公民。

班主任每日常规工作（教育部，2009）如下。

1）每天早上检查学生的出勤情况，如有缺席，及时与家长取得联系或进行家庭访问，搞清原因，同时检查学生的着装仪表情况是否符合学校要求，及时进行教育。

2）督促学生认真参加广播操和升旗仪式。

3）检查班级清洁卫生情况，了解值日生工作。

4）观察班级公物保管状况，发现损坏及时调查、教育和处理。

5）检查课代表收交作业情况。

6）每天观察班级出席和上课情况，掌握班级学风的进展和变化。

7）检查学生眼保健操及学生课间文明休息的状况。

8）注意和处理好班级偶发事件。

9）随时发现班中的先进事迹或不良现象，及时进行表扬或批评教育。

10）认真上好校班会课。督促学生认真收听学校教育广播。

11）关心学生用餐情况，督促学生遵守用餐规定，注意保持环境整洁。

12）离开教室时，检查班级卫生情况及四关工作（水、电、门、窗）。

13）做好班主任工作计划与总结，整理好班级档案、班务日志。

2009年教育部印发的《中小学班主任工作规定》中指出班主任的职责与责任如下：第一，要全面了解班级内每一个学生，深入分析学生的思想、心理、学习、生活状况；关心爱护全体学生，平等对待每一个学生，尊重学生人格；采取多种方式与学生沟通，有针对性地进行思想道德教育，促进学生德、智、体、美全面发展。第二，认真做好班级的日常管理工作，维护班级良好秩序，培养学生的规则意识、责任意识和集体荣誉感，营造民主和谐、团结互助、健康向上的集体氛围；指导班委会和团队工作。第三，组织指导开展班会、团队会（日）、文体娱乐、社会实践、春（秋）游等形式多样的班级活动，注重调动学生的积极性和主动性，并做好安全防护工作。第四，组织做好学生的综合素质评价工作，指导学生认真做好成长记录，实事求是地评定学生操行，向学校提出奖惩建议。第五，经常与任课教师和其他教职员工沟通，主动与学生家长、学生所在社区联系，努力形成教育合力。

1.2 中职班主任的职责

职教班主任是指从事职业教育的班主任，最常见的就是目前在中职、中专、技校、高职等学校里当班主任的工作人员。中职班主任是专门从事中职教学与管理的工作人员。

王建林在《中等职业学校班主任与辅导员工作手册》中指出：职业教育是以就业为导向的教育，"办什么样的学校""如何办好学校""培养什么样的人""如何培养人"是中等职业学校面临的重大课题，也是广大职教工作者必须思考的重要问题。当今我国处于开放的国际环境与多元文化的背景之中，而中等职业学校的学生（以下简称中职学生）又正处在世界观、人生观、价值观形成的过程之中，因而职业教育中以德育为先更具有必要性和紧迫性。班主任和辅导员是中职学生思想政治教育最直接的组织者和实施者。班主任工作不仅是一个光荣的岗位，也是一项崇高的事业，更是一份重大的责任。

2010 年 9 月教育部、人力资源和社会保障部（人社部）《关于加强中等职业学校班主任工作的意见》（教育部和人力资源和社会保障部，2010）进一步明确了中等职业学校班主任的工作职责。中等职业学校班主任岗位是重要的专业性岗位，班主任要在学校的统一领导下，按照学校相关规章制度和培养目标要求，与任课教师和其他有关人员一道，认真履行以下主要工作职责。

第一，学生思想工作。深入了解分析学生的思想、心理、学习、生活状况，开展思想道德教育，提升学生的思想道德品质。针对学生在成长过程中遇到的实际问题，进行教育、引导和援助，帮助学生提高应对挫折、适应岗位、融入社会的能力。

第二，班级管理工作。组建班委会，制订班级公约和学生自律规范，维护良好的教育教学秩序和生活秩序。客观、公正地做好学生的综合素质评价工作，对学生进行表扬和批评教育，向学校提出奖惩建议。加强安全教育，维护班级和学生安全。

第三，组织班级活动。指导班委会、团支部开展工作，引导学生参加有利于健康成长的课外兴趣小组、社团活动、文体活动及志愿者服务等社会实践活动。根据学校的培养目标，针对班级特点，开展形式多样的主题班（团）会活动。

第四，职业指导工作。教育、引导学生树立正确的职业理想和职业观念，形成良好的职业道德，提升职业素养与职业生涯规划能力。指导学生根据社会需要和自身特点选择职业发展方向，顺利实现就业、创业或升学。

第五，沟通协调工作。全面、及时了解学生在家庭和社区的表现，帮助、引导家长和社区配合学校做好学生的教育和管理工作。根据学校安排，组织学生参加实习实训活动，并在学生顶岗实习期间，与实习单位共同做好学生的教育和管理工作。

2 中职药学班主任管理概述

按照班主任相关规章制度和培养目标，中职药学班主任的日常管理工作与中小学班主任的日常管理工作有很多相似的内容。例如，每天早上检查学生的出勤情况，如有缺席，及时与家长取得联系或进行家庭访问，搞清原因，同时检查学生的着装仪表情况是否符合学校要求，及时进行教育。检查班级清洁卫生情况，了解值日生工作。观察班级公物保管状况，发现损坏及时调查、教育和处理。每天观察班级出席和上课情况，掌握班级学风的进展和变化。注意和处理好班级偶发事件。随时发现班中的先进事迹或不良现象，及时进行表扬或批评教育。做好班主任工作计划与总结，整理好班级档案、班务日志。

与普通中小学班主任日常管理不同的是：中职药学班主任在职业指导工作中起到了重要的作用。中职药学班主任在自身药学专业知识的基础上，帮助、教育、引导学生树立正确的职业理想和职业观念，形成良好的从事与医药行业相关职业的职业道德，提升职业素养与职业生涯规划能力。除此之外，中职药学班主任指导学生根据社会需要和自身特点选择领域内职业发展方向，顺利实现就业、创业或升学。

3 班主任专业化

3.1 班主任的专业素养

提高教育教学质量是中职学校的生存之本。班主任专业素养的提高对中职学校教育教学质量的提高具有重要的意义。班主任如果不具备基本的班级管理教育专业知识与专业能力，就很难胜任班主任的工作岗位，更难以有效地为学校德育服务。班主任的专业素养具体包括教育素养与道德素养。

教育素养，即班主任的专业知识要过硬。过硬的专业知识可以让班主任在班级管理过程中更好地解决问题。专业知识过硬包括教育科学的理论知识过硬，扎实的学科专业知识，广博开放的知识体系，乐于接受教育前沿信息，拓展自身的知识结构。过硬的教育能力还包括专业的班级管理知识。现代班主任是影响学生成长发展的关键，为学生成长过程中具有重大影响力的关键因素，不容忽视。

道德素养的核心是检验班主任的育人工作，要把学生培养成为有远大志向、高尚情操、优良品德、良好习惯的国家栋梁。教师，尤其是班主任的作用非常重要。班主任的世界观、人生观、价值观和荣辱观无不在影响着身边的每一位学生。

班主任是不断学习的专业岗位。班主任正是通过不断改变自己的教育方法、方式，不断通过提高自身的素养，影响着自己的学生，在做好学生榜样的同时，获得学生的爱戴。

3.2 班主任的成长规划

2010年9月，教育部、人力资源和社会保障部《关于加强中等职业学校班主任工作的意见》中指出：加强中等职业学校班主任培训。各级教育、人力资源和社会保障行政部门要将班主任培训纳入教师全员培训计划，组织开展国家级、省级、地（市）级、县级班主任培训，努力提高他们的思想水平和业务能力，建设一支高水平的班主任队伍。成长为职业学校优秀班主任的5个要素包括"观想本尊"——榜样的意义；高人指点——顾问的作用；贵人相助——教练的重要性；个人努力——用心去做；阻力的成全——尊重反对你的人，珍惜失败的经历。

教育部负责对全国中等职业学校班主任培训工作进行宏观指导，人力资源和社会保障部负责对全国中等职业学校班主任培训工作进行协调和质量监控。学校要制订本校班主任培训计划，积极组织本校班主任参加各层次的培训活动。初次担任班主任的教师必须进行岗前培训，做到先培训后上岗。认真执行职业教育教师到企业实践制度，把班主任到企业实践或考察纳入计划，与专业教师到企业实践有机结合，与学生到企业实习有机结合。班主任培训所需经费在教师培训专项经费中列支。

严格中等职业学校班主任的任职资格和条件。中等职业学校班主任应由取得教师资格、思想道德素质好、业务水平高、身心健康、经过相关培训的教师担任。班主任要忠诚党的教育事业，热爱学生，乐于奉献，掌握教育学、心理学、职业指导等方面的基本知识和方法，熟悉相关法律法规，具有较强的教育教学能力、组织管理能力、人际沟通能力和职业指导能力。助理班主任的任职资格和条件由各地参照班主任的任职资格和条件做出具体规定。

综上所述，认真做好中等职业学校班主任的工作至关重要。在保障中等职业学校班主任待遇的同时，加强中等职业学校班主任的表彰奖励工作，并对长期从事班主任工作或在班主任工作岗位上做出突出贡献的教师按照国家有关规定予以奖励。

对于中等职业学校班主任管理来说，学校应完善班主任日常管理制度，建立班主任工作档案和考核机制，定期组织对班主任的考核工作。班主任工作考核结果作为教师聘用（聘任）、奖励、工资发放的重要依据。学校选拔管理干部应优先考虑长期从事班主任工作的优秀班主任。对不能履行班主任职责的，应调整其岗位。

此外，学校要建立健全班主任工作管理体制和运行机制，学校领导和有关方面负责人要将班主任工作管理纳入职责范围，定期听取班主任的工作汇报，研究班主任工作中遇到的新情况、新问题，及时指导班主任的工作。要建立健全校园突发事件应急预案，妥善处理班主任在工作中遇到的困难，支持班主任的工作。加强中等职业学校班主任工作的科学研究。教育科研机构和学校要加强班主任工作理论研究，提供经费、条件保障，积极探索班主任工作的规律，创新班主任工作方法，提高班主任工作的实效。

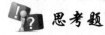 思考题

1. 简述班主任与班主任工作的内涵与意义。
2. 什么是中职学校班主任工作的特殊性？
3. 中职药学专业班主任工作的具体要求有哪些？
4. 结合实际，谈一谈班主任专业素养培养的具体内容与意义。
5. 如何促进班主任成长？

 中职学校班主任工作管理规定

德　育

为学之道，必本于思，思则得之，不思则不得也。

——晁说之

◎ 学习目标

1. 理解德育与德育思想工作的内涵与意义。
2. 理解中职学校德育工作的特殊性。
3. 了解中职药学专业德育建设的具体要求。
4. 理解德育教育与专业教学的联系。
5. 掌握促进德育建设的具体方法。

✎ 知识导图

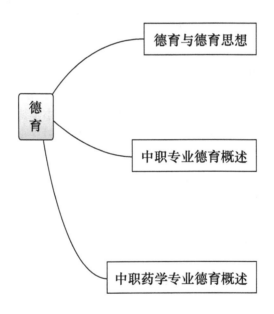

◎ 重点、难点

重点：中职药学专业德育建设的具体要求。

难点：德育教育与专业教学的联系。

正文

1　德育与德育思想

德育是各个社会共有的教育现象，具有社会性，与人类社会共始终。德育随着社会的发展变化而发展变化，具有历史性。德育在阶级和民族存在的社会具有阶级性和民族性。在德育的历史发展过程中，其原理、原则、内容、方法等存在一定的共同性，因此德育具有继承性。德育是对学生进行思想、政治、道德和心理品质的教育。思想教育是形成学生一定的世界观、人生观的教育；政治教育是形成学生一定的政治观念、信念和政治信仰的教育；道德教育即促进学生道德发展的教育。可以说，我国的德育是一种涵盖整个社会意识形态的"大德育"。然而，品德的发展，世界观、人生观的形成，政治觉悟的提高，各属于不同层面的问题，其过程机制相差甚大，不能以一样的手段、方法，通过一样的途径，遵循一样的原则，来实施政治教育、思想教育和道德教育。

广义的德育指所有有目的、有计划地对社会成员在政治、思想与道德等方面施加影响的活动，包括社会德育、社区德育、学校德育和家庭德育等方面。狭义的德育专指学校德育。学校德育是指教育者按照一定的社会或阶级要求，有目的、有计划、有系统地对受教育者施加思想、政治和道德等方面的影响，并通过受教育者积极的认识、体验与践行，以使其形成一定社会与阶级所需要的品德的教育活动，即教育者有目的地培养受教育者品德的活动。

德育的任务是把全体学生培养成为爱国的，具有社会公德、文明行为习惯的，遵纪守法的公民。在这个基础上，引导他们逐步确立科学的人生观、世界观，并不断提高社会觉悟，使他们中的优秀分子将来能够成为坚定的共产主义者。

第一，培养学生初步树立坚定正确的政治方向。没有正确的政治观点，就等于没有灵魂。中小学德育应教育学生树立坚定正确的政治方向，坚持社会主义道路，坚持党的领导，热爱祖国，热爱人民，立志为社会主义现代化建设事业努力奋斗。

第二，引导学生逐步确立科学的人生观和世界观。中小学德育应教育学生正确地认识与处理个人、集体和国家的关系，正确认识人生价值，树立全心全意为人民服务的思想和科学的人生观；还要培养学生勇于实践、实事求是的作风，养成尊重科学的态度，提高辨别是非的能力，形成辩证唯物主义和历史唯物主义的世界观。

第三，培养学生良好的道德品质。青少年时期是道德品质形成的关键时期。道德品质是一定社会的道德原则和规范在个人的思想、行为中的体现。中小学德育在人的成长中起着重要作用，要提高学生的道德认识水平，陶冶道德信念，锻炼道德意志，培养道德行为习惯。

2　中职专业德育概述

《中等职业学校德育大纲（2014年修订）》（以下简称《大纲》）中明确指出，德育目标是把学生培养成为社会主义合格公民，成为高素质劳动者和技术技能人才，成为中国特色社会主义事业的合格建设者和可靠接班人。《大纲》是国家对中等职业学校德育工作和学生德育的基本要求，是中等职业学校开展德育工作的基本规范，是各级教育部门对中等职业学校德育工作实行科学管理和督查的基本标准，也是社会和家庭紧密配合中等职业学校对学生进行教育的基本依据。《大纲》中明确，德育内容包括理想信念教育、中国精神教育、道德品行教育、法治知识教育、职业生涯教育、心理健康教育及时事政策教育；德育途径包括课程教学、实训实习、学校管理、校园文化、志愿服务、职业指导、心理辅导、家庭和社会；德育评价包括学校工作评价和学生品德评价；德育实施包括组织管理、队伍建设、经费保障、德育科研。

3　中职药学专业德育概述

　　加强中职药学专业的德育教育，需要将德、智、体、美教育结合起来，培养德才兼备的药学相关领域专业人才。如何将传授知识与德育进行结合，是中职药学专业开展德育教育需要反复思考和论证的问题。德育教育与专业教育二者并不互相对立。相反，德育可以贯穿在药学专业学习与活动之中，培养学生的德育意识、德育精神，全面提高学生的素质。

　　中职药学专业德育优先的思想应该始终贯穿于专业教育之中。建立良好的中职药学专业德育环境不容忽视，具体包括学校环境、家庭环境与社会环境。正如新修订的《大纲》充分体现了十八大以来党和国家的新精神、新要求及各地各校德育实践的创新性举措。一是指导思想更加全面。增加了科学发展观为指导，强调了深入贯彻习近平总书记系列重要讲话精神，培育和践行社会主义核心价值观，坚持以人为本、德育为先、能力为重、全面发展等。二是德育目标更加明确具体。要把学生培养成为爱党爱国、拥有梦想、遵纪守法、具有良好道德品质和文明行为习惯的社会主义合格公民，成为敬业爱岗、诚信友善，具有社会责任感、创新精神和实践能力的高素质劳动者和技术技能人才，成为中国特色社会主义事业的合格建设者和可靠接班人，并提出了具体目标要求。三是德育内容更体现时代性。德育内容以中国特色社会主义理论体系为统领，突出理想信念教育，将理想信念教育置于首位。强化中国精神教育，增加中国特色社会主义和中国梦教育、社会主义核心价值观教育、中华优秀传统文化教育、中共党史与国情教育等。四是德育途径进一步拓宽。强化实训实习、志愿服务等实践育人途径。同时，为适应网络信息化时代，强调运用网络等新媒体加强德育，用好网络阵地。五是德育评价更加完善。强调建立健全行业企业、用人单位、学生家长等深度参与的德育评价机制。

　　中职药学专业应该以推进贯彻落实《大纲》为主线，进一步加强和改进中等职业学校药学专业的德育工作。一是强化学习宣传，努力提高德育工作队伍的整体素质和水平。二是加强督促检查。各地各校要认真贯彻落实《大纲》要求，完善相关工作机制；加强经费保障、队伍建设、德育科研等；教育部将适时对新修订《大纲》的实施情况进行督查。三是鼓励创新创造。鼓励各地各校结合实际制订新修订《大纲》的实施意见或办法，创造性地予以贯彻落实。教育部将根据《大纲》的要求，深化德育课改革，丰富德育内容，创新德育形式，进一步增强中等职业学校德育的针对性、实效性、吸引力和感染力。

思考题

1. 简述德育与德育思想工作的内涵与意义。
2. 结合实际，谈一谈中职学校德育工作的特殊性。
3. 简述中职药学专业德育建设的具体要求。
4. 简述德育教育与专业教学的联系。
5. 促进德育建设的具体方法有哪些？

中等职业学校德育大纲

模块四　教师专业成长与专业发展

中职药学教师角色转换

王瑶瑶是家里的乖乖女，虽然 2018 年 7 月份她就要大学毕业，成为一名中职院校的药剂学教师，但是由于她从小家教严厉，一贯遵从父母意愿，养成了懦弱、胆小的性格，在陌生人面前从不敢大声讲话。现在忽然要工作了，还要站在讲台上，对着那么多人讲话，虽然都是学生，但是王瑶瑶的心里还是一直忐忑不安，十分害怕。她不知道学生会不会听她的，不知道如何让学生喜欢她、接受她，更不敢奢求学生能够对她心生敬畏。此刻的王瑶瑶脆弱无助，如何才能从学生转变为教师？这个问题深深困扰着她。

◎ 学习目标

1. 掌握转变角色、从学生成为中职教师的方法。
2. 明确教师威信的内涵、作用和形成方法。
3. 初步理解和体验中职教师的职业幸福。

✏ 知识导图

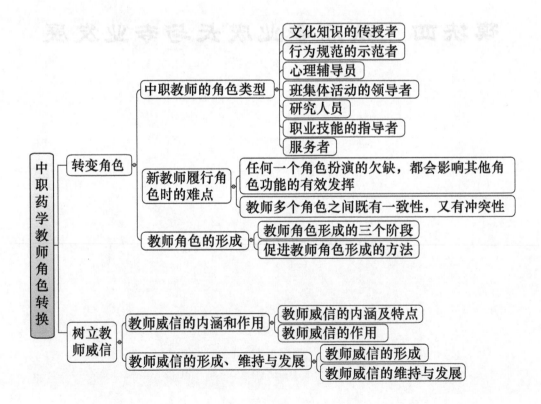

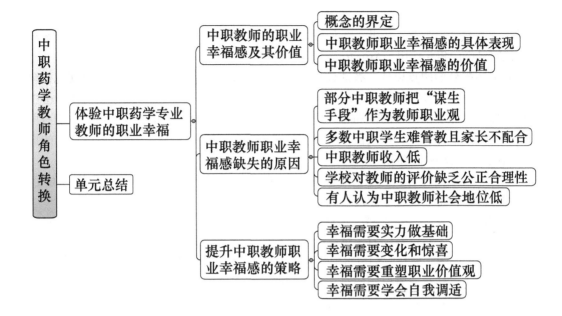

◎ **重点、难点**

重点：中职教师的角色类型。

难点：中职教师角色形成的阶段和方法。

 正文

1 转变角色

如何从学生转变为中等职业学校的教师？这是角色转变的问题（角色的概念参见本单元延展阅读）。首先要明确学生角色和教师角色之间的差异，然后要准确把握中职教师的角色特点，清楚履行角色时的难点在何处，掌握克服难点成功转变角色的方法。

教师应该是什么样子的，和学生有什么本质不同？教学究竟是怎样的？这些问题或许我们感到作为学生的你也能回答一二，因为你在课堂已经度过了数十万小时，每个人都自觉或者不自觉地观察过老师。因此，你会认为你非常清楚教师的角色。但是，处于职业发展的这个阶段，仅凭借做学生时的了解可能有些局限，原因在于你是从学生或者旁观者的视角对教师的活动做出推测的。作为教育服务的接受者和观察者，你体验到的只是教师与学生在交流过程中那些可见的行为。的确，许多优秀的教师表现极为出色，以至于令观察者认为教学很容易。他们轻松授课，学生积极参与，教学过程进展顺利。但是，在观察过程中可能无法辨明的是：①备课时进行的思考和决策；②教师为了解每个学生的兴趣和动机事先做出的努力，正是这些努力促使教师采取学生认为有意义的教学策略。而且，优秀的教师往往都能根据变化的情境做出细微但重要的调整，这些调整通常不为观察者所觉察。因此，看似没有漏洞的、几乎不经意的活动实际上包含着多种行为之间复杂的相互作用（Armstrong et al.，2007）。

除上述提到的两点以外，教师日常还有诸多事务性工作，如做会议记录及其他行政职责、参与学校的特别活动（家长会、运动会、毕业典礼、各种庆典）、在各种委员会中任职、参与专业学术团体的活动等。许多人对于教师工作中不直接涉及学生的活动占用的时间之多表示惊讶。正如我们常常听到往届学生在开始学习教师教育课程时评论的那样："有这么多我不知道的东西"。

从学生转变为教师，是从意识到行为全方位获得了转变，是要从教师角色的角度，拥有着教师应该拥有的全部意识和行为，才可以胸有成竹地走上讲台。

首都师范大学的宁虹教授，这样描述当一位教师走进教室时应当有的样子："对于即将开始的教学，我已经拥有了整体的、深刻的理解，我坚信我已经拥有了这样一种整体的、深刻的理解，坚信它们可以唤起学生意识的响应，成为他们意识品质的内在成分。我的这种信念，和我一直以来的对于人类文明的信念是如此和谐地契合着，直至每一个细节，因此，我心中对即将开始的教学充满着炽热的期待……这就是我们所说的'教之先对教的拥有'——因为这样的拥有，我的教才是能动的，它在教学中发生与否，才会总是能够被我即时地觉察。课堂上生成的才是真正的教育。"

中职教师是教师的一种，他拥有教师角色所具有的全部共有属性，但是中职教师在角色上还有自己的独特之处。

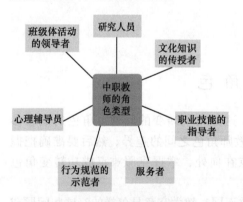

图 4-1　中职教师的角色类型

1.1　中职教师的角色类型

中职教师的角色类型见图 4-1。

1.1.1　文化知识的传授者

教师是文化知识的传授者，这是所有教师职业的第一角色，处于基础地位。中等职业院校教师归属于教师这一职业群体，教书育人是其本质属性，文化知识的传授者也是中职教师的第一角色。

中职院校教师，要根据专业发展和学生成长及学生职业发展需求，将专业知识传授给学生，内化为学生的职业理论素养。人类社会的发展与传承离不开教育和教师，作为文化知识的传授者，中职教师承担着传播先进知识，促进学生有效学习的重要任务。

早在唐朝，著名的文学家、教育家、思想家韩愈，就作《师说》指明了教师的主要任务："师者，所以传道、授业、解惑也。"表明教师的主要任务是"传道"，"传道"又离不开"授业"。这是我国古代教育思想中对教师主要任务的经典描述，流传至今。

1.1.2　行为规范的示范者

从学生到教师的身份转换是光荣的，因为教师受人尊重，教师往往被学生看作真理、正义的化身，尊师重道是中国的传统美德。教师之所以受人尊重，是因为从古代先贤开始就注重为人师表、躬亲示范。

孔子被誉为万世师表，子曰："其身正，不令而行，其身不正，虽令不从"（《论语·子路》），这一教育思想被概括为以身作则，身教重于言教。榜样具有无穷的力量，教师以身作则是一种巨大的教育力量，其一言一行、一举一动都深深影响着学生。强调身教的重要性，并非排斥言教，而是说如果只注重言教，即使教师讲的全部正确，但由于不注重身教，言教就没有说服力，难以让学生信服。

学生的个体发展处于未完成阶段，其价值观念和自我意识还在形成期，极易受到影响。"蓬生麻中，不扶自直；白沙在涅，与之俱黑"，教师是学生心目中的榜样，是学生模仿的对象。因而，在培养学生道德品质和人格特性的过程中，教师不仅要指导学生理解、掌握社会价值观念和行为规范，更要充当起行为规范示范者的角色，通过自己的一举一动，给学生提供鲜活生动的榜样。

如果教师自己言行不一或言行失德，就会影响学生对社会的看法。因此，教师要不断加强师德修养，不断反省自己的思想品德、行为作风、处事态度，时刻注意自己的言谈举止，充分意识到教师自身的榜样作用，使自己的言行举止成为学生的表率，以身立教，为人师表。

1.1.3 心理辅导员

中职院校学生的年龄一般处于15～18岁，是个体身心迅猛发展的关键时期，也是个体成长的最佳时期，又被称为人生的黄金时代。在这个时期，他们面临着知识储备、潜能开发、交友恋爱和择业就业等一系列重要问题，思想矛盾、斗争异常激烈。由于中职院校学生的心理发展尚未成熟，人生阅历单一，在人生观、价值观和世界观方面仍然处于不稳定状态，这就需要中职院校的教师在学生的身心发展和健康成长方面充分发挥育人功能，做学生的心理辅导员，使学生形成良好的个性和健全的人格。

这一角色需要教师做好两方面工作：一方面，要指导学生健康生活，发展正常心理，维护学生的心理健康，促进学生良好人格特性的形成，防止各种心理问题的发生；另一方面，在学生遭受心理挫折后，教师要及时帮助学生，设法创造一种谅解和宽容的气氛，减轻学生受挫的心理痛苦，并及时提供帮助、咨询和诊断，治疗学生的心理创伤，以增强他们的自尊心和自信心。

1.1.4 班集体活动的领导者

学生的学习是在班集体这种特有的社会群体条件下进行的，每个班集体都有班主任，班主任对学生的影响比普通教师更为显著。班主任与学生交往最为密切，不仅是学生的知识传授者，还要对学生的学习生活进行全方位的关照。普通教师不担任班主任工作，是否还和班集体活动有关？答案是肯定的。未担任班主任工作的教师在班集体活动中也肩负领导者责任。

要扮演好班集体活动领导者的角色，首先，教师要在课堂教学活动中建立良好的课堂秩序，在教学的同时督促全体学生遵守课堂纪律，使学生养成自觉遵守纪律的习惯；其次，教师要建设好班集体，必须注意选择学生干部，培养积极分子，形成有力的领导核心，造成良好的集体气氛和舆论，建立和谐的人际关系。教师的领导方式可以划分为不同类型，不同的行为表现方式对学生产生的影响也不同。

1.1.5 研究人员

职业院校教师也有从事研究工作的需要。教师平日生活里，难免总是说的多一些，主要就是对学生说。课讲得越多，不少老师反映越没有时间写一些东西了。利科说：

"写"去掉了"说"的偶然性。教师是应该抽时间写一写的。写和说不同，说往往有很多即兴部分，而写是沉思后的凝练。把白天里说过的话，晚上再静静想一想，反思一下，动笔写一写，搞一搞科研和教研，对白天的说也是有助益的。德国著名学者卡尔·雅斯贝尔斯认为："最好的研究者才是最优良的教师。"中职院校虽然以职业为特色，以实践为特长，但是成为研究人员，也是中职教师需要扮演好的角色之一。

科研能力是职业院校走产学研结合道路、加大校企合作的根本途径。在科研方面，职业教育与普通教育相比，更要注重科研与教学相结合，科研与区域经济相结合。作为职业院校教师，要主动承担应用研究者的角色，着重于开展"立地式"应用研究，着重于专业建设研究、实践教学研究、新产品和新工艺研究、产研结合研究等，同时将研究成果加以应用和推广，以科研优势服务社会。

教育研究是职业院校教师提升自身教学能力的重要途径。由于教师的日常工作具有复杂多样的特点，教师在实际工作中经常会遇到一些依靠现有理论和自身经验解决不了的问题，这就要求教师能够开展教育科研活动，从而能够以一定的理论为基础，灵活解决教学中各种实际问题。

要当好研究人员的角色，首先，教师必须具有探讨问题的意识，注意收集资料，勤于动脑思考和反思，不满足于工作中的轻车熟路；其次，教师要掌握一定的研究方法，注重运用所掌握的方法解决实践中遇到的问题。

1.1.6 职业技能的指导者

职业性是职业院校区别于普通院校的显著特点，也是其巨大的优势和特色。同理，职业院校教师有别于普通院校教师，并且在教育领域占有一席之地的关键就在于职业院校教师是学生职业技能的指导者。

职业院校以培养社会发展需要的高技能、高技术、应用型的一线人才为己任，是面向社会具体职业、就业指向特别明确的教育类型。要当好职业院校教师，扮演好职业技能指导者角色，教师需要不断提升自身能力和水平，成为"双师型"教师。既有教师资格，具备基本的教育教学能力；又有职业资格，如同时又是药剂师、制药工程师、食品药品安全监察员等，对自己所教课程的对应职业有深入了解和切身体验。

这就要求职业院校教师既有一定的理论基础，还有一定的教育教学能力，最重要的是要有高超的操作技能，这样才能成为一名合格的职业技能指导者。

1.1.7 服务者

从"以教师为中心"到"以学生为中心"是我国教育理念发生的重要变化，并且对教师在课堂教学中的角色地位产生了重大影响。教师不再是课堂中的"霸主"，不再是一切都由教师说了算，而是要"以学生为中心"来设计和组织自己的课堂教学。在职业院校，教师这一角色地位的变化突出表现为教师成为服务者。

职业院校特别注重学生实践动手能力的培养，其促进教学效果提升的重要途径就是教师放下知识权威的架子，甘心成为学生学习活动过程中的配角，不对教学过程进行过多的控制和管理，而是创设一种宽松的交流、研讨、互帮互助的氛围，发现学生的学习困境后去帮扶，做一个服务者。教师曾经一直被认为只是知识的传授者，但现代教育心理学研究表明，学生的学习是一个积极主动建构知识的过程，教师需要成为学生学习的指导者和促进者，时时刻刻服务好学生。教师的作用不再只是知识的灌输和讲解，而是通过多种教学方法促使学生自己建构知识体系，帮助学生成为学习的主体。

角色地位的变化需要教学方法和手段也随之改变。项目教学法、翻转课堂等都非常适合职业院校教师使用。教师先提供知识的基本框架、问题，教学的主要过程是让学生自己在学习中探索，在具体操作应用的过程中发现知识内容，掌握知识基本框架。美国实用主义哲学家杜威在《民主主义与教育》中提出了"以学生为中心"这一宝贵思想，至今仍有深刻的现实意义。

学习动机是学生学习效果的重要影响因素。教师成为服务者有利于激发学生的学习动机，充分发挥出学生学习的主体地位，使学生获得自己探索知识脉络的快乐。

此外，服务意识是职业院校学生需要具备的素养之一。教师如果能够扮演好服务者的角色，通过言传身教，教师的服务意识会潜移默化地影响和传递给学生，从而使学生也具有服务意识。学生从课堂中的"知识服务"开始，体会到服务本身的价值，未来在职业岗位中服务他人就会成为自觉的过程。

要想顺利从学生转变为中职教师，需要首先把握中职教师的角色特点。教师是社会职业的一种，中职教师也是教师。在教师的角色扮演中，除了通用要求外，中职教师还有自己的角色特点。文化知识的传授者、行为规范的示范者、心理辅导员、班集体活动的领导者、研究人员，这5种角色是教师职业的通用角色；职业技能的指导者和服务者这2种角色是职业院校教师的特有角色，是社会期待职教师资具有的角色（表4-1）。这些角色期待不是空穴来风和凭空臆想，而是由职业院校教师的职业特征决定的。

表4-1 中职教师的通用角色和特有角色

通用角色	1. 文化知识的传授者
	2. 行为规范的示范者
	3. 心理辅导员
	4. 班集体活动的领导者
	5. 研究人员
特有角色	1. 职业技能的指导者
	2. 服务者

1.2 新教师履行角色时的难点

中职教师的7种角色类型各具特色，同时又相互联系，还具有一定的冲突性（潘海燕，2014）。教师履行角色并非易事，难点在于处理好角色之间的关系，特别是在具体的教学实践中合理协调好各个角色。

1.2.1 任何一个角色扮演的欠缺，都会影响其他角色功能的有效发挥

中职教师的7种角色相互联系、相互支持，任何一种角色扮演的欠缺，都会影响其他角色功能的有效发挥，从而妨碍整个教师角色功能的实现。

例如，文化知识的传授者角色是教师最基本的角色，最主要的使命。作为一名教师，如果连课都讲不好，学生不认可，就不可能获得学生基本的尊重和好感。这样的教师，很难让学生心悦诚服地信任他，将他作为效仿的榜样，教师的任何一种行为都有可能受到学生的排挤，也就不可能做好行为规范的示范者、班集体活动的领导者等角色。反过

来讲，如果教师扮演不好行为规范示范者的角色，品德存在问题，或者人前一套背后一套，在课堂上讲的和生活中做的判若两人，学生就会抵触教师的一切，甚至可能明明老师课讲得不错，也不愿意听，不愿意听从老师课上的教学安排。其他几种角色也是一样，任何一种角色扮演的欠缺，都会影响其他角色功能的有效发挥。

因而，中职教师必须锤炼每一种角色类型，摸索每一种角色类型的特点，并与自身特质相融合，形成独具特色的教师风格。每一位中职教师，纵然都具有这7种角色类型，但由于与自身融合的不同，而各具特色。

1.2.2　教师多个角色之间既有一致性，又有冲突性

教师多个角色之间既有一致性，又有冲突性。例如，学生心理辅导员的角色，要求教师必须充分相信学生，尊重学生个性，设身处地地体验学生的心灵世界，给学生足够的安全感，使学生的心灵无阻碍地向教师开放；而班集体活动的领导者等角色，则强调学生对规则的无条件服从，与集体保持一致，有时还会刻意培养学生对权威和纪律的敬畏感，甚至有时还要与学生"斗智斗勇"，先用怀疑的眼光看学生，再通过调查研究逐个排除，找出真正的"肇事者"。这就要求教师时而像"朋友"，时而像"领导"。

再如，要做文化知识的传授者，教师就要把基本的要传授的文化知识通过各种途径表达出来，而服务者角色要求教师成为学习活动的配角，要给学生留出足够的自己学习、思考、动手操作的时间。教师说的多了，文化知识就传授的多，但是学生做的就少了，亲身动手实践的时间就不够；学生做的多了，技能掌握得就熟练，但是教师自然说的就少了，许多优秀的人类文化成果没有时间传达给学生。如何选择和平衡好这对关系，涉及教学目标的制订和实施，也非常考验教师的能力。

正确处理角色之间的冲突，需要根据具体的教育事件具体分析，没有固定的方法可以遵循。但是，无论采用何种方法处理角色冲突，宗旨都只有一个，即促进学生的发展，一切以学生为中心。只要保证宗旨正确，合适的方法就可以充分发挥教师的特点和优势。

总而言之，"教师难当""当教师累"是人们时常发表的感慨。中职教师需要扮演7种角色，每种角色各有规范，各个角色既相互联系，又难免存在冲突，把它们统合成一个和谐统一的教师角色是一项艰巨而复杂的工程。新教师把握不好7种角色，就极易陷入"吃力不讨好"的境地。对新入职教师而言，这是一次崇高而又严峻的挑战，要做好如下两点心理准备。

第一，新教师不要因此产生畏难情绪、消极逃避，而要积极面对，看到挑战伴随着的巨大机遇，看到个人发展潜能的提升空间。

第二，若想成为一名优秀的中职教师，需要在7种角色之间游刃有余地自由切换，这不是一朝一夕就能练就的，需要教师在专业成长和发展中长久的体验和领悟。新教师不要急于求成，要有耐心、有毅力。

1.3　教师角色的形成

纵然把握好角色类型并非易事，但仍有一些方法可循。明确角色形成的阶段，从而循序渐进、逐个突破可以帮助教师逐渐把握中职教师的7种角色类型。

1.3.1　教师角色形成的三个阶段

教师角色的形成并非朝夕可就，它是一个逐渐形成的过程，分为三个阶段：第一阶

段为角色认知，第二阶段为角色认同，第三阶段为角色信念的形成。平稳度过这三个阶段，教师角色方成。

第一阶段：角色认知。角色认知是指角色扮演者对角色正确的认识和了解，是对该角色"是什么"的认知，即知道对此角色而言哪些行为能做，哪些行为不能做。

角色认知阶段较为容易达到，一个人在正式成为教师之前就可以通过日常见闻达到这个阶段。任何正常人都能轻松区分教师、医生、主持人、拳击手等不同的角色，通过日常见闻，就可以将教师角色与社会上其他的职业角色区分开来。并且，师范生在学校接受师范教育时，还对未来将要充当的教师角色有专业性认识，但这时的认识还只是未经实践检验的理论认知。

第二阶段：角色认同。角色认同是指教师亲身体验后，产生情感共鸣和意识内化，认同并接受教师角色的全部意义，用来指导和评价自己的行为。

角色认同是在角色认知的基础上，在通过日常见闻了解角色"是什么"的基础上，正式充当这一角色有了教育经验后才真正开始具有的。教师角色不再是理论认知，而有了情感体验，产生了情感共鸣。认同并接受教师角色的全部意义，在教育教学实践过程中逐渐形成自己对教师身份的理解与看法。角色认同是一种意识的形成，是一个价值内化的过程。它对于教师理解自己的工作情境、赋予意义并采取积极有效的行动，具有十分重要的意义。教师的角色认同是促进教师自身专业成长和专业发展的内在动力，也是深化教育教学改革的关键所在。

第三阶段：角色信念的形成。角色信念的形成是指教师角色中的社会要求转化为个体需求，教师坚信自己对教师职业的认识是正确的，并将其看作自己的行为指南，形成了教师职业特有的自尊心和荣誉感。

角色信念是在角色认知和角色认同的基础上最后形成的阶段。不是所有教师最后都能形成角色信念。那些没有形成角色信念的教师，往往表现出苦闷、犹豫、对工作提不起兴趣、找不到工作意义等状态。这些人要么隐忍一生、碌碌无为，要么中途跳槽，转行不做教师。在角色信念的形成过程中，角色认同是关键点。达到了角色认同，角色信念的形成就水到渠成了。只有形成了角色信念，才有可能在教师这一职业角色上扮演得出色。那些优秀的教师无不坚信教师是太阳底下最光辉的职业，无不以"传道、授业、解惑"为荣。

1.3.2 促进教师角色形成的方法

第一，形成正确的角色认知的方法。非师范生的角色认知是从教前通过日常见闻形成的，师范生的角色认知除通过日常见闻形成外，主要是通过教育理论的专业学习形成的。无论师范生还是非师范生，更不论日常见闻还是专业学习，关键点在于要形成较为全面且正确的对教师角色的认知，不正确的角色认知会成为通往好老师路上的巨大阻力。

日常见闻形成的角色认知，经常会对教师角色产生误解。例如，认为教师的工作就是上课，是"教书匠"，这种看法会导致教师对科研和教研的轻视；认为教师的寒暑假不用上课，是完全没有工作的假期，这种看法忽视了教师每一堂课背后的付出，也没有教师专业可持续发展的长远打算，片面理解了教师的工作。

入职前，非师范生可以通过阅读书籍、观看电影、查阅专业期刊、聆听优秀教师讲座报告、和教师交谈等方式，尽可能形成全面、正确的角色认知。师范生应该认真学习教育教学专业知识，准确、系统地把握教师的角色特点。

第二，实现角色认同的方法。①继续提高自身教育教学能力素养。新入职的教师应多多参与各种途径的教育教师的培训和辅导，将关于教师教育的理论知识和自身教育实践结合起来理解，不断反思自身教育教学实践，解决实践中出现的矛盾和问题。②融入校园文化。参与到优秀教师的群体活动中，在集体备课、说课、讨论等活动中，感受教师角色的特点和魅力。多参与学校活动，通过学生对教师的评价、教师同行和学校领导对教师的评价等，获得教师角色的正确认知。在尊师重道、立德树人，以及各个学校自身特色校园文化的熏陶和感染下，认识和把握教师角色。③以优秀教师为学习的榜样和偶像。通过榜样的行为示范，掌握社会对教师的角色期待。选择榜样，要选择那些正面的、优秀的教师，正确理解教师角色特点；选择特点突出、有人格魅力的，易于对学习者产生强有力的吸引力；选择与自身职业领域相近的，易于理解和模仿。

第三，形成角色信念的方法。实现了角色认同，假以时日，大部分教师都能形成角色信念。只要教师在教育实践中，不断实现自己对教师角色的认知，见证教师角色的意义和价值实现。在角色认知、通过角色认同最后转化为信念的过程中，实践活动非常重要。教育实践能够使自身的心理需要发生实质变化，促进意识的内化，有助于教师角色信念的形成。信念是教师个体的内在意识感受，只有教育实践才能够使社会需要最终转变为教师个人的内心需要。

角色转变纵然有方法，但是还要新入职的教师从内心深处愿意改变，愿意对自己从思想到行动进行深入的改变，从而适应新的角色身份，即中职院校教师，而不是一味地抱怨环境不尽如人意。我国当代著名教育改革家魏书生，在提起自己初为人师时，认为新教师应该"多改变自己，少埋怨环境"（详见本单元延展阅读的二维码）。

2 树立教师威信

问题情境：王瑶瑶正式进入工作岗位，上了几天班，她就有点灰心丧气，学生看她是新来的，又年纪轻轻，都不在意她说的话。一点也体会不到当老师的威严，教师威信全无，王瑶瑶心里干着急。她迫切地想知道，如何才能树立教师威信，赢得学生的青睐。

2.1 教师威信的内涵和作用

2.1.1 教师威信的内涵及特点

2.1.1.1 教师威信的内涵

《辞海》中写道："有威则可畏，有信则乐从，凡欲服人者，必兼具威信。"威信是"威"与"信"的结合，是指能使人信从的威望和信誉。面对德高望重的人，我们会从心底尊敬他，对他所说的话、所做的事信任、尊重，这样的人就具有很高的威信。反之，有些人由于平时自身的道德问题失去了大家的信任，很难在群众面前产生影响力，这样的人就没有威信。

教师威信是指教师表现出的优秀心理品质对学生产生了心理影响，博得了学生的尊敬与依赖。教师威信的高低，以他们在学生心目中的地位、他的教育活动对学生心理产生的影响来衡量，受到学生尊敬和依赖的教师才是有威信的教师。

教师的角色决定了教师在学生面前居于权威地位，学生要听从教师的教导，但教师威信不是教师角色本身就具有的内容，这表现在有的教师在学生心目中没有威信或者威信很低。

2.1.1.2 教师威信的特点

（1）内在性

教师威信的内在性是指教师对学生的感召力和影响力是内在的，看不见、摸不着，只能感受到。教师威信除了建立在教学工作以外，更重要的是教师的人格品德被学生所推崇和敬仰，由此在学生心中树立威信，并影响学生的言行和道德品质。不同于一般外表的威风、严厉，威信会潜移默化地影响学生，产生强大的精神感召力量。

（2）长久性

教师威信一旦形成，就具有很强的影响力，经久不灭，这种影响力可以延续到学生的一生，具有持久性。常言道"师恩难忘"，正是这个道理。威信高的教师不管任何时候，总能影响到他曾经的学生，而没有威信的教师往往不能给学生留下深刻的印象。学生离开校园后，仍然会想起在他心中有一定威信的老师，想起老师的工作方式、言谈举止等，这些潜移默化地影响学生，也慢慢变成了学生自己的风格，这也是一种传承的体现。

（3）动态性

教师威信形成后并非一成不变，而是动态发展的，教师并不能因此而高枕无忧，如果不好好维护，教师威信也会降低甚至尽失。良好的教师威信不易形成，要保持住就更难上加难了。因而，教师要时刻注意自身言行，时刻细心维护和发展教师威信，否则一旦威信丧失，重新树立威信需要付出加倍努力。所以，教师不仅要设法建立威信，更要设法保持威信。只有师生之间永远保持和谐、友好、相互信任的关系，教师威信才能长久存在并不断提高。

2.1.2 教师威信的作用

教师威信对学生和教师自身的发展都有重要的作用，表现在以下三个方面。

（1）教师威信影响教育教学效果

首先，教师威信是学生接受其教诲的前提。有威信的教师能够在认知、情感和行为上影响学生。一个教师平时在学生心目中的威信如何，学生是否热爱他、钦佩他，直接影响到他的教育工作是否有成效。学生确信有威信的教师指导的真实性和正确性，积极主动地接受这些教师的指导。事实证明，有威信的教师更易于说服学生，让学生接受教育。教育的发展离不开教师的威信，他们的表扬能引起学生愉快、自豪等积极的情感体验，使学生产生要学得更好的愿望；他们的批评能够引起学生悔悟、自责、内疚等消极的情感体验，产生自觉改正错误的愿望。

其次，教师威信的高低影响教育教学效果的大小。威信高的教师易于唤起学生相应的情感体验，因而能够加大教育效果。如果一名教师在学生中享有很高的威信，那么他无论是对学生进行思想品德教育，还是进行知识传授，效果都会更好。反之，一名教师在道德上、学识上都没有树立起威信，就很难达到预期的教学效果。一般情况下，教师的威信越高，对学生的作用就越大，其教育教学效果就会越好；反之，作用和效果都降低。

（2）有威信的教师是学生心目中的榜样

如果教师具有很高的威信，就会成为学生心目中的榜样，学生就会产生模仿教师的愿望，使得教师的言谈举止都具有了教育的力量（莫雷，2005）。

教师是学生的镜子，学生是教师的影子，教师的榜样力量是无形的、巨大的，各个年龄段的学生都有模仿教师的倾向。教师的行为习惯总会潜移默化地影响学生，尤其是威信较高的教师，他们在学识、品德、能力、风格等多方面或者某一方面感染到学生，被学生看作楷模，学生逐渐在不自觉的模仿学习过程中养成了良好的行为习惯，这也正是教育的魅力。同时，教师威信对学生行为习惯的影响具有侧重性，因为不同年龄、性别、个性特点的学生对教师的期望也不同，所以教师的威信在不同的学生中有不同的深度和广度。小学生喜欢活泼、开朗，能与学生一起学习和游戏，对学生宽容热心的老师；中学生喜欢知识渊博、讲课生动、逻辑性强、品德高尚的老师；大学生喜欢爱好广泛，乐于与学生交流的老师。这既与学生的身心发展程度有关，也与学生所处的发展阶段及该阶段的发展任务、发展需求有关。但是，无论在哪个阶段，教师威信的影响都不容忽视。

（3）教师威信是教师追求进步的动力

教师威信是教师不断自我完善、自我进取的积极精神因素。学生的信任和爱戴会成为教师不断自我完善、自我进取的精神力量。如果教师发现自己在学生心目中的威信较高，就会产生强烈的成就感和荣誉感，并促使教师更加热爱自己的职业、热爱学生，不断进取、不断自我完善，一步一步向更高层次攀登；如果教师发现自己在学生心目中的威信不高，也会促进教师的自我反省、自我提高，进而树立教师威信。

2.2 教师威信的形成、维持与发展

2.2.1 教师威信的形成

树立教师威信需要从4个方面着手。

（1）第一印象至关重要

师生初次见面，会给学生留下非常深刻的印象，因为此时学生对教师的特征十分敏感、十分关注。所以，教师要特别注意给学生留下一个良好的第一印象，初步建立起学生心目中的教师威信。这个初步印象的形成时期会持续一段时间，约等于开头几次课，教师要抓住这个形成教师威信的关键时期，积极行动。打造好的第一印象，教师应该衣着得体、言行适宜、态度亲和而有规矩。建议着正装，至少应该端庄、整齐，不易打扮的懒散或过于标新立异。注意言行，往大处和本质上说，要符合社会主义核心价值体系，通俗讲要充满正能量，避免负面、消极的言行。态度亲和，用温暖人心的话语让学生感受到教师对他们的爱；兼具规则，俗话说"无规矩不成方圆"，教师毕竟是教师，本质上有别于学生，要正确引导和适度约束、规范学生的行为，亦师亦友是师生间的相处之道。其中的平衡，并无定法，因人而异，需要教师在自身教育实践中不断摸索。

（2）品德和素质是基本条件

为人师表的基本条件是有能力教导学生，知识渊博，有一定的教育教学能力。如果教师还没有学生知道得多，自然不配当教师。如果教师的基本知识和技能不扎实、错误频出，或经常无法回答学生的问题，也不是一位合格的教师。终身学习，是每一位教师都应坚守的基本底线。时代飞速发展，知识更新换代加速，教师只有树立终身学习的理念，持续学习，紧跟时代步伐，及时更新自己的知识体系，才能培养出优秀的学生。思想高尚、道德品质良好是教师获得威信的另一个基本条件。教师总是会对学生产生潜移

默化的影响，教师不自觉流露出来的处世之道、人生观、价值观都会对学生思想道德的形成产生作用。立德树人是教师的本职工作，身为教师就不只是一个普通公民，就注定了要比其他职业具有更为高尚的品德。因为教师肩负着为社会培养下一代接班人的重要使命，学生的素质直接影响着社会和国家的发展，具有不可估量的长远影响。正所谓"学高为师，身正为范"，就是对教师基本条件的精炼、精准的描述。只有这样的教师才会成为学生的榜样，成为学生心悦诚服、抬头敬仰的偶像，在学生心中获得崇高的威信。

（3）仪表和人格魅力是必要条件

这是一个能力至上的时代，但不可否认的是，外貌对人与人之间的关系的影响也十分重要。不能简单将对外貌的关注都归于肤浅，"爱美之心人皆有之"，对美好事物的向往是人类一种基因遗传上的本能。每个人都喜欢听一位衣着整齐、端庄的教师讲课。既然仪表对促进人与人之间的好感有着天然的作用，在教师力所能及的范围内，为何舍利器而不用呢？教师的个人魅力是获得教师威信的另一个必要条件。那些散发着人格魅力的人，总是惹人喜爱。幽默、乐观、处事公平、作风优良、优异的习惯和特长，是学生最为喜爱的教师魅力。生动有趣的课堂，才能吸引学生的注意力；处理学生事务公正公平，才能赢得学生的信任；作风优良、躬亲示范，才能获得学生的尊重；有优异的习惯或特长，才能俘获学生的崇拜。

（4）平等交往对树立教师威信有重要影响

现代心理学，特别是当下专门研究"90后""00后"学生特点的一些研究结果显示：儿童对自由、自我的追求最为看中，这已经成为"90后""00后"的核心价值判定。可以说"威武不能屈，富贵不能淫，贫贱不能移"已经初步实现，人类向着自我中心、自我完善的道路不断发展。教师不再像古代社会那样，仅凭教师的地位就可以自由驱使学生。因此，师生平等交往是当下师生相处的适宜方法。只有通过平等交往，用自身的能力和魅力实实在在征服学生，才能获得教师威信。

需要注意的是，教师威信不是一次、两次师生交流就能建立起来的，而是通过长期与学生平等交往形成的。教师要一直关心、爱护学生，满足学生理解和求知的需要，师生的感情就会融洽，教师的威信就能迅速在学生心目中建立起来。当然，教师威信也会随着师生关系性质的变化而变化，已建立威信的教师如果不严格要求自己，他的威信也会下降；反之，原来威信不高的教师也可以通过努力来提高自身威信。

2.2.2　教师威信的维持与发展

教师威信形成后，具有一定的稳定性，但稳定是有条件的，教师必须不断进取、实事求是、真诚待人、表里如一。否则，教师的威信就会弱化或消失。维护和保持教师的威信，关键在于做好以下4个方面。

（1）终身学习，不断进取

威信的形成并非一劳永逸，教师在学生心目中的威信也会弱化和消失。学生是不断成长的个体，教师也只有不断进步才能始终成为学生的榜样，受到学生的敬仰。此外，教师不断进取的敬业精神能激起学生的敬佩之情，提高其在学生心目中的地位和威信。

（2）实事求是，勇于承认错误和不足

教师也是人，人无完人，既然是人就会犯错。在学术上，教师也难免会有在课堂上讲错的时候。这时，要勇于承认错误，及时纠正，不能含混遮掩、害人害己。及时澄清讲错的地方，并认真纠正，重新给学生讲明白，不但不会降低教师在学生心中的威信，反而会提高自己在学生心目中的威信。在与学生的相处中，如果做出错误或不恰当的行为，如对学生的事情处理不当，也要及时纠正或尽力弥补。让学生感受到教师的关爱，感受到教师的公正和高尚的品行，这也会提升教师在学生心目中的威信。

（3）威信不是专治和绝对权威

一些教师以为教师有威信，就是教师说什么学生听什么，一切事情都由教师说了算，不允许学生有一点不遵从。这种一厢情愿的专治是一种自以为是，不仅不会赢得威信，反而会引起学生的反感和反抗。教师为了维护自己的尊严而不恰当的运用威信，会损害学生的自尊心、挫伤学生的积极性和对教师的亲近感，从而削弱学生对教师的依赖感和尊崇心理，这样最终势必导致教师威信的降低。教师要维护和发展自己的威信，就必须用自己的能力、素质、品格和魅力来征服学生，让学生心悦诚服地认可自己。

（4）表里如一，言行一致

教师是学生心灵的导师，在学生的心目中，教师就应该是智慧和真理的化身，因而教师对学生身心成长的影响是深远的。如果教师品行不端，甚至说一套、做一套，在课堂上满口仁义道德，背地里却尽做见不得人的事，就会在学生心中埋下阴影，种下人性恶的种子，失去对教师、甚至是对人性的信任，教师必定威信扫地。反之，如果教师与学生希望的教师形象一致，则不仅会增强教师对学生教育的感染力，而且可以增强教师在学生心目中的典范性，提高教师的威信。

3　体验中职药学专业教师的职业幸福

问题情境：工作了几个月，每天既要白天上课、晚上备课，还要完成单位一系列事务性工作，每天忙得像个陀螺，才发现想要当好老师并非仅仅上好课那么简单。出乎她意料的是，学生似乎都非常聪明、有个性，并不是她说什么学生就顺从去做，学生总有一些层出不穷的新想法。王瑶瑶感叹道："过去我们上学的时候，老师就是这么做的呀，学生都特别怕老师，特别听话，为什么同样的做法对现在的学生就不好用了呢？而且，学校总是倡导要搞改革，我又弄不明白要怎么改，真是没一刻得闲啊！邻居阿姨听说我当老师，都赞叹说姑娘找了个好工作，当老师好啊！可是我半点都体会不到当老师的幸福感啊！长此以往不是办法，不能一辈子浑浑噩噩做老师，是时候做出改变了！"王瑶瑶暗下决心，她要重新开始学习，学习如何当一个好老师。

3.1　中职教师的职业幸福感及其价值

3.1.1　概念的界定

幸福感是人们以社会经济、文化背景和价值取向为基础，对自我存在状态（自我身体状况、心理功能、社会能力及个人综合状态）的主观心理体验，是由动机、目标、认知、情感、人格等心理因素与外部因素交互作用而形成的一种心理功能状态（苗元江，2003）。

所谓职业幸福感，是指主体在从事某一职业时由于需要得到满足、潜能得到发挥、力量得以增长所获得的持续快乐体验。人是一种有需求的动物，追求幸福是每个人的毕生所求，对于职业也是如此。

中职教师的职业幸福感就是中职教师在教育工作中需要获得满足，自由实现自己的职业理想、发挥自己的潜能并伴随着力量增长所获得的持续快乐的体验。

3.1.2　中职教师职业幸福感的具体表现

（1）中职教师对工资福利的满意感

中职教师的工资福利是中职教师职业幸福感实现的重要条件，它主要能够满足中职教师生理的需要。中职教师物质生活水平的提高既是中职教师社会地位提升的外在表现，又是教师职业幸福感提升的物质基础。一个需要经常为个人和家庭的基本生活状况担忧的教师，其体验教育幸福的能力必然是有限的。因此，中职教师的职业幸福感首先应体现在对工资福利的满意感，具体来说就是无论与自己的劳动付出相比，还是与社会上的其他职业相比，教师都对自己取得的工资收入感到满意，对学校发放的奖金、福利感到公平合理，并且对自己未来的收入增长充满信心。

（2）中职教师对工作环境的满意感

舒适、安全、健康的工作环境是中职教师获取职业幸福感的重要方面，它主要满足中职教师安全的需要和归属与爱的需要。和谐的工作环境包括外在环境和内在环境两个方面，外在环境指的是舒适的办公室、功能齐全的健身房、风景如画的校园等，内在环境指的是工作安排的合理化程度、工作关系的和谐程度等。在人际关系融洽的工作单位，教师之间真诚相待，自然会产生幸福感。营造和谐的工作环境是增强教师职业幸福感的润滑剂。因此，中职教师的职业幸福感应体现在教师对工作环境的满意感，具体来说就是教师对办公环境、教学设施、领导管理、工作团体、人际关系和个人发展机会等各方面感到满意。

（3）中职教师对师生关系的满意感

中职教师的教学活动与学生密不可分，良好的师生关系能够满足中职教师尊重的需要。任教班级学生的差异程度是师生关系的重要影响因素。优秀的学生由于成绩和学习行为比较好，学习动机强，很少与教师发生冲突，而且还能在各级技能竞赛中获奖，使教师获得更多的职业幸福感，以后这些学生考上大学或找到好的工作，也会增强教师的职业幸福感；而那些不爱学习的学生上课时不听课，教师管教他还不听，甚至与教师发生冲突，导致教师不仅不能产生幸福感，反而还会产生挫折感。因此，中职教师的职业幸福感应体现在教师对师生关系的满意感，具体来说就是教师对中职学生的素质感到满意，与学生相处融洽，深受学生的爱戴，在管理学生的过程中不会产生困扰，并且能从与学生的交流中获得快乐的体验。

（4）中职教师对社会支持的满意感

中职教师社会地位的提高不仅是文明社会的重要标志，而且是教师获得职业幸福感的基本条件，因为它能够满足中职教师尊重的需要。中职教师社会地位的高低是社会对中职教师职业认同感的直接体现，不仅决定着中职教师群体能否获得来自社会的积极评价，而且决定着中职教师的物质生活水平和中职教师对其职业的自我评价。只有中职教师的社会地位得到提高，才能使中职教师感觉到"从事这一职业是光荣的"，才会在内心建立起对这一职业的高度认同感，并激发出内在的积极性和创造性。只有在社会的需要中，中职教师的职业才能获得其存在的意义；也只有在社会的尊重与理解中，中职教师才能实现对其职业的认可。因此，中职教师的职业幸福感应体现在中职教师对社会支持的满意感，具体来说就是中职教师能够体会到自己具有较高的社会地位，在社交场合愿意暴露自己的中职教师身份，工作中能够得到家人、朋友和学生家长的理解和支持，并且对社会上对中职教师的评价感到满意。

（5）中职教师的职业认同感

中职教师有被尊重的需要、自主发展的需要，其职业理想的实现所带给教师的幸福体验是其他任何东西都无法代替的。中职教师的职业认同是其职业幸福感的心理基础。如果中职教师仅仅是把这一职业选择作为谋生的工具，而缺少对中职教师职业的价值认同，或者确切地说并不是喜欢中等职业教育，而仅仅是找不到其他更好工作的无奈之举，那他也就缺少了感受教育幸福的可能性。只有具有了对中职教师职业的深度认同，并把它作为自己的生活方式，中职教师才能真正感受到来自于课堂内外的幸福体验；也只有把自己的生命融入中等职业教育事业，并对中等职业教育事业有着发自内心的热爱，才会真切地感受到"燃烧自己"不再仅仅是一种付出，更重要的是自身的人生价值得以实现所产生的满足感。因此，中职教师的职业幸福感应体现在教师的职业认同感，具体来说就是教师当初是因为喜欢教师职业才选择做一名中职教师，现在如果有其他工作可以选择，也不会放弃教师职业，觉得自己很适合做中职教师，非常热爱现在的工作，并且将来也很有可能为自己的孩子选择中职教师这一职业。

（6）中职教师的工作成就感

自我实现的需要，是人的最高层次的需要，它的实现会给人带来巨大且持久的幸福感。因此，中职教师的职业幸福感应体现在教师的工作成就感，具体来说就是中职教师能在教学工作中实现自己的职业理想，充分发挥自己的潜能，在学生发展的同时，自身也能得到成长和进步，从而获得工作上的成就感，并且体会到实现自己的人生价值的满足感。

3.1.3 中职教师职业幸福感的价值

教育的根本目的就是培养人感受幸福、创造幸福的能力，教育的本真意义就是使人幸福。教育工作的开展离不开教师，教师对自己职业的态度，直接关系到教育质量的好坏。一个丧失幸福感的教师相信很难培养出具有幸福感的学生。因此，教师的职业幸福感，不仅影响着教师的身心健康发展，而且对于发展中的学生和整个职业教育事业都有着重要影响。中等职业学校是培养实践型人才的摇篮。中职教师的工作态度及综合素质决定着人才培养的质量。中职教师的职业幸福感直接影响到中职教师队伍的稳定与中职学校教育教学工作的顺利开展。中职学校事业发展的关键就在于如何切实地提高中职教师的职业幸福感。

3.2　中职教师职业幸福感缺失的原因

3.2.1　部分中职教师把"谋生手段"作为教师职业观

人们常说："态度决定一切。"那些工作积极、态度认真、乐观向上的中职教师把工作当作一种生活方式，每天忙碌却很快乐，尽管也会遇到风雨和挫折，但他们依然能够在工作和生活中体验着幸福，感悟着人生。相反，那些工作消极、不思进取的中职教师却只是把工作当作一种谋生手段，他们每天都只是在抱怨，遇到问题总是想办法逃避，而不是积极地应对，因而，他们在其职业生活中很难体验到幸福感。究其原因，就是中职教师的教师职业观不同。现在，在中职教师群体中，的确有部分教师把"谋生手段"作为教师职业观，其职业幸福感非常低。

3.2.2　多数中职学生难管教且家长不配合

中职学生多数是出于种种原因无奈来读中专的。他们基础差，也不爱学习，上课时睡觉、玩手机、看课外书、跟同学说话和嬉笑打闹等情况频繁出现，在有些班级上课，中职教师要花很多时间来维持课堂纪律，导致基本的教学进度都难以保证，更不用谈教学质量。另外，还有一些学生经常旷课、逃学、抽烟、酗酒、打架斗殴、夜不归宿，甚至还谩骂、殴打教师。中职教师出于教师的责任和学校的管理要求来教育学生，但学生根本不听，甚至还顶撞老师，老师连最基本的尊重都得不到，更体会不到工作的成就感。对于班主任来说，学生受其管理的时间最多，容易对其产生抵触情绪，甚至还时常与班主任发生冲突，这导致班主任比非班主任教师的工作压力大了很多。由于看不到自己工作的意义和成效，中职教师就会对工作缺乏热情、态度消极、情绪衰竭，因而也难以体会到长期、稳定的快乐体验。

家长对教师来说是非常重要的群体，家长是中职教师工作质量的直接评价者。家长的信任、尊重和肯定是对中职教师辛勤劳动的认可，这种被认可就是教师的一种幸福体验。但是在现实中，家长对教师的要求越来越高，一些本应由家长行使的监护责任也成了教师的事情。中职学生的学习成绩差，有的家长就会说是中职教师教得不好，中职学生做了错事，有的家长就说是因为中职教师管得不严，甚至还指责中职教师对学生不负责任。可是学生学习成绩差、不听话和一些坏习惯在进入中职学校之前就已经养成了，难道都要中职教师来为此负责吗？家长的种种不合理要求给中职教师带来了较多的消极情绪体验。尤其是班主任，与家长接触较多，经常会遇上一些蛮横无理的家长，袒护自己犯错的孩子，甚至当着自己孩子和其他老师的面责骂班主任，这让班主任体验到更多的挫败感。

3.2.3　中职教师收入低

社会对一种职业的认可，首先应体现在经济方面，即从事这一职业的人群的付出与所得回报相配比，符合大家基本的心理需求。中职教师无论在体力上还是在精神上都要比其他教育阶段的教师付出得多。专业课教师往往一人承担着两三门课的教学任务，尤其是班主任的工作时间更是被无限的延长，每天像保姆一样机械地忙碌着班级的一切琐碎的事情。然而，中职教师的付出并没有得到相应的回报，中职教师与其他职业的收入相比较低，而且与同一地区的小学教师、初中教师的收入相比也低很多，这让每日疲惫不堪的中职教师在心理上难以得到平衡。因此，付出与回报的落差是中职教师职业幸福感缺失的重要原因。

3.2.4　学校对教师的评价缺乏公正合理性

在我国这样的集体主义文化中，个体的注意力往往集中在关注自己的公共印象和人际关系上。所以，中职教师格外关注学校对他的评价。因为对于中职教师来说，这意味着自己在学校中的位置、自己获得发展机会的多少、工作是否顺利进行和工作是否得到认可，这些因素都影响着中职教师的幸福体验。

有人说："没有教不会的学生，只有不会教的老师。"然而，在中等职业学校中，面对一群根本就不愿意学习的学生，教师要提高教学质量谈何容易。学校各个部门一方面对任课教师提出严格的要求，另一方面却很少真正地关怀忙碌在教学一线的教师。任课教师在职业生活中，体会到的是得不到理解和认可后的挫败感。

3.2.5　有人认为中职教师社会地位低

由于受传统教育观念的影响，尤其是与普通高中相比，以及近几年大学扩招的冲击，中职教育更加得不到社会的重视。社会对中职教育的偏见导致了一些人对中职教师的不认可。中职教师的社会地位是由教师的经济收入、政治待遇和社会评价等方面决定的。中职教师的社会地位低，表现在中职教师的经济收入低、权力小，还表现在社会、家长都可以随时随地评价教师的各个方面，一旦教师犯了错，就会招来一片指责声。社会对中职教师无论是在精神上、物质上，还是在学识上都提出了很高的要求。然而，中职学校的学生大多数对学习的兴趣不大，自制能力不强，中职教师很难在短时间内将他们都培养成理论丰富、技能娴熟且服从管理的技术人员。中职教师，尤其是中职专业课教师，在社会的高要求下，却得不到社会的重视和认可，其职业幸福感从何而来？"教师是人类灵魂的工程师""如果没有了任劳任怨、默默奉献的教师，世界将无法想象。如果这个'太阳底下最光辉的职业'由一个职业幸福感严重缺失的群体来从事，那同样也是无法想象的。"因此，寻求提升中职教师职业幸福感的有效途径就显得格外紧迫和重要了。

3.3　提升中职教师职业幸福感的策略

3.3.1　幸福需要实力做基础

不管是谁，在工作中总是受挫，总是做不好，越来越认为自己不行，失去工作的信心，自然是体验不到职业幸福感的。只有那些在工作中找到乐趣，每做成一件事就获得一份成就感，得到同事认可，对自己的工作有信心的人才能体验到职业幸福感。而这是要用实力来说话的，工作能力不足，又想从事这个职业，就需要养成学习的习惯，日积月累不断提升自己。

中职教师需要涉猎的知识领域有三部分，除了自己的专业外，还应提高教育教学能力，此外还要掌握一些扩充知识面的学科。

要成为一位优秀的教师，必须养成学习的习惯，多读书、读好书就是最重要的途径。这是因为好书具有不随时代变迁而贬值的特性，它们能为我们提供取之不竭的智慧；还因为书是一种系统传播知识的媒介，这是其他媒体所不可匹及的。经典的教育理论书籍，如苏霍姆林斯基的《给教师的建议》、夸美纽斯的《大教学论》、加德纳的《多元智能理论》等都应当是教师的必读书。如果教师每季度能够认真读一本书，边读边反思，尝试用于指导自己的教学实践，那么教师的教育教学能力就会发生飞跃。

阅读专业的教育类期刊是教师进行知识自我更新的重要途径，可以及时掌握教育的前沿动态。每位教师至少应长期阅读一种指导性强的杂志。适合中职教师阅读的教育期刊有《教育与职业》《中国职业技术教育》《职教论坛》《教育研究》《高等教育研究》等。

除阅读书籍和教育类期刊外，当代教师还应该通过多种途径学习。例如，经常关注教育类网站和微信公众号等新媒体。这类媒介可以提供即时性教育资讯，随时跟踪教育动态；教师还可以发表教育研究论文，积极参加教育类会议，与同行深入交流、交换意见，从而发现自己的不足，学习其他教师身上的优点，获得启发和研究思路；还可以报名参加一些慕课的学习，在教育学专家的指导下，系统学习教育学知识，学习如何当一名教师。

教育要培养全面发展的人，但如果没有全面发展的教师，就难以培养出全面发展的人。现阶段我国各个层次学校的教师，都是经历文理分科教学的，这就造成了我国教师知识面不广、思维方式单一的先天不足。文科教师往往富于才情，而理性逻辑不足；理工科教师往往严谨周密，而天马行空的灵感和创造欲望不强。这些都不利于拔尖创新人才和大师的诞生。建议教理科的教师要看一些文、史、哲书籍，教文科的教师要看一些科普书籍。

3.3.2 幸福需要变化和惊喜

日复一日、年复一年的一成不变，最终会磨灭教师的工作热情。研究表明，当新教师逐步适应了教师工作，能够熟练应对工作中的各种事情，每学期上一样的课，做一样的教学事务，长此以往就会感到工作没意思，进入职业发展的倦怠期。教育教学改革能够给教师的工作重新注入活力。

改革需要勇气。喜欢墨守成规的教师往往被一种担心束缚，认为过去的是成熟的，成熟的是最好的，改革就要担风险。其实，在这种担心的背后，深深隐藏着的是一种随性，一种失去进取心的表现。教育与其他事业一样，同样信奉"发展才是硬道理"的事业准则，发展必须靠改革，教师的发展同样如此。要实施一项改革，就等于要和一种落后决裂，与一种习惯或传统决裂。这需要一种勇气，是由责任感催生的勇气。

教师是一种职业，更应该被看作一项伟大的事业。把教师工作当作职业，上课就是"上了还得上"的心态；而把教师工作当作事业，上课就是"上了还想上"的心态。明显只有后一种心态才有幸福感可言。教师每天所做的工作，都是影响人的工作。换句话说，可以成就一批人，也可以损毁一些人的一生。这是极有意义，而又极艰难的一项工作。作为一名教师，是把自己的工作作为职业，还是作为事业，对自己的专业发展起着定位作用。如果是作为职业，只是为了成家立业、养家糊口，就会认为工作上过得去就行，没有必要耗费过多精力去搞什么改革。而作为事业就不同了，着眼点是教育对象的发展。由于教育对象一届届变化，时代要求一年年提升，新的发展和发明成果一天天增加，于是教师的求知欲、改革欲始终保持旺盛的状态，责任感会驱使他不断研究如何更有效地帮助学生，更有效地改进教学。

进行教育教学改革，会激发教师面对新事物的工作热情。工作中不断充满挑战，不断克服挑战，教师的专业成长和专业发展也会呈现突飞猛进的变化。但前提是要把教育工作当作一项事业，要有勇气进行改革。

当你在工作中越来越充满自信，越来越体验到职业幸福感时，也会越来越发现教育的乐趣，每天睁开眼就对一天的工作充满期待。

3.3.3 幸福需要重塑职业价值观

中职教师首先要正确认识自己职业的价值。中职教师的职业幸福感取决于对自己职业的认同。一个不认同自己职业、看不到自己职业价值的教师，哪怕有再好的条件，没有任何一点压力，也不能体会到幸福。相反，对于那些钟情于该职业的教师来说，工作压力可以转化为前进的动力，遇到的挫折就是对自己的考验，考验过后的成功往往会加深他对教师职业的热爱。中等职业教育已发展成我国高中阶段教育的重要组成部分，担负着培养数以亿计高素质劳动者的重要任务，是我国经济社会发展的重要基础。中等职业教育与普通高中教育相比，摆脱了应试教育的束缚，着重培养学生的专业技能和职业素养。学生在教师的言传身教下，掌握一项专业技能，将来在自己的工作岗位上应用所学，立足社会，这对中职教师来说，无疑是最大的成绩和肯定，其职业幸福感也由此而来。因此，中职教师要提升自己的职业价值观，对自己的职业充满信心，充分认识到中职教育对教师自身、学生和整个社会的价值所在。

3.3.4 幸福需要学会自我调适

中职教师只有正确地认识自己，愉悦地接纳自己，才能在自己的工作中充分体验到幸福感。作为中职教师，一定要学会自我调适。既然我们无法改变环境，那只好选择适应环境。我们中职教师的社会分工既是这样，中职学生的素质已然如此，与其在无济于事的抱怨中烦恼，还不如在现实工作中学着寻找快乐，体验幸福。其实，持久的职业幸福感，不是来自于一件革命性的大事，而是来自于日常职业生活中的琐碎小事。虽然我们中职教育没有普通高中那么受社会的重视，但我们却在为社会直接输出一批又一批的专业人才；虽然我们没有机会体验将学生送往知名高校的成就感，但我们可以将我们那些本不上进的学生培养成合格的专业技术人才；虽然我们的学生仍然存在种种不良的问题，但每当看到他们在我们的教导下有所转变，心中便会升起一种成就感。因此，中职教师要正确地认识自我，以积极的心态面对自己的工作，做一个积极、乐观、开朗、豁达、上进、充满激情和活力的阳光中职教师。

4 单 元 总 结

从学生转变为中职教师，需要准确把握中职教师的角色特点，清楚履行角色时的难点，掌握克服难点成功转变角色的方法。教师是社会职业的一种，文化知识的传授者、行为规范的示范者、心理辅导员、班集体活动的领导者、研究人员、职业技能的指导者、服务者，这7种角色是中职教师应有的角色，也是社会对中职教师的角色期待。新教师履行角色时的难点：一是任何一个角色扮演的欠缺，都会影响其他角色功能的有效发挥；二是教师多个角色之间既有一致性，又有冲突性，一定要有克服难点的心理准备。把握教师的7种角色，并非朝夕可就，而是需要一个形成过程。教师职业角色的形成一般分为三个阶段：第一阶段为角色认知，第二阶段为角色认同，第三阶段为角色信念的形成。促进教师角色形成的方法：第一，在正式成为教师之前就对教师角色具有全面正确的认识有助于形成正确的教师角色认知；第二，继续提高自身教育教学能力素养，融入校园文化，以优秀教师为学习的榜样，有助于教师形成职业角色认同；第三，通过亲身教育实践使自身心理需要发生变化，有助于教师角色信念的形成。

教师威信是指教师表现出的优秀心理品质对学生产生了心理影响，博得了学生的尊敬与依赖。其作用表现为三个方面：第一，教师威信影响教育教学效果，教师威信是学生接受其教诲的前提，教师威信的高低影响教育教学效果的大小。第二，有威信的教师被学生视为心目中的榜样。如果教师具有很高的威信，就会成为学生心目中的榜样，学生会产生模仿教师的愿望，使教师的举止言谈都具有了教育的力量。第三，教师威信是教师追求进步的动力，教师威信是教师不断自我完善、自我进取的积极精神因素。在教师威信的形成过程中，以下几个主观因素起着极为重要的作用：①第一印象至关重要；②品德和素质是基本条件；③仪表和人格魅力是必要条件；④平等交往对树立教师威信有重要影响。教师威信的维持与发展，关键在于教师本身应具有以下几个方面的主要特征：①终身学习，不断进取；②实事求是，勇于承认错误和不足；③威信不是专治和绝对权威；④表里如一，言行一致。体验教师职业幸福感主要的途径是不断学习，用实力做基础，并且在学习中不断实践、勇于改革。

中职教师的职业幸福感就是中职教师在教育工作中需要获得满足、自由实现自己的职业理想、发挥自己的潜能并伴随着力量增长所获得的持续快乐的体验。中职教师的职业幸福感具体表现在：第一，中职教师对工资福利的满意感；第二，中职教师对工作环境的满意感；第三，中职教师对师生关系的满意感；第四，中职教师对社会支持的满意感；第五，中职教师的职业认同感；第六，中职教师的工作成就感。教师的职业幸福感，不仅影响着教师的身心健康发展，对于发展中的学生和整个职业教育事业都有着重要影响。学会理解和分析中职教师职业幸福感缺失的原因，从提升自我实力、勇于改革、树立正确的职业价值观、学会自我调适4个方面着手提升中职教师的职业幸福感。

思考题

1. 中职学校教师的角色定位应该是怎样的？
2. 教师的威信和威严一样吗？如何树立教师的威信？

"角色定位"与教师专业发展

单元 2 中职药学教师专业成长

　　为了自己热爱的教育事业、为了有朝一日成为名师、为了体验职业幸福、为了此生过得有价值，新手教师王瑶瑶下定决心做出改变。她知道自己应该努力学习，大步提升自己的能力了，但是应该学习哪些内容，通过何种途径学习？这是目前摆在王瑶瑶面前亟待解决的问题。她希望能有人帮她系统规划一下学习方案，为她的专业成长指点迷津。

◎ 学习目标

1. 掌握教师专业成长的内容。
2. 理解教师专业成长的阶段层次。
3. 把握教师专业成长的途径。

✏ 知识导图

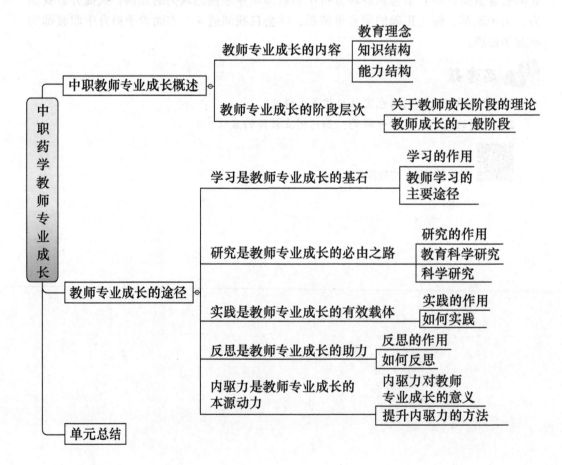

◎ **重点、难点**

重点：教师专业成长的内容。

难点：教师专业成长的途径。

 正文

1 中职教师专业成长概述

"专业"（profession）是社会上的工作或行业分化的结果。每一种工作或行业都有它特殊的知识、技能、态度与规范，称该工作或行业为一种专业。例如，医师、律师、教师等都是一种专业。"专业"具有如下特征：①有自主权利和明确的职业道德；②有高度专门的知识和技能并自觉使其发展；③有服务和奉献精神。按照这些标准，教师所从事的职业显然属于"专业"范畴。

"成长"（growth）就其内涵而言，有增长、进步、发展之意，是从生态学角度加以考量的，是指一个生命从小到大、从弱到强、从稚嫩到成熟的生长变化过程，既包括自然界生物的成长，也包括人类生命的成长。

所谓"专业成长"（professional growth），是将"专业"与"成长"两个概念合并，指在专业工作上从小到大、从弱到强、从稚嫩到成熟的变化过程。教师的专业成长是指教师内在专业结构不断更新、演进和丰富的过程，是指教师在不间断的学习、工作实践、探索、总结反思中，教育思考、教学经验、教学技能日趋进步、完善和提升的过程，其研究的侧重点是教师"心"的成长，即教师专业境界的成长、专业知识的成长、教育思想的成长、智慧技能的成长。

目前，关于"教师专业成长"的研究因研究者的旨趣差异而不同。但可以从中得出一些共性特征：可以从内容和程度两个角度来衡量教师专业发展的水平（图4-2）。内容是指教师专业成长的结构，即教师专业成长包括哪些方面；而程度是指教师专业成长所达到的层次。判断教师专业成长水平的高低，需要结合内容和程度两个方面。

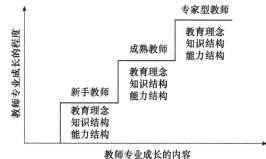

图 4-2 教师专业成长坐标图

1.1 教师专业成长的内容

教师专业成长的内容结构包括教育理念、知识结构和能力结构三个方面。

我国教育部于 2013 年 9 月制定了《中等职业学校教师专业标准（试行）》，为中职学校教师入职设定了门槛，同时对中职学校教师的培养、准入、培训、考核等提出了具体要求。为突显职业性特征特别强调以下几方面要求。

（1）中职教师要成为"双师型"教师

专业课教师和实习指导教师需具有所从教专业的企事业单位工作经历或实践经验。

（2）中职教师要有极强的实践能力

要求教师了解该专业具体对应的产业发展新趋势和岗位具体要求，依据实践不断改进课程设计和方法，走向技术进步和产业更新的前端。

（3）中职教师要深入企业实践

要求教师走入企业岗位了解具体流程和问题，并为企业员工提供更多的业务咨询、培训等。

上述三方面要求，在中职教师的教育理念、知识结构和能力结构中都有不同程度的体现，是中职教师专业成长的内容之魂。

1.1.1 教育理念

教育理念对教师专业成长具有重要作用，因为理念是行为的先导，有什么样的理念，必然会有什么样的行为。马克思说："最蹩脚的建筑师从一开始就比最灵巧的蜜蜂高明的地方，是他在用蜂蜡建筑蜂房以前，已经在自己的头脑中把它建成了。"人和动物的最大区别是，动物的行为是本能的，是固化在基因中的；而人类的行为，特别是学校教育，却是有目的、有意识的。人类在行动之前，已经在头脑中把它观念的建好了。头脑中观念的房屋是什么样子的，决定着建造出来的房屋是什么样子。教育也是一样的，有什么样的教育理念，就会产生什么样的教育行为，塑造出相应的教师。

教育理念是教师在教育工作本质理解的基础上形成的关于教育的观念和理性信念，如素质教育理念、全面发展理念、以学生为中心的理念等，反映了教师对教育、学生及学习等问题的基本看法。《中等职业学校教师专业标准（试行）》中明确规定中职教师的基本教育理念有4个。

（1）师德为先

热爱职业教育事业，具有职业理想、敬业精神和奉献精神，践行社会主义核心价值体系，履行教师职业道德规范，依法执教。立德树人，为人师表，教书育人，自尊自律，关爱学生，团结协作。以人格魅力、学识魅力、职业魅力教育和感染学生，做学生职业生涯发展的指导者和健康成长的引路人。

（2）学生为本

树立人人皆可成才的职业教育观。遵循学生的身心发展规律，以学生发展为本，培养学生的职业兴趣、学习兴趣和自信心，激发学生的主动性和创造性，发挥学生的特长，挖掘学生的潜质，为每一个学生提供适合的教育，提高学生的就业能力、创业能力和终身学习能力，促进学生健康快乐成长，学有所长，全面发展。

（3）能力为重

在教学和育人过程中，把专业理论与职业实践相结合、职业教育理论与教育实践相结合；遵循职业教育规律和技术技能人才成长规律，提升教育教学专业化水平；坚持实践、反思、再实践、再反思，不断提高专业能力。

（4）终身学习

学习专业知识、职业教育理论与职业技能，学习和吸收国内外先进职业教育理念与经验；参与职业实践活动，了解产业发展、行业需求和职业岗位变化，不断跟进技术进步和工艺更新；优化知识结构和能力结构，提高文化素养和职业素养；具有终身学习与持续发展的意识和能力，做终身学习的典范。

《中等职业学校教师专业标准（试行）》同时具体指出中职教师的"专业理念与师德"包括职业理解与认知、对学生的态度与行为、教育教学的态度与行为、个人修养与行为。

教育理念反映的是教师对教育工作本质的理解，直接影响着教师的教育态度和教学行为。教师的职业知识和能力只有在教育理念的统领下才能充分发挥功效。教育理念形成后具有相对稳定性，但也并非一成不变，会随着教师的生活背景和阅历的丰富而发生改变。青年教师接受新理念的周期越短，其成长越快。

1.1.2　知识结构

教师以知识为基础，深厚的知识底蕴是身为教师的最基本要求，具有广博的学识才有教育力。对于教师的知识结构，众说纷纭。例如，1987年舒尔曼（Shulman）认为教师的知识结构包括：①所教学科的知识；②教学方法和理论，适用于各学科的一般教学策略；③课程材料及适用于不同学科和年级的程序性知识；④教特定学科所需要的知识；⑤对学习者的性格特征和文化背景的了解；⑥对学生学习环境的了解；⑦关于教学目标的知识。1988年伯利纳（Berliner）认为教师的知识结构包括学科内容知识、学科教学法知识和一般教学法知识三类。泰默认为教师的知识结构包括课程的知识、学生的知识、教学的知识、评价的知识。玛科斯认为教师的知识结构包括学科教学目的的知识、学生理解学科的知识、学科教学媒体的知识、学科教学过程的知识。考尔德黑德认为教师的知识结构包括学科知识、机智性知识、个人实践知识、个案知识、理论性知识、隐喻和映像。斯滕伯格认为教师的知识结构包括内容知识、教学法知识、实践知识。格罗斯曼认为教师的知识结构包括学科内容知识、学习者和学习的知识、一般教学法知识、课程知识、情境知识、自我的知识。林崇德认为教师的知识结构包括本体性知识、文化知识、实践知识、条件性知识。叶澜（2001）认为教师知识结构分三层：第一层是有关当代科学和人文两方面的基本知识；第二层是具备1～2门学科的专门知识；第三层是教育科学类知识。

虽然分法各不相同，但仍有共同点可寻，可以看到教师的基本知识结构包括：①陈述性知识，即所要传授给学生的文化知识，包括学科知识和其他知识，属于教学内容范畴，如药学专业知识及其他学科知识、通识性知识；②程序性知识，即如何把学科知识和其他知识教给学生的操作方法性质的知识，包括一般教学法和学科教学法，这是有效教学的保证，属于教学方法范畴，如中职教学法、职业教育学、普通教育学等知识；③策略性知识，即教师在特定教学情境中为完成教学目标和适应学生需要而做出的教学谋划和采取的措施方面的知识，属于教学设计和教学艺术范畴，如教育心理学、学习心理学、教学艺术等方面的知识。

《中等职业学校教师专业标准（试行）》中指出中职教师的"专业知识"应该包括：教育知识、职业背景知识、课程教学知识、通识性知识。其中职业背景知识、一部分课程教学知识、通识性知识属于陈述性知识。教育知识、另一部分强调教学方法和策略方面的课程教学知识属于程序性、策略性知识。

教育知识包括：熟悉技术技能人才的成长规律，掌握学生的身心发展规律与特点；了解学生思想品德和职业道德形成的过程及其教育方法；了解学生不同教育阶段及从学校到工作岗位过渡阶段的心理特点和学习特点，并掌握相关教育方法；了解学生的集体活动特点和组织管理方式。

职业背景知识包括：了解所在区域的经济发展情况、相关行业的现状趋势与人才需求、世界技术技能的前沿水平等基本情况；了解所教专业与相关职业的关系；掌握所教专业涉及的职业资格及其标准；了解学校毕业生对口单位的用人标准、岗位职责等情况；掌握所教专业的知识体系和基本规律。

课程教学知识包括：熟悉所教课程在专业人才培养中的地位和作用；掌握所教课程的理论体系、实践体系及课程标准；掌握学生专业学习的认知特点和技术技能形成的过程及特点；掌握所教课程的教学方法与策略。

通识性知识包括：相应的自然科学和人文社会科学知识；了解中国经济、社会及教育发展的基本情况；一定的艺术欣赏与表现知识；适应教育现代化的信息技术知识。

1.1.3 能力结构

中职教师的专业能力是中职教师必须具备的关键能力。《中等职业学校教师专业标准（试行）》中指出中职教师的"专业能力"应该包括教学设计、教学实施、实训实习组织、班级管理与教育活动、教育教学评价、沟通与合作、教学研究与专业发展7种能力。

教学设计能力要求：根据培养目标设计教学目标和教学计划；基于职业岗位的工作过程设计教学过程和教学情境；引导和帮助学生设计个性化的学习计划；参与校本课程的开发。

教学实施能力要求：营造良好的学习环境与氛围，培养学生的职业兴趣、学习兴趣和自信心；运用讲练结合、工学结合等多种理论与实践相结合的方式方法，有效实施教学；指导学生主动学习和技术技能训练，有效调控教学过程；应用现代教育技术手段实施教学。

实训实习组织能力包括：掌握组织学生进行校内外实训实习的方法，安排好实训实习计划，保证实训实习效果；具有与实训实习单位沟通合作的能力，全程参与实训实习；熟悉有关的法律和规章制度，保护学生的人身安全，维护学生的合法权益。

班级管理与教育活动能力包括：结合课程教学并根据学生的思想品德和职业道德形成的特点开展育人和德育活动；发挥共青团和各类学生组织的自我教育、管理与服务作用，开展有益于学生身心健康的教育活动；为学生提供必要的职业生涯规划、就业创业指导；为学生提供学习和生活方面的心理疏导；妥善应对突发事件。

教育教学评价能力包括：运用多元评价方法，结合技术技能人才培养规律，多视角、全过程评价学生发展；引导学生进行自我评价和相互评价；开展自我评价、相互评价与学生对教师评价，及时调整和改进教育教学工作。

沟通与合作能力包括：了解学生，平等地与学生进行沟通交流，建立良好的师生关系；与同事合作交流，分享经验和资源，共同发展；与家长进行沟通合作，共同促进学生发展；配合和推动学校与企业、社区建立合作互助的关系，促进校企合作，提供社会服务。

教学研究与专业发展能力包括：主动收集分析毕业生就业信息和行业企业用人需求等相关信息，不断反思和改进教育教学工作；针对教育教学工作中的现实需要与问题，进行探索和研究；参加校本教学研究和教学改革；结合行业企业需求和专业发展需要，制订个人专业发展规划，通过参加专业培训和企业实践等多种途径，不断提高自身的专业素质。

综上所述，中职教师的专业知识包括教育知识、职业背景知识、课程教学知识、通识性知识。教师的专业能力则体现在教师能否将专业知识有效应用在教学活动中，这也是体现教师专业水平高低的重要指标。中等职业学校对于教师的专业知识的能力要求，主要在于在具备教育知识和基本的课程教学知识的基础上，能够有丰富的职业背景知识和通识性知识，并通过在实践教学、实践基地中的操作应用，将专业知识转化为专业能力。

1.2 教师专业成长的阶段层次

职业院校教师专业成长的程度，体现为教师成长的过程可以按照由低到高的顺序，粗略划分出不同的发展阶段。从不同的角度出发会有不同的阶段划分，但仍然有一般规律可循。

1.2.1 关于教师成长阶段的理论

用不同的维度指标划分教师专业成长阶段，就会得出不同的结果。认可度较高的专业成长阶段理论有以下几种（马建富，2015）。

福勒（Fuller）和布朗（Brown）认为，教师在成长过程中，所关注的事物是依据一定的次序更迭的。根据教师的需要和不同时期关注的焦点问题，把教师成长划分为三个阶段：①关注生存阶段。例如，任教初期获得的体验和感受、教学肯定、学生的尊重与好评、同事的认同等。②关注情境阶段。这一阶段的关注点是教学质量的提升，如教学资源的获得、教学情境的运用和改进等。③关注学生阶段。主要关注学生学习能力的提升和个人发展方面的要求等。

卡茨（Katz）在访谈与调查的基础上，提出教师的成长可分为求生存时期、巩固时期、更新时期和成熟时期4个阶段。新教师首先要在陌生的环境中生存下来，经过一至三年，逐步熟悉掌握教学基本知识和技能，到第四年教师可能产生职业倦怠，欲寻求新的事物，探讨教学革新，一直到成功地担当教师角色，走向成熟。

伯利纳（Berliner）认为，教师的发展成长经历新手教师、熟练新手教师、胜任型教师、业务精干型教师和专家型教师5个阶段。他指出，所有教师都是从新手阶段起步的，随着知识和经验的积累，经过2~3年，新手教师逐渐发展成为熟练新手教师，其中大部分熟练新手教师经过教学实践和继续教育，需要3~4年才能成为胜任型教师。此后，经过5年左右知识和经验的积累，有相当一部分的教师成为业务精干型教师，其中部分业务精干型教师在以后的职业发展中成为专家型教师。

费斯勒（Fessler）采用社会学研究方法，提出教师生涯循环论，将教师职业生涯的发展视为一种动态的、变化的，以及回应各种影响因素的此消彼长且与之循环互动的历程。基于这样一种理论观点，费斯勒将教师的成长分为8个阶段：职前教育阶段、实习导入阶段、能力建立阶段、热心成长阶段、生涯挫折阶段、稳定停滞阶段、生涯低落阶段、生涯隐退阶段。教师首先要接受一定的教育和培训，为职业做准备；任职后寻求各方面的帮助，接纳新的思想，逐步掌握教学知识和技能，并不断进取，追求完美的专业形象。但是，教师到一定任职期，会产生教学上的挫败感，工作满足感下降，不思进取、敷衍塞责、得过且过等问题随之出现，并以各自不同的职业体验和心态准备离开教育岗位，直到退休。

此外还有，德瑞福斯（Dreyfus）根据教师教学能力形成的一般过程，将教师的成长划分为5个阶段：新手阶段、优秀新手阶段、胜任阶段、熟练阶段、专家阶段。利斯伍德（Leithwood）认为教师的心理发展包括4个阶段：信服权威阶段、循规蹈矩阶段、教学灵活阶段、教学自主阶段。

上述理论虽然表述和划分方式不同，但体现出的对教师专业成长历程的基本认知是一致的，即教师成长普遍遵循了从"新手"到"专家""能手"的过程。

1.2.2 教师成长的一般阶段

（1）新任教师的新奇与困惑

对新任教师来说，一切都是新鲜的，同时又是陌生的。从面对复杂的课堂教学感到无所适从，到熟练掌握教学基本功、积累一定的教育教学经验，开始形成初步的教学风格，一般需要 6～10 年的专业训练。在这个过程中，新任教师就是反复遇到问题、解决问题，不断熟练、不断磨合（杨晓，2013）。

困境与复原是新任教师最普遍的心理状态。前期的师范教育和岗前培训等都不是真实的教学情境，新任教师初涉教学工作，肯定会遭遇一些困境，如本模块单元 1 讲到的不知如何转变角色的困境及学生不听从教师教诲、缺少教师威信的困境等。遭遇困境就涉及复原力的问题。教师的复原力，就是教师在面对教育教学困境或挫折时表现出来的个体调适能力，这种适应能力能帮助教师对抗逆境，迅速恢复良好的心态，持续过有意义的生活。复原力作为一种复杂的心理机制，其结果是正向积极的，指向克服困难、恢复良好的适应功能（陈玉华，2014）。相对于成熟教师，新任教师的复原力较弱，在现实工作中他们会面对各种困难，这对新任教师来说是巨大的挑战，但也是机遇。如果教师能够顺利度过每一次教育教学困境，那么他的复原力就呈现上升的趋势，这将有利于教师之后的专业成长。在这一时期新任教师通过自身的努力和他人的支持，走出教学困境，逐步积累教育教学经验，学会与学生建立和谐的人际关系，提高学生的学业成就，获得同事、领导的肯定，复原力也在这一过程中慢慢增强，这对其今后漫长的教学生涯来说是最珍贵的财富。

新任教师由于初涉教师岗位，面对诸多新事物，遭遇很多难题和困境实属正常。在面对难题和困境时，自我效能感越高的教师，复原力越强，越容易使心态和情绪快速回归正常。教师的自我效能感是指教师对自己能够在什么程度上完成教育教学活动所具有的信念、判断或把握的感受能力。自我效能感较高的教师能看到从事教育工作的社会意义，对待教育教学工作积极热心、主动性强，希望以此实现自己的人生价值。反之，自我效能感低的教师往往把上课当成负担，把教书当成谋生的手段，因而不在乎教学质量的高低和学生学业成就的好坏。提高自我效能感，新任教师可以从两个方面着手：一是正确归因，二是提高自身能力。对挫折失败进行归因时，客观分析现实条件，看到外部因素的不可抗拒，尽可能把失败归因为努力程度不够而不是自身能力缺乏，进而进行积极的自我暗示以提升自我效能感。自我效能感虽然不等同于能力本身，其形成却与能力密不可分，因为能力是个体增强自我效能感的重要来源。因而在日常教育教学工作中，新任教师要不断提升自身的教育教学能力，在一次次教学任务的圆满完成中增强自我效能感。

（2）成熟教师的稳定与停滞

进入熟练期后，教育教学能力的再提升往往会遭遇瓶颈期，教师发展停滞不前，有时也称"高原现象"。"高原现象"是教育心理学中的一个概念，是指在学习和技能的形成过程中，练习的中后期往往出现进步的暂时停顿或者下降的现象。在曲线上表现为保持一定的水平而不上升，或者甚至有所下降，但在"高原现象"之后，又可以看到曲线的继续上升。这种"高原现象"的例子在教师的专业成长中也经常出现。实验与研究发现，在专业成长过程中，处在"高原期"的教师专业发展停滞不前，好像很难再上一个新的台阶，找不到前进的动力，影响教师的专业成长。

要克服教师专业成长中的"高原现象"，除了外部环境和条件的支持外，主要是靠教师的自主实践活动。只有教师充分发挥主观能动性，积极寻找突破口，才能尽快度过"高原期"，更上一层楼。

1）要正确认识"高原现象"。"高原现象"是一种规律性的现象，因而出现后不需要惊慌失措。教师应该积极调整自己的情绪，克服发展停滞带来的挫折感、自卑感，积极面对，坚信通过自己的努力最终可以克服"高原现象"。

2）积极寻找自身发展停滞的根本原因。产生"高原现象"的原因千差万别，有的教师可能是教学内容、教法方法更新不足，信息化时代下不能借助现代手段有效运用新式教学法、教学内容陈旧不能紧跟学科前沿；有的教师可能是没有付出足够的努力，现代社会对人才素质的要求越来越高，教师必须不断进步；有的教师可能是缺乏敬业精神，对教师职业的热爱不够，导致不能百分之百地投入到工作之中；还有的教师是缺乏对教育、教学实践的反思，经验积累了很多但是缺乏反思和总结，没有从经验中吸取和提炼出有用的东西；等等。此时，教师应该客观分析自己发展停滞的根本原因是什么，有的放矢的加以解决。

3）充分利用各种资源。遭遇"高原期"后，教师除了自身不断努力以外，还可以充分利用各种资源，借助外力帮助自己度过"高原期"。例如，向有经验的前辈教师，特别是那些教学名师寻求帮助，咨询解决问题的方法；多和有相同困惑的教师沟通和交流，交换意见和方法，共同勉励；多读书，特别是优秀的教育学著作，获得教育智慧，走出思想误区，开阔教育思维，往往可以获得思路和启示。

4）反思。发展停滞时，更应该加强反思，不断反思自己的教育教学实践，发现问题、解决问题、总结经验、充实提高。多积累、勤积累，"高原期"后往往可以实现由量变到质变的飞跃。

（3）教师成长的最终目标是专家型教师

教师成长的过程就是从新任教师成长为专家型教师的过程，但这是一个十分漫长的过程。而且并不是所有教师最终都会成长为专家型教师，大部分教师都只是从新任教师成长为成熟型教师，就止步于此，只有极少数非常优秀的教师才有可能发展到专家阶段。但这并不妨碍新任教师和成熟教师以专家型教师为奋斗目标，了解和学习专家型教师的特点。

斯滕伯格在《专家型教师的教学原型观》中提出了专家型教师在总体上不同于成熟教师和新任教师的三个基本特征，即知识、效率和洞察力。

第一，专家型教师能有效运用丰富和组织化的专门知识。即能将专门的、丰富的教育知识在头脑中组织起来，并娴熟有效地运用在教学中。成熟型教师也有较为丰富和系统的专门知识，但是在知识运用上，往往不如专家型教师灵活和有效；而新任教师则是在知识和能力的丰富性上要首先补充起来。

第二，专家型教师在解决教学领域内的问题时具有高效率。一方面，专家型教师能够凭借他们丰富的经验快速解决教学中出现的问题；另一方面，专家型教师擅长教学反思，他们能够时刻反思自己的教学行为，根据不同的教学对象和问题随时做出调整。专家型教师同成熟型教师相比，明显能够看到专家型教师在讲相同课程内容时，每一次的方法和过程都不完全一样，甚至大相径庭，体现着"因材施教"的理念。

第三，专家型教师善于创造性地解决问题，有很强的洞察力。在解决问题的过程中，专家型教师往往能够发挥足够的创造力，新颖独到的解决问题。他们能敏锐地抓住教学信息中的特别之处，进行独特而又恰当的重新联系，从而做出与众不同的判断。

2 教师专业成长的途径

教师专业成长的途径包括学习、研究、实践和反思。学习是实现教师自主发展的"阶梯"，研究是实现教师自主发展的必由之路，实践是实现教师自主发展的有效载体，反思是实现教师自主发展的"助推器"。无论哪种方式，内驱力都是教师专业成长的本源动力。

2.1 学习是教师专业成长的基石

2.1.1 学习的作用

夸张地说，有的教师一本教案用一辈子，有的教师却每学期都修改和更新自己的教案，这是两种完全不同的做法和态度。前一种教师认为，能上好一两门自己负责的课程就可以了，没有必要再耗费心力；后一种教师认为应该持续学习，不断更新自己的知识体系。

教师为什么要学习？其本质是问教师为什么要持续学习、终身学习。优胜劣汰、物竞天择，信息时代知识的更新速度不断加快，教师如若不持续学习，知识就有干涸枯竭的一天。即使暂时没有枯竭，也无法游刃有余、左右逢源地做到创新与超越。教师如果放弃了继续学习，没有时间充实自己，久而久之，就成了标准的教书匠。联合国教育、科学及文化组织出版的《学会生存》一书中明确提出："未来社会的文盲，将不再是不识字的人，而是没有学会怎样学习的人。"学习对教师来说，意味着职业的可持续发展。因此，教师要养成时刻学习的习惯，才能站在学术和时代的前沿，不被社会所淘汰。

学会学习是信息时代对教师和学生共同的基本要求。国际世纪教育委员会在向联合国教育、科学及文化组织提交的《教育——财务蕴藏其中》报告中指出：教育越来越成为学习，教育就是学习。对教师而言，这意味着教师不仅是文化知识的传授者，更应当是终身学习者。"终身学习是 21 世纪的生存概念"。换句话说，在终身学习的视野里，学习不仅属于教育范畴，更属于生存范畴。从发展的观点来看，如果不会学习，教师就不可能获得进步与发展。教师是一种面向未来的职业，要想与时俱进，就应当以学习求发展，不断超越自我。简而言之，学习是教师专业成长的基石。

俗语有云："强扭的瓜不甜"，又云："习惯成自然"。被动、被迫、强迫的学习是负担和受罪，只有让学习成为教师的一种生活方式，像呼吸一样自然，才是完美之法。

2.1.2 教师学习的主要途径

途径一：向书本学习。高尔基说"书是人类进步的阶梯"，对教师来说却是更为根本的生存所需，毫不夸张地说，读书是教师的生存之道。知识贫瘠的教师，无法得到学生的认可，无法在教师行业内持续发展下去。同其他 4 条学习途径相比，书是资源最丰富、体系最完整、取用最便捷的一条学习途径。读书是教书之源，也是教师工作最为专业化的开源之道、充电之途。

中职教师读书不能只读自己专业的书。1.1.2 讲到《中等职业学校教师专业标准（试行）》中指出中职教师的"专业知识"包括：教育知识、职业背景知识、课程教学知识、通识性知识。可见，除了阅读专业书籍外，中职教师还要读一些教育学专著，此外还可以涉猎一些哲学、社会科学方面的知识，以开阔自己的视野，提高创造力。除了著作、教材以外，期刊论文是快速把握本领域热点和前沿的有效途径。无论著作、教材，还是期刊、网上资源，都要选择经典、权威的来读。

教师不是学生，教师的读书时间要自己"挤"出来。读书需要时间，但是青年教师初入职场、迈入婚姻家庭、初为人父人母，短短几年间要新增多个角色和职责，往往"没有时间"再静下心来读书。这也是很多青年教师列出的不读书的理由之首。根据观察发现，教师不阅读不是没有时间，而是没有渴望、没有意识、没有习惯。鲁迅先生曾说他是把别人喝咖啡的时间用来读书写作的。哈佛有这样一句经典箴言：一个人的命运，取决于晚上 8～10 点。作为一线教师，读书学习只能靠忙里偷闲、见缝插针。

能不能"挤"出时间读书，是内在意愿的问题。只有成为教师的内在渴望和需求，读书才是有趣的、愿意长久坚持的和能够产生实质效果的。特别是在人们内心普遍越来越浮躁的当下社会，一位教师如果能够从内在的需求出发，坚持每天读一点书，不仅可以增长智慧，保持心灵的湿润和充实，同时也可以给自己的教学风格的形成提供"肥沃的土地"。

途径二：向名师学习。教师的学习，一个重要方面就是从他人的经验中学习，尤其是向有经验的名师学习。名师的"传""帮""带"能够促进教师迅速习得优秀有效的教学经验，是教师专业成长的一种较为有效的方式。

向名师学习，最便捷的途径就是听本校名师的课。向本校名师学习，可以得到方便的沟通、交流，随时、及时向名师请教，甚至可以邀请名师听你的课并做出点评、给予指导。向名师学习，还可以听外校名师的课，听全国教学名师的课。途径也是丰富多样的，可以进入课堂，也可以听名师的网络课程来填补时间和空间的跨度。向名师学习的方法，除了听课以外，阅读名师的论文、教学传记、著作等也是非常有效的方式。阅读可以更为直接地接触到名师的教学内核，因为论文、著作等都是思想的结晶，可以略去对课堂教学的总结环节，直接触摸名师对自我教学思想凝练之后的本质；缺点是没有课堂教学形象、生动。因而，将听课和阅读教学作品结合起来，将书中学到的理论在教学中进行实践，是领悟名师教学智慧的最优方案。

学习源于模仿，但是不假思索和转化地模仿名师课堂只能是东施效颦。学习名师的课堂教学固然重要，但更为重要和根本的是要学习名师的教育智慧，深入领悟名师这样教学的根本原因。唯此，才能举一反三、以不变应万变。

途径三：向同行学习。同行、同伴是生活中接触最多的一群人，孔子曰："三人行，必有我师焉"，保持一颗求知的心，时时刻刻虚心向同行学习，尤其是向身边的同伴学习，就有许多学习的机会，这是教师持续不断、随时随地完善自我的一条捷径。

向同行学习、共同进步，要求发扬团队合作学习的精神。团队合作是如今时代发展的主旋律，个人单打独斗举步维艰。例如，制作慕课，一个人仅凭讲课好是做不成一门慕课的。除了自己主讲外，还需要网络计算机方面的操作，包括视频制作、拍摄等；课程的设计也是一个庞大的部分，要耗费相当多的精力；课程上线后，还有后续的课程管理，在线的学生答疑、批改作业、论坛回复等管理工作，这需要一个团队来运营。精品课的开发、课题项目的研究等，无一不需要一个合作精良的团队共同奋战。当今时代，平台对个人的发展至关重要。作为一名教师，要善于把自己融入团队之中，学习同伴先进的教学理念和成功的教学实践，取人之长，补己之短，在团队和同行的发展中发展自己，在团队和他人的成功中成就自己，绝不能把自己的发展游离于团队之外。

听课、说课、问题研讨是和同行交流的有效途径。同行往往是和自己水平相当、授课内容相近、处所环境相似的一群人，往往在许多问题上能产生共鸣。面对共同的问题，经常交流研讨、集思广益、交换意见，往往可以互相启发、取长补短，共同解决问题。身处相似的情境，听同行上课，或者和同行交流，往往可以起到照镜子的作用，也可以发现自身的问题隐患，有则改之、无则加勉。

途径四：向学生学习。向名师学习、向同行学习，比较容易理解和接受，但是向学生学习，就不是谁都能做到的。教师往往放不下面子去向学生学习，或者认为学生向教师学习是天经地义，教师就是比学生懂得多，这是观念上的问题。实际上，学生的许多想法，是老师往往想不到的。韩愈在《师说》中说"弟子不必不如师，师不必贤于弟子"，还有"闻道有先后，术业有专攻"，这就是唐朝人的师生平等意识。

学生的奇思妙想往往可以启发教师。师生双方相互交流、相互沟通、相互启发、相互补充，在这个过程中教师与学生彼此间进行情感交流，从而达成共识、共享、共进，就能实现教学相长。

此外，陶行知曾说："你要教你的学生教你怎样去教他。如果你不肯向你的学生虚心请教，你便不知道他的环境，不知道他的能力，不知道他的需要，那么，你就有天大的本事也不能教导他。"教师向学生学习，就是要和学生多接触、多交流，了解学生，发现学生的特点，根据不同学生的特点选择相应的教学内容、运用相应的教学方法，对症下药地进行教学设计。这就是孔子提出的因材施教。否则就要碰壁，教学效果甚微。

途径五：在实践中学习。实践出真知。教育教学实践活动是教师实践性智慧生成的沃土。

与教育理论研究者相比，教师最不缺少的就是教育实践，源自教学真真切切的体验，最缺少的则是对实践经验的反思。这使得教师虽然日复一日、年复一年地沉浸在教育实践的土壤中，教学名师却依然稀有，普通教师晋升专家型教师的道路仍然曲折。只有不断总结、反思，才能使积累的经验从量变达到质变。反思的方法在本单元的2.4中将会讲到。

2.2 研究是教师专业成长的必由之路

2.2.1 研究的作用

职业学校的教师不是科学家和专业的理论工作者，但是也需要进行适当的研究。一些教师对研究工作有误解，认为学校教师做科研说白了就是会写，先写课题申请再写结题报告，总之文笔好的人比较适合搞科研，更可笑的是有的人什么都没做，但写得好，照样得奖。其实研究工作并非如此，它对教师的专业成长有不可或缺的作用。

首先，科研和教学能够相互促进。一般来说，教学和科研工作各有规律，各有侧重。但更应看到，教学和科研应该也必须紧密结合在一起。一方面，教学为科研明确了方向，提出了问题，也成为科研成果交流和讨论的平台。同时，通过自己的教学实践不断理解反思，可以促成教师从新手向专家转变，是教师专业成长的有效途径之一，是教师实现自主发展的必由之路。另一方面，科研是教学的基础，如果没有扎实的科研功底和深厚的科研底蕴，没有来自长期科研工作所形成的科研成果做支撑，教学效果是无法保证的。钱伟长院士曾经说过："你不教课，就不是教师，你不搞科研，就不是好教师。"科研使得教师对专业知识领悟更深、对专业发展前沿动态把握更及时，有利于课堂教学在深度和更新上的发展。

其次，教师的科研对于学生的创新能力具有教育价值。教师所从事的科研大多为基础研究和应用研究，基础研究多着眼于学科自身发展的需要，就是学科理论发展的内在逻辑和学科本身完善化的需要。应用研究多着眼于现实的社会需要，包括经济发展的需要、资源的需要、环境的需要、医疗卫生的需要及文化的需要等。科研的过程是解决问题的过程，同时是对许多基础问题认识深化的过程。如果教师不做科研，就不会有解决问题的体验，对问题的理解和认识就难以达到应有的高度和深度，那么即使投入再多的时间、再多的精力恐怕也难以达到培养创新型人才的要求。

2.2.2　教育科学研究

教育部《中等职业学校教师专业标准（试行）》不仅制定了职业学校教师应该具备的基本素质和相应的专业内容，而且对中职教师的教育科学研究也做了详细规定，强调了实践性教研要求，认为教育科学研究有利于促进教师的专业成长。文件第 58 条指出：针对教育教学工作中的现实需要与问题，进行探索和研究；文件第 59 条强调：参加校本教学研究和教学改革。

教师要获得专业成长，必须走教育科研之路。教育科学研究是指通过一系列规划好的活动步骤的实施及方法、技术的运用，来认识教育现象，为教育领域提供有价值、可信赖的知识，它有助于解决教育的实际问题，提高教育活动的质量。教育科学研究有助于提高教师的教育教学能力。

需要指出的是，教育科研不仅是一些专家的权利，一般的教师也有自己的"话语权"。因为教师工作在教学第一线，其中有大量的教学感性认识、丰富的实践经验、鲜活的教育教学案例，这些都是开展课题研究最有力的支撑。如果说专职教育科研工作者开展教育研究的目的在于构建系统的教育科研理论并指导教育实践，那么职业学校教育研究的主要目的则在于沟通教育理论与实践，解决学校现实的教育教学问题。

职业学校教育研究应以行动研究为主。"教育行动研究"理论引入我国之后，"教师即研究者"的观念越来越被教育界认可，通过教育研究促进教师的专业发展也成为共识。自英国课程专家斯腾豪斯于 20 世纪 60 年代明确提出"教师成为研究者"以来，这一极具感召力的口号逐渐深入人心，日益成为教师教育改革中一个热点的研究领域和努力的方向。

一个教师的专业成长过程，其实质就是不断研究的过程，教学过程本身就是教研过程。例如，这节教材如何处理好？你事实上就是提出了一个课题。因而，你从学科知识系统和学生实际出发，琢磨着设计出几种教学方案，并从中选出最优方案。这就是一种教育科学研究。因此，我们一定要消除研究的神秘感，看到教研和教学工作的息息相关，增强教研意识，勤动手、勤动脑。

2.2.2.1　教师进行教育研究的优势和素养

（一）教师开展教研工作的优势

1）教师工作于真实的教育教学情境之中，最了解教育的困难、问题与需求，能及时清晰地觉察到问题的存在。

2）教师与学生的共同交往构成了教师的教育教学生活，因此教师能准确地从学生的学习中了解到自己教学的成效，了解到师生互动需要改进的方面，尤其是能从教育教学现场中、从学生的文件（如考卷、作业等）中获得第一手资料，这为研究提供了良好的条件。

3）实践性是教育教学研究的重要品性，教师是教育教学实践的主体，针对具体的、真实的问题所采取的变革尝试，能够在实践中得到检验，进而产生自己的知识，建构适合情境的教学理论。

这些优势是专家学者所不具备的，教师应当增强信念，很好地发挥优势。

（二）教师如果想要真正成为研究者，还应当具备以下素养

1）有改进教育教学的热情，有教育研究的意识。这种意识是发自内心地改进教育教学的强烈渴求，是潜在的捕捉问题、解决问题的欲望。

2）养成终身学习的习惯。

3）自我反思和批判的能力。不断突破定势思维。

4）掌握教育教学研究的基本方法。

5）独立的教育研究精神。教育研究是一种创造性劳动，靠外力推动还不够，还要有执著、求真、创新的精神。

2.2.2.2　教师开展教育研究的实践路径

（一）行动研究

20世纪70年代以来，行动研究已成为西方盛行的一种研究方法，并逐渐为教育领域的研究者所关注。近年来，随着教育改革的不断深化，世界各国都十分强调教育科研为教育改革的实践服务。行动研究因具有实践性、反思性、合作性、开放性等特征，成为教育科学研究的重要方法，而且成为促进教师专业成长的重要手段。行动研究的主旨是把理论与实践紧密地结合起来，其方式是通过实践主体与研究主体的协商或沟通，尤其是使实践者成为研究者，来缩小研究者与实践者之间的距离；把研究整合到教育情境之中，使理论能够在改进教育实践中产生直接和即时的作用。凯米斯（1994）说："行动研究法是实际工作者为研究自己的实践所实行的一种研究方式。"

作为教师，在课堂上每天都会碰到很多问题，因此就需要及时解决这些问题，从而使课堂得以正常、良性地运转。这种有计划的谋求教育行为改善的研究就是所谓的行动研究。有学者用三句话概括行动研究的特点：为行动的研究，在行动中研究，对行动的研究。这在一定程度上帮助理解教育行动研究的特征。

那么教师应该怎样做行动研究？行动研究的开展需要经历怎样的过程？

　　英国学者凯米斯认为，行动研究是一个螺旋式加深的发展过程，每一个螺旋发展圈又都包括"计划—行动—观察—评价"4个相互联系、相互依赖的基本环节。其中，"评价"是对行动效果的思考，并在此基础上计划下一步的行动。因此，它既是第一个螺旋圈的终结，又是过渡到另一个螺旋圈的中介（图4-3）。具体而言，行动研究的大致经历如下面的过程。

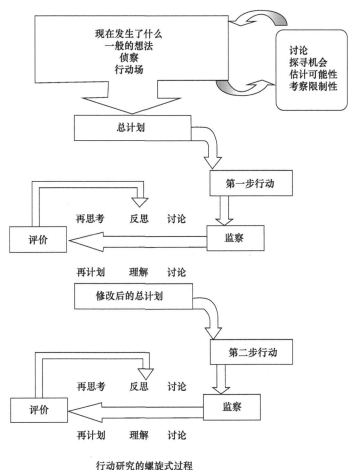

行动研究的螺旋式过程

图4-3　行动研究过程图

　　（1）对问题进行确认

　　和一般的理论研究通过阅读文献来提出研究问题不同，行动研究要研究的问题来源于实践，是教师在教育教学中遇到的难题，迫切需要解决的问题，或是引起教师兴趣的问题，其目的是获取适用于特定情境的知识。因此，开展行动研究，需要教师对教育教学过程中遇到的问题进行分析，确认值得研究的问题。

　　（2）形成一般的想法

　　问题确定以后，就需要形成一般的想法，从而确定研究的大致思路。一般的想法包括如下几个方面：①打算解决哪些问题？面对几个棘手的问题，有时候可以有所侧重，从中选择某个重要的问题予以解决。②怎么解决这个问题？这需要研究者有一个粗略的想法，主要涉及研究的假设。③行动的设想是什么，能否设计几个值得尝试的行动方案？在设计行动方案时，要考虑到行动的制约因素，它包括行动研究者主体自身的制约因素及行动环境内外的制约因素。

（3）制订总计划

制订了研究问题，并形成了一般想法后，就到了制订总计划的阶段。事实上，问题的确认，形成一般的想法，再到制订总计划，是一个连续的、难以分割的整体。

总计划的叙述包括以下几个方面：①对问题及目标做出界定。目标要可见、可行，从小做起。②制订行动研究的第一步骤。③对研究在时间上有一个大致的安排。④对涉及的校长、同事、家长、专家，以及如何与这些人进行交流、获得反馈的途径做些安排。

总计划仅提供一个较全面的范围和方向，在实际的研究中，可能会有很大的变数。

（4）行动及对行动的监察

相较于一般的行动，作为行动研究的"行动"因为被赋予研究的特征而具有独特的内涵。在行动研究中，行动指的是经过认真考虑的、按计划进行的、改善现状的实践。行动既是在贯彻想法，同时又是在检验想法，为进一步研究计划的产生提供基础。尤其需要强调的是，行动在真实的时空里进行，面临各种真实的制约因素。因此，像行动计划必须灵活机动一样，行动本身也常是易变和能动的，需要随时为将要做什么做出判断。

（5）对行动的反思、评价与酝酿新的计划与行动

这一阶段主要是对问题确定、总计划与研究行动加以反思。行动研究强调反馈和调整，反思在这一阶段起着至关重要的作用。对行动的反思和评价可从如下几个方面着手：①行动的结果是否达到了预期的目标？哪些方面有所改进？②行动的过程中出现了怎样的意外？是如何对待这些意外的？

为进一步解决原来的问题或新问题，需要提出进一步的行动方案，甚至修改总计划。这样，第二轮行动又开始了。研究进程同样包括上述几个阶段，形成另一个螺旋圈。

"在工作中研究、在研究中工作"是教育行动研究追求的方向。但有些教师觉得"工作"与"研究"是两回事，要把两者结合起来，将研究渗透到工作中去时，他们会感到不习惯或有困难。教师更习惯于开展教育行动。当他发现实践中的问题之后，通常会采取相应的行动对策，即使不从事研究，也会力争解决问题，可以说，教师每天都可能在开展"教育行动"，但一旦"进入"了研究状态，就要考虑如何通过研究的方式来解决问题，即"教育行动研究"。

教师开展行动研究时，建议多进行校本研究。所谓"校本"，就是"在学校中研究""基于学校开展研究"和"为了学校研究"，是将教学研究的重心下移到学校，以课程实施过程中教师所面对的各种具体问题为对象，以教师为研究的主体，理论和专业人员共同参与，强调理论指导下的实践性研究。既注重实际问题，又注重经验的总结、理论的提升、规律的探索和教师的专业成长。校本教研的真正目的是将先进的教育理念通过教师的教育学探索，将行动研究的过程变为教师的教育教学与研究的内在素养，从而以此为依托促进教师的专业成长。校本教研是教师专业成长的一条有效途径，因为它能够锻炼教师的教学反思能力，提高其自身的教育教学研究能力，使之具有发展的内生力。

（二）案例研究

教师每天接触最多的就是现象、事实，将教师身边的事转化为案例，对案例进行研

究是教师最容易接受的一种研究方法。案例研究主要包括4个阶段：案例描述—案例分析—案例归类—新案例创设。

（1）案例描述

案例研究所设计的案例与案例教学所设计的案例意义有所不同。案例教学是教师常使用的一种教学方法。对教师而言，为案例教学之用所写的案例不一定是自己亲历的事情，可以是日常教育实践中所听到的、看到的、发生在其他教师身上的事情，不一定是一件事，有时可以是几件事情的综合。这类案例既可以完全忠实或还原于生活，也可以来源于生活又高于生活。

但在教师所开展的案例研究中，案例是为进一步研究提供素材的。在日常教育实践中，教师每天都会遇到一些具体的、细小的问题，有些早已习以为常了。研究的第一步是让教师用其熟悉的语言把自己在教育教学中遇到的问题、感到困难或困惑的事件"叙述"出来，形成"故事"。案例描述有4个基本要求：①自己亲身经历的事件；②事件经过要翔实；③反映事件发生过程中自己的原始想法；④用事实具体表达教育效果。

（2）案例分析

在案例撰写完成之后，研究进入"案例分析"阶段。在整个研究过程中，案例分析是最重要的环节。在案例分析中，要对案例中所表现出的教育思想、教育行动和教育效果进行分析；要深化对研究主题的认识，完成研究成果的表述；要形成自我反思的意识和群体研讨的氛围。简言之，通过案例分析，教师要学会诊断行动、反思行动、改进行动。

在研究过程中，力图将案例研究过程、教师实践过程与成果呈现方式（过程）结合在一起。案例分析之初，有些教师的思维很容易受到案例本身所呈现的一个个具体的现象（问题）及相关因素的影响，有时会出现"脚踩西瓜皮——滑到哪里是哪里"的情况，如何聚焦问题，并将研究、工作、成果呈现结合起来，是关注的重点。教育案例的分析思路可以有如下两种类型。

报告程式一：①现象；②原因；③对策；④结果与反思。

报告程式二：①现象与观察；②诊断与分析；③措施与效果。

上述案例分析思路，试图将实践过程、研究过程及案例报告框架三者合一。对教师来说，依照此思路开展实践过程与案例分析过程，同时也据此形成报告框架并最终完成案例研究报告。

（3）案例归类

案例归类是指根据案例所表现的主题，将教师所呈现的案例进行归类，形成一个个不同的研究主题。如果说在这之前，更多感受到的是一个个具体的案例，那么案例归类之后，就会对课题研究的轮廓有一个总体把握，了解构成课题的各个不同的研究主题，从"树木"看到了"森林"。

（4）新案例创设

"案例描述"与"新案例创设"从表面上看起来好像都是撰写案例，但所表达的意义却迥然不同。①"案例描述"阶段教师是对已经发生的教育行动进行回顾或反思之后撰写的案例，所反映的都是"过去"发生的行动，是一种"追溯式"的描述。过去的教育行动虽然与研究课题相关，但教育行动发生时并没有明确的研究主题，只是事后当教师"进入"研究状态时，才发现这些事件可能与主题相关。而以改善教师实践为主旨的行动研究，是一种指向未来行动改进的研究，"新案例创设"正体现了这一思想。②在未"进入"研究之前，教师依据经验、直觉，针对问题采取相应的行动对策。问题发生是偶然的，因而对策也是不确定的。但开展"新案例创设"环节之后，教师围绕相关的研究主题，根据研究假设，主动"设计"行动情境，有意识地进行一些改进试验。

为实现实践过程、研究过程及案例报告框架三者合一，"新案例创设"这一研究环节所呈现的分析思路可以是：①设想与设计；②方案的实施与效果；③问题的再思考；④进一步的设想与设计；⑤新方案的实施及其效果；⑥反思与讨论。

（三）问题研究

案例研究针对某一个具体的、特定的事件，其研究结论只适用于案例本身，并不具有普适性；"问题研讨"试图把"各案例的研究上升到一般教育问题的讨论"，从自我叙述的主观式研究上升到具有一定普遍意义的客观式研究，从而更好地理解案例背后更为深远的教育意义与目的，提高教师的理性思考水平。

问题研究，顾名思义就是一种旨在发现问题与解决问题的研究。这类研究的基本程序是：①问题的发现和界定。教师每天都可能遇到疑难问题，这些问题就是教育的研究对象或课题。教师发现问题之后，需要对问题的范围和性质加以界定。这项工作往往与问题的成因分析交织在一起。②问题的成因或症结，即通过调查、咨询或文献研究查明问题产生的原因。③问题的解决，包括提出解决问题的设想和方案、方案的实施、收集系统的证据说明教育措施的具体效果。为了说明研究效果，收集证据至少有两种方法，一种是自然状态上收集原始资料，即利用身边已有的素材，另一种是在人为状态下收集资料（如设置情景、观察反应和作文）。④反思与讨论。自我反思，与同事讨论，吸纳他人的意见。

2.2.3 科学研究

科学研究，简称"科研"，是运用严密的科学方法，有目的、有计划、有系统地认识客观世界，探索客观真理的活动过程。详细地说，它是人类探索自然现象和规律，并按照自己的目的来进行生产、改造自然界的一种创造性的智力劳动。科学研究有助于教师提高自身学科的专业素养。

对中职药学类专业教师来说，科学研究是对药剂学、药品食品检验、制药技术、生物技术制药专业领域本身的研究。许多职校教师在入校几年后，教学能力较强，但科研能力相对比较弱，怎样写论文、依据专业问题进行科研活动，是教师一直比较困惑的问题。一些教师甚至片面地认为科研就是做课题、写论文，和自己上课教学没有任何关系。

2.2.3.1 科学研究的基本过程（Beveridge，1979）

1）提出问题。发现有价值的问题，并能清楚地表述所发现的问题。也就是探究什么，针对什么现象设问。

2）猜想与假设。对问题可能的答案做出猜想与假设。

3）制订计划与设计实验。提出验证猜想或假设的活动方案。

4）进行实验与收集数据。按照制订的计划正确地进行实验，注意观察和思考相结合。对观察和测量的结果进行记录，或用调查、查阅资料等方式收集证据，或用图表的形式将收集到的证据表述出来。

5）得出结论。对事实或证据进行归纳、比较、分类、概括、加工和整理，判断事实、证据是肯定了假设或否定了假设，并得出正确的结论。实质就是对探究的数据进行描述，对探究现象归纳总结的过程。

6）反思与评价。对探究结果的可靠性进行评价，对探究活动进行反思，发现长处和不足，并提出改进措施。

7）表达与交流。采用口头或书面的形式将探究过程和结果与他人交流和讨论，既要敢于发表自己的观点，又要善于倾听别人的意见和建议。

2.2.3.2 科学研究工作要求的性格

研究人员在很多方面酷似开拓者。研究人员探测知识的疆界需要很多与开拓者同样的品格，事业心和进取心，随时准备以自己的才智迎战并克服困难的精神状态，冒险精神，对现有知识和流行观念的不满足，以及基于试验自己判断力的迫切心情。

也许，对于研究人员来说，最基本的两条品格是对科学的热爱和难以满足的好奇心。一般来说，科学研究爱好者比常人保有更多好奇的本能。一个人的想象力，如果不能因想到有可能发现前人从未发现的事物而受到激励，那么他从事科学研究只能是浪费自己和他人的时间，因为只有那些对发现保有真正兴趣和热情的人才会成功。最有成就的科学家具有狂热者的热情，但又受到客观判断自己的成果及必须接受他人的批评这两点的辖制。一个热爱科学的人往往也具有科学鉴赏力，而且在面对挫折失败的时候，只有热爱科学才能不屈不挠，百折不回。

聪明的资质、内在的干劲、勤奋的工作态度和坚忍不拔的精神，这些都是科学研究成功所需要的其他条件。其他各行各业也大抵如此。科学家还必须具有想象力，这样才能想象出肉眼观察不到的事物如何发生，如何作用，并构思出假说。科学家往往不好相处，因为他对自己的看法并无很大的信心，而对别人的观点又抱有怀疑态度。这种脾性在日常生活中是容易使人为难的。卡恰尔在谈到思想的独立性对科学家之重要时说："谦恭态度也许适合于圣贤，但对科学家却未必。"

几乎所有有成就的科学家都具有一种百折不回的精神，因为大凡有价值的成就，在面临反复挫折的时候，都需要毅力和勇气。达尔文的这种性格非常突出，据他儿子说，他的这种性格超出了一般的坚韧性，可被形容为顽强。巴斯德说："告诉你使我达到目标的奥秘吧。我唯一的力量就是我的坚持精神。"

2.2.3.3 科学家的生活

前面提到的对科学家的要求是一种求全的理想建议，而且无需牺牲生活中的其他一切兴趣，人们仍然能够成为很好的研究工作者。如果有人愿意把科学研究当作天职，成为爱因斯坦所说的"真诚的献身者"，那是再好不过的；但是也有很多伟大的、有成就的科学家，他们不仅过着正常的家庭生活，还有时间从事各种业余爱好。然而，严格遵照朝九晚五的工作时间是不能做好研究工作的。实际上，有些晚上必须用于学习。从事研究的人必须对科学真的有兴趣，科学必须成为他生活的一部分，被他视为乐趣和爱好。

科学研究的进展是不规则的。科学家偶然一次去热切地追踪一项发现，这时，他必须把全副精力倾注于工作之中，日夜思考。他如具有真正的科学精神，是会愿意这样做的；如果条件不允许这样做，则会损害他的活动力。研究人员的家人一般都懂得，如果此人要成为创造性的科学家，有时就必须尽力不使他在其他方面有所负担和操心。同样，他实验室的同事通常也帮助他减轻日常工作和行政事务上可能的负担。这种帮助并不会给他的同事或家人造成负担，因为对大多数人来说，这种精力突然奋发的情况太少见了。也许平均一年有 2~6 次，一次有一两个星期，但各人的情况是不大相同的。然而，不要把这些话误当作鼓励培养"艺术家的脾气"，而在日常事务中可以不负责任。

娱乐和度假主要是一个个人需要的问题，科学家如果连续工作时间太长，会丧失头脑的清新和独创性。我们大多数人都需要娱乐和变换兴趣，以防止变得迟钝、呆滞和智力上的闭塞。摩根说他不能用十二个月，却能用九个月做一年的工作。但是，大多数科学家并不需要一年休假三个月。

一个人如果被隔绝于世，接触不到与他有同样兴趣的人，那么他自己是很难有足够的精力和兴趣来长期从事一项研究的。多数科学家在孤独一人时停滞而无生气，而在群集时就相互发生一种类似共生的作用。然而，确实有少数难能可贵的人，他们有足够的内在精力和热情，独处时不失活力，甚至可能由于不得不独立思考，不得不因为与世隔绝而有广泛的兴趣，而竟然从中获益。

2.3 实践是教师专业成长的有效载体

2.3.1 实践的作用

通俗来讲，实践就是要把学到的东西运用到工作中。特别是教师，任何时候都要把读书学习包括研究所获得的知识、成果和能量转化为课堂智慧。教育教学实践活动是教师实践性智慧生成的重要沃土。离开了教育教学实践，就没有教师的实践性智慧的生成和发展了。

实践能力是中职教师同普通院校教师相比，特别擅长的地方，因而实践对中职教师的专业成长就更为重要。

在当前的课程改革中，我们并不缺乏先进的教育理念，我们缺少的是具体的对这些理念的运用、操作和探索。事实表明，凡在一线产生大的影响，真正被大家所接受的高水平的优秀教师，基本上都是在个体优秀教学经验的提炼、概括、总结中，即在实践性智慧的提升过程中，逐步形成一套自己完整的教学主张并为大家所接受。应当大力强调实践性智慧的重要性，让教师关注自身的实践性智慧，再一次回到实践中来，在实践中发展，在实践中提高。

2.3.2 如何实践

职业学校教师的"理想形象"是"教授＋工程师"的双重角色，实践证明这种期望是超现实的，最理想的也莫过于每一个专业有一个合格的"双师型"教师。对于职业教育教师来讲，必须增加实践经验，加强与企业的联系，直接深入企业进行职业技术实践，体验操作的过程和生产的情景，以积累生产的经验。教师之间组成以解决实际职业问题为核心的跨学科的团队，充分发扬职业教育教师的优势。

在实践过程中，必须注意要带着理论去实践。实践不是简单的操作，而是有理论指导或以观念和理论为基础的。要上好一堂课，未必有多难，有行家点拨，新教师也有可能通过反复琢磨和练习把一节课上的出彩，只要教师熟悉教材，善于扬长避短就可以；要长期上好课，有自己的风格，就不是一件容易的事情了。具体来说，职业教师有如下三条实践路径。

（1）要开展行动研究，反思教学实践

教师要为行动而研究，学习现代教育理论，用理论指导实践，使自己的教学活动找到科学理论的依据，提高教学实践的科学性；要在行动中研究，反思教学实践的全过程，在实际行动中发现问题、提出问题并解决问题，改善实践行为；要对行动进行研究，每次行动之后对整个行动进行深刻的反思，增强新课程改革的体验，总结教学实践的基本规律，提炼和升华教学经验，形成自己的典型案例和教育故事。

（2）要改革课堂教学，提高实践技能

新课程教学与传统教学有着本质的区别。为了适应新课程实施的需要，教师应改革课堂教学目标及活动设计，探索促进学生全面发展的教学方法，把先进的教育理念转化为教学行为，增强学生的问题意识和情感体验，提高自身组织教学活动、调控教学过程的能力；改革课堂教学方式，创设支持学生学习的环境，实现教学内容呈现方式的多样化，引导学生自主学习、合作学习、探究学习、创新学习，促使学生真正成为学习的主人；改革课堂教学评价，关注学生差异，从学生的参与度、交往度和达成度等方面评价学生的学习，激发学生的学习兴趣；改革课堂教学技术，运用多媒体组织教学，让学生的思维"活"起来、大脑"动"起来，提高课堂教学效率，也提高自身运用信息技术的能力。

（3）要追求实践智慧，富有教学机智

新课程教学具有动态生成性。在课堂教学中，教师要具有实践智慧，能科学调控，也能即兴创造，使课堂教学成为智慧探险的过程，引导学生开放性地吸纳知识；要坚持回归生活、回归自然、回归社会的原则，创设贴近真实生活的教学情境，调动学生已有的生活体验，使课堂教学生活化、情境化、趣味化；要灵活机智地处理教学中的突发事件，追求实践智慧的生成和提升，使课堂教学充满生命活力。

2.4　反思是教师专业成长的助力

2.4.1　反思的作用

教学反思是指教师着眼于自己的教学活动过程来分析自己做出某种行为、决策及所产生的结果的过程，是一种通过提高参与者自我觉察水平来促进能力发展的手段。具体来说，它呼吁教师把整个与教学相关的因素囊括在内，能够对整个教学过程进行思考分析，在思考分析的基础上能够对教学情境做出合理的评估，甚至产生出另一种"新"理念。即不同于之前教学过程、课堂安排、对整体教学把握的理念，于是便会对自己下一步的课前备课和课堂活动进行重新预设，重新实施，重新反思，以此不断验证教学理论，争取在实践中逐渐提炼出新的理论。

反思需要教师强烈的自我更新意识，是对自己的专业的过去、现在和未来的客观分析修正，对自己的专业成长状况的审视、评判，也是教师转化一般性知识为个人实践知识、实践能力的必要过程。

第一，反思能帮助教师正确地对待教学经验，从经验中吸取教训。教学反思为教师提供了一个对教学事件进行分析、思考的机会。在教师成长理论中，美国学者波斯纳提出了一个教师成长的公式：教师的成长＝经验＋反思。他指出，"没有反思的经验是狭隘的经验，至多只能形成肤浅的知识。只有经过反思，教师的经验方能上升到一定的高度，并对后续行为产生影响"。

第二，反思可以让教师的专业水平不断提高，成为教师成长的动力。当教师在日常教学中抽出时间进行阶段性反思时，会通过自我评价分析不成功的原因，进行修正和改进，从成功的经验中获得激励和自我肯定，这些体验和思考也就成为了教师专业成长的必然动力。

第三，反思可以让教师的工作推陈出新。善于反思是教师专业成长的核心要素。教学反思不是什么新鲜事物，也不是因为当下的关注才出现的。孔子说过："学然后知不足，教然后知困。知不足，然后能自反也；知困，然后能自强也。"可见，自古以来，为师者就有反思的传统。教师的成长离不开反思。反思可以让教师沉静下来，不再被一天的繁杂琐事所困扰；反思，可以让教师发现不足，渴求新知；反思，可以让教师在看似机械重复中感受激情和幸福。当教师的教学反思成为一种自觉和习惯后，这样的教师离优秀教师已经不远了。

2.4.2 如何反思

2.4.2.1 适合教师运用的教学反思方法

（1）反思日记　　不少学者认为，反思的最好方式就是诉诸文字。写教育日记，可以使散乱无序的想法上升为较集中、较理想的思想观点，对教师实践的反思和智慧的提升有巨大的促进作用。一天的教学工作结束后，教师写下自己的经验，并可以与其他教师共同分析。反思日记有多种写法：随笔式、案例式、主题式、教学过程式、行动研究报告式（于胜刚，2015）。

1）随笔式反思日记是指教师用写随笔的方式记录自己教学的所思所感，没有格式要求。写法上要具体、真实。随笔式反思日记常常会成为其他类型反思日记的素材。

2）案例式反思日记是指围绕某一特定事件展开反思，可以是自己教学实践中发生的某件事，也可以是听到或看到的某件事、某个观点等。

3）主题式反思日记是指教师就某一主题进行的深入思考。一般是教师对某一主题的较长时间的思考和实践，可能会包含教师教育观念的变化、教育教学实践能力的提升。

4）教学过程式反思日记是指对整个教学过程的描述与分析，既包括教学设计阶段的思考，也包括教学结束后反观教学过程时的进一步认识。

在信息化时代下，教育日记的撰写媒介也有多种选择，除传统纸介质外，写博客也是可行的方式，可以按照自己的喜好进行选择。

（2）详细描述　　教师相互观摩彼此的教学，详细描述他们所看到的情景，教师对此进行讨论分析。在反思的分析中，除传统质性的语言分析讨论外，还可借助一些擅长的定量分析的方法，如 S-T 分析方法软件和弗兰德互动分析系统软件。运用 S-T 分析方法软件可以分析教师的课堂教学模式，运用弗兰德互动分析系统软件分析课堂教学互动的质量，能够获取教师课堂教学更精细、更客观、更具有诊断性的分析结果，为教师的课堂教学反思提供有力的支持，特别适合教师自己做课后反思。

（3）合作讨论　　来自不同学校的教师聚集在一起，首先提出课堂上发生的问题，然后共同讨论解决的办法，最后得到的方案为所有教师及其他学校所共享。

（4）行动研究　　为弄明白课堂上遇到的问题的实质，探索用以改进教学的行动方案，教师及研究者合作进行调查和实验研究。行动研究不同于研究者从外部进行的旨在探索普遍法则的研究，而是直接着眼于教学实践的改进。

2.4.2.2 反思的内容

基利昂（Killion）和托德里姆（Tomdnem）于 1993 年提出的教学反思包含三个方面

的内容：①对活动的反思（reflection-on-action），这是个体在行为完成之后对自己的活动、想法和做法进行的反思。具体表现为在教学后对教学内容、教学过程、教学策略等进行的反思。②活动中的反思（reflection-in-action），是指个体在做出行为的过程中对自己在活动中的表现及自己的想法、做法进行反思，是教师在教学中对自身教学行为的即时感知，有利于教师及时调整自己的教学行为。③活动反思（reflection for action），这种反思是以上两种反思的结果，以以上两种反思为基础来指导以后的活动，是在开展下一次活动之前进行的。

2.4.2.3　教学反思的环节

1993年，奥思特曼（Osterman）等以经验学习理论为基础，将教学反思分为以下4个环节。

1）在实践中发现问题。反思产生于教育教学实践，教师自身教育教学实践中的问题是教师反思的起点。该阶段的任务是使教师意识到问题的存在，并明确问题情境。教师应在众多问题中选取自己感兴趣的问题加以关注，作为反思的对象。因为围绕教学需要考虑的因素众多，只有选定反思对象，才能分清主要矛盾和次要矛盾，才能围绕核心因素进行反思。

2）观察与分析问题。该阶段教师将广泛收集并分析有关的经验。反思对象确定之后，教师应从课程、课外、学生、管理及教师本身等方面收集相关资料。特别是关于自己活动的信息，以批判的眼光反观自身，包括自己的思想、行为，也包括自己的信念、价值观、目的、态度和情感。在获得一定的信息之后，教师要对它们进行分析，看驱动自己的教学活动的各种思想观点到底是什么、它与自己所倡导的理论是否一致、自己的行为与预期结果是否一致等，从而明确问题的根源所在。经过分析，教师会对问题情境形成更为明确的认识。

3）概括总结问题。此阶段将在观察分析的基础上，教师反思旧思想，并积极寻找新思想与新策略来解决所面临的问题，提出问题的假设，对结果进行预测。这一过程是教师将问题上升到理论层面加以剖析的过程。只有将问题上升到理论层面，教师才能寻找到问题的真正根源，从而找到解决问题的理论依据和方法，提出新的观点。

4）积极验证问题。这时要检验上阶段所形成的概括的行动和假设。在检验的过程中，教师往往会遇到新的问题，从而又进入发现问题的阶段，开始新的循环。

在以上4个环节中，反思最集中体现在观察和分析阶段，但它只有和其他环节结合起来才会更好地发挥作用。在实际的反思活动中，以上4个环节往往前后交错，界限不甚分明。

2.5　内驱力是教师专业成长的本源动力

2.5.1　内驱力对教师专业成长的意义

动机由内驱力和诱因两个基本因素构成。内驱力存在于机体内部，是推动有机体的能量（莫雷，2005）；诱因存在于机体的外部，是吸引有机体的行为目标。引起动机的内在条件是内驱力，引起动机的外在条件是诱因。当有机体的行为被内驱力激起并指向一定的诱因时，就会产生行为的动机，直接推动一个人进行某种活动。

教师专业成长问题，归根到底是教师的自我意识问题。如果一个教师自己没有专业成长的需求，那么再好的外部环境和保障条件都不可能发挥其作用。所谓"自主"，就是自己自觉、主动地去追求个人目标。对于教师来说，"自主发展"是一个自主学习、自我完善、自我超越的过程，是在没有外在行政命令和群体意识的前提下，来自教师个体的、内在的发展意识和动力，通过自我反思、自我设计，以充实生活，丰富体验，拓宽加厚文化底蕴，以实现自我成长和自我更新的目的。其特点一是，凸显教师个人意义，它不是一种行政命令的外加，也不是学校或团体意志所迫，而是来自教师内心深处的个人所需，是一种自我的要求；其特点二是，强调内容的人本化，它是教师自觉地发掘专业生活中的有利因素，使自己的内在专业结构不断更新，以完善人生、充实个人生活为目的，具有个性化的丰富内容和多向文化价值观。人的行为动机分为内部动机和外部动机。人们往往特别容易受到外部动机的影响，如下面这个案例（于胜刚，2015）。

一群孩子总在一位老人家门前嬉闹吵嚷，喜欢安静的老人难以忍受。于是，他出来给了每个孩子 25 美分，说："你们让这儿变得很热闹，我觉得自己年轻了不少，这点钱表示谢意。"孩子们很高兴，第二天仍然来了，一如既往地嬉闹。老人给了每个孩子 15 美分。解释说，自己没有收入，只能少给些。孩子兴高采烈地走了。第三天，老人只给了每个孩子 5 美分。孩子们很不高兴，"一天才 5 美分，知不知道我们多辛苦！"他们决定，再也不会为他玩了！

这个案例中的孩子们受了老人给钱的外部动机所驱使，当外部动机衰减时自然就选择放弃，不去"嬉闹"。而内驱力的产生源于内部动机，是教师专业发展的内源性力量。只有教师个体不断生成内驱力，并转化为实践动力，其专业发展才具有可能性。

努力提升教师专业自主发展的内驱力，是促进专业成长的内在的也是最为根本的问题。就人的一般发展来说，自我意识起着重要作用。因此，提升教师的自我发展意识，可以使教师成为具有自我发展需要和意识的教师，成为一名"自我引导学习者"。另外，教师专业成长的过程，实质上就是教师专业素质的提高过程，自我成长意识是教师真正实现专业素质提高的基础和前提。在现实生活中，只有那些善于实行自主取向成长、具有较强自我成长意识的教师才会较多地关注自己的专业成长，关注教师专业成长阶段理论，并自觉地利用这些理论引导自己的专业成长。

2.5.2 提升内驱力的方法

在教师专业成长的过程中，见贤思齐和自我暗示两种方法能够帮助教师不断实现自我、超越自我、完善自我，直至教师达到至善境界。

（1）见贤思齐

教育界令人瞻仰的贤人不胜枚举，他们不仅具备广博的学科学识、精湛的教学技艺，而且怀有坚定的教育信仰力。在当今教师教育信仰力逐渐丧失的背景下，回顾先贤在教育路上撒播的种子，对于重拾教师教育信仰力这缕"金穗"意义深远。例如，瑞士著名教育家裴斯泰洛齐，矢志一生完善并践行"爱的教育"；苏联人民教育家苏霍姆林斯基立志从教，在家乡教学实践中逐渐生成通俗易懂的教育教学理念；我国民国时期"教育救国"派知识分子对教育的守望：陶行知致力于乡村教育，为人民创办学堂，捧着一颗育人的心对教育教学事业甘为孺子牛；晏阳初学成归来遂扎进农村开展平民教育运动，励志造就"新民"的坚韧意志；为小学教育事业倾尽心血的斯霞毕生倡导"母爱教育"的执着；李吉林在教学之路不断求索，开创情境教学的坚持不懈等。古今中外为教育呕心沥血的教育家无不饱含对教育事业的挚爱与深情，因而能够在专业成长的过程中披荆斩棘。

（2）自我暗示

教师积极自我暗示是指通过主观想象某种特殊的人与事物的存在来进行自我刺激以达到自身在教学情绪、教学行为等方面发生正面积极变化的状态，其实质上是教师为自己的专业成长负责。一般而论，自我暗示可分为三个层次，分别是文字语言自我暗示、肢体语言自我暗示和环境语言自我暗示。文字语言自我暗示较为简易，如教师在职业倦怠时鼓励自己"我一定能渡过这个难关"；肢体语言自我暗示指运用动作和表情暗示，如教师在课堂上面对调皮的学生屡次故意捣乱、扰乱课堂秩序时做深呼吸状暗示自己不要对学生动怒等；环境语言自我暗示包含物质环境和人文环境，如教师写在自己教育日志上的座右铭、教室内张贴的名人名言和良好班风所营造的积极向上的学习氛围。

3　单 元 总 结

教师的专业成长是指教师内在专业结构不断更新、演进和丰富的过程，可以从内容和程度两个角度来衡量其发展水平。其中内容是指教师专业成长的结构，即教师专业成长包括哪些方面；而程度是指教师专业成长所达到的层次。判断教师专业成长水平的高低，需要结合内容和程度两个方面。教师专业成长的内容结构包括教育理念、知识结构、能力结构三个方面。教育理念对教师专业成长具有重要作用，因为理念是行为的先导，有什么样的理念，必然会有什么样的行为。我国教育部于2013年9月制定了《中等职业学校教师专业标准（试行）》，为中职学校教师入职设定了门槛，同时对中职学校的教师培养、准入、培训、考核等提出了具体要求。中职教师的"专业知识"应该包括：教育知识、职业背景知识、课程教学知识、通识性知识。中职教师的"专业能力"应该包括：教学设计、教学实施、实训实习组织、班级管理与教育活动、教育教学评价、沟通与合作、教学研究与专业发展7种能力。

职业学校教师的专业发展，体现的是职教教师对本专业的入门、了解、掌握到熟练、应用自如的过程，是从初学者走向成熟的专家、资深的行家的过程，随着教师对专业领域的深入把握和应用，教师职业的成熟度不断增加。教师成长的一般阶段首先是新任教师的新奇与困惑，接着是成熟教师的稳定与停滞，教师成长的最终目标是专家型教师。

教师专业成长的途径包括学习、研究、实践和反思。学习是实现教师自主发展的"阶梯"，研究是实现教师自主发展的必由之路，实践是实现教师自主发展的有效载体，反思是实现教师自主发展的"助推器"。无论哪种方式，内驱力都是教师专业成长的本源动力。

思考题

1. 哪些方面能够体现职业学校教师的"职业性"？
2. 如何理解教师专业成长的内容和层次？
3. 职业学校教师的专业成长策略有哪些？

教师专业成长与专业标准

中职药学教师专业发展

　　自学一段时间之后，王瑶瑶感到自身获得了成长，头脑中的教育思想迅速丰富起来，以前很多懵懵懂懂的事情，现在都有了依据，心里非常清楚应该怎样做。但是学习得越多，就越有诸多问题理解不透，迫切地想要和同行进行交流，想要获得他人的指点和帮助。王瑶瑶发现光有自身努力是不够的，若想更好的发展，她还需要借助外部环境的力量，为自己的专业发展做出合理的全程规划，一步一个脚印地踏实走好每一步，同时利用好身边的一切资源，通过教师继续教育不断提升自身实力，日臻完善。

◎ 学习目标

1. 理解教师专业化和教师专业发展的概念。
2. 理解教师专业发展的现实意义。
3. 理解教师专业发展规划的作用。
4. 掌握规划方案的类型。
5. 理解教师专业发展的取向。
6. 把握教师继续教育的内容。

✏ 知识导图

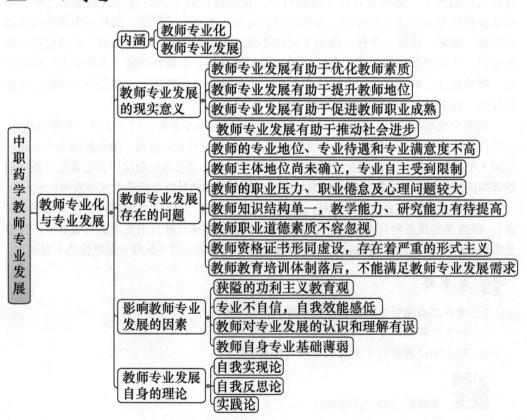

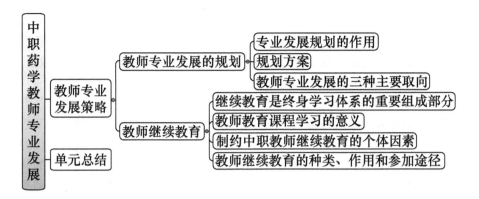

◎ **重点、难点**

重点：教师专业发展规划作用和规划方案。

难点：教师专业发展规划的三种取向。

 正文

1 教师专业化与专业发展

1.1 内涵

教师专业化和教师专业发展是两个不同的概念，二者来源于不同的教育思潮（朱旭东，2011）。教师专业化是指教师职业专业化的过程，侧重于研究教师行业具有哪些特点，或者能提供何种独特服务，才能成为一个专业；而教师专业发展是研究教师内外的发展过程。本单元要探讨的是后者，教师专业发展的问题。

1.1.1 教师专业化

教师专业化的研究来源于教师专业主义思潮，主张把教师视为一种专业。要理解教师专业化的概念，需先弄清楚何谓专业。"专业"（profession）一词源于欧洲，最初与"职业"作为同义词交互使用。20世纪中期以后，"专业"逐渐成为一个具有特殊涵义的专门术语，专门指代具有某些特征的行业。专业的概念并没有严格的定义，直至今天，究竟具备哪些特征才能算是一个专业，学术界并没有达成完全一致的意见。

教育界有些学者认为，相对于医生、律师等成熟专业，教师行业在许多方面并不完全具备专业性质。因为教师行业与成熟专业相比，缺少某些专业通常具备的性质，所以很多人认为教师行业并不能算是完全的专业，只能算是准专业。因而在此意义上，教师专业化（teacher professionalization）体现着对教师行业不断发展成熟的追求。如何缩短教师行业在专业性质上与成熟专业的差距，使教师行业更加具有专业通常所具有的属性，便是教师专业化的主要努力方向。

教师专业化通常着眼于从整体上提升教师队伍的专业属性，而不是关心具体的、个别的教师的教学知识或技能的提高。从20世纪60年代开始，教育界采取了一系列措施，着力提升教师的专业地位。

教师专业化的努力，对于从整体上改进教师队伍的构成、提升教师队伍的服务质量起到了积极的作用。不过，从世界范围来看，自20世纪60年代开始的教师专业化的各种制度层面的努力，并没有取得预期的效果：教师行业被广泛认为是一个专业，具备成熟的专业通常具备的特点。这种按照某种外在的标准来改善教师队伍状况的思路和做法，到了20世纪80年代以后，开始受到质疑。

质疑教师专业化的观点主要是：一个行业是否被社会承认是一个专业，根本上是看这个行业能不能提供高质量的、难以取代的服务，而不是看它表面上是不是具备了某些专业属性。因此，致力于为教师行业的从业人员提供高质量的、不能轻易由别人取代的服务，才是谋求教师专业化最根本的、长远的解决途径。仅仅依靠延长教师入职前的修业年限、提高入职门槛、制定各种规范制度等努力，并不足以为从事教育工作的教师提供高质量的专业服务，因而也就不足以从根本上促成教师的专业化。如果按照这样的理解，促进教师队伍的专业化，根本的解决之道应该是通过不断提升教师的专业知识和技能，促进教师对于专业精神和操守的理解与把握，从而确保教师能够为学生提供高质量的专业服务。这种着重于"教师专业发展"，而不是按照某种外在的标准促进教师队伍专业化的思路，在20世纪80年代以后，逐渐成为教育界探讨教师专业问题的基本思路。

教师专业化既是一个过程又是一个目标，需要通过教师个体的不断努力从而形成群体社会地位的上移，但又不是教师个人的事情，而是一个系统工程，需要通过国家、社会、学校等多方面的联合努力，创造各种有利于教师专业化发展的条件，使教师职业真正成为一门专业。

1.1.2 教师专业发展

教师专业发展研究来源于教师发展主义思潮，主张教师作为一个专业是发展的。关心如何看待发展、什么是教师发展等问题。

教师专业发展是"教师在内外部因素影响下，教师不断成长、不断接受新知识的过程，在这个过程中，教师通过不断的学习、反思和探究来拓宽其专业内涵、提高专业水平，从而达至专业成熟的境界。"（《教师百科辞典》编辑委员会，1987）。

教师的专业发展分为被动和主动两类，只有教师内在的、主动的对专业发展有欲求，专业发展才能取得显著效果，否则，被动参与的成效是有限的。因而，教师应树立自我发展的意识，不断提高意识水平，较强的自我发展意识能够促进教师自觉提高专业发展水平，自觉主动规划专业发展路线，设计可行方案，积极践行、反思和调整。同理，当参加教师发展的各种培训时，要认识到外部支持是必要的，但教师内在的发展动力更为重要。

教师专业发展需要以教师个人在教育理念、知识结构和能力结构上的成长为基础。同时，只有通过一定的机制才能实现教师专业发展，因而本单元的主要内容就是解决教师专业发展的规划问题，剖析不同机制，提出不同的规划方案，供中职教师参考。

1.2 教师专业发展的现实意义

1.2.1 教师专业发展有助于优化教师素质

在学校教育过程中，教师的作用主要表现为三个方面：一是传授知识，开发学生的智力；二是培养品德，启迪学生的心灵；三是锻炼身体，增强学生的体质。社会上的每种职业都有各自的素质规定，具有较强专业性的教师职业对于专业素质的要求也很高。教师仅具备一个现代人的基本素质是远远不够的，还必须具备教师职业所需要的特殊的专业素质。教师的素质直接关系到教育质量，关系到人才培养的质量。教师承担的使命要求教师必须具备合格的思想政治素质、科学文化素质、教育理论素质、教育能力素质、身体和心理素质等。此外，社会的进步、科技的发展及知识经济时代的到来，对教师的素质也提出了越来越高的要求。教师专业素质的提高不再是依靠职前系统定向培养一次性完成，而是需要延伸和覆盖教师的整个职业生涯。教师专业发展给教师个体和群体都提供了优化素质的途径。

1.2.2　教师专业发展有助于提升教师地位

一般来说，一种职业的经济地位高，相对的这种职业的政治地位、社会地位也会很高。我国由于尊师重教的历史文化传统，教师的职业声望一直较高。但是我国教师的职业声望与其所享有的经济地位仍然是不相称的。自20世纪80年代至今，教师专业发展日益成为人们关注的焦点。只有不断提高教师的专业水平，才能使教学工作成为受人尊重的一种专业，而教师专业发展是提高教师专业水平的有效路径。换言之，教师专业发展有利于社会越来越尊重教师职业，使教师的职业声望不断提高，从而有助于提高教师的经济地位、政治地位和社会地位。

1.2.3　教师专业发展有助于促进教师职业成熟

教师专业发展对教师职业的促进作用体现在以下几个方面：第一，教师培养课程使教师的素养更能适应社会教育对培养人才的需要。教师不仅要掌握专业学科知识、教育学学科知识，还要具有社会所需要的人格魅力，使教师在承担教育任务的同时，完成教化学生、培养学生健全人格的任务。第二，教师职业培养更加系统化和专门化，以适应社会对不同层次教师的需要，提供社会需要的合格的教师来源，并根据国家的规定进行调整。第三，教师培训专业化。大量的教育机构根据一定的条件将进入教师培训这一领域，形成一个规模巨大的市场，这就需要对教师培养和培训机构进行认可和评估。可以说，教师培训、继续教育是教师专业化的产物，也是保证教师教育质量的有力手段。第四，教师群体和教师职业道德规范的形成和稳定发展。专业化的另一个含义就是群体价值观的形成。教师的道德规范、价值观是随教师职业的专业化形成的，它包含对教师职业的热爱、敬业精神，对学生的热爱，对自身的高要求，等等。第五，教师任用制度化。通过专门的机构根据一定的规范和程序进行，使教师职业的准入适应社会的需要。教师的专业发展与教师教育的高质量需求是联系在一起的，并因此促使教师职业趋向成熟。

1.2.4　教师专业发展有助于推动社会进步

如顾明远先生所言："社会职业有一条铁的规律性，即只有专业化才有社会地位，才能受到社会的尊重。如果一个职业是人人可以担任的，则在社会上是没有地位的。教师如果没有社会地位，教师的职业不被社会尊重，那么这个社会的教育大厦就会倒塌，这个社会也不会进步。"可见，教师专业化与社会进步息息相关。根据社会学理论，个体和群体的社会化是社会进步的一个重要标志。无论是个体的人还是群体的人，在被社会化的同时，也在参与创造社会，从而形成了这一群体独特的文化、个性发展和社会结构。社会化在形成和维持人与社会的这种相互依存的关系中，起着重要的作用。社会进步总是以高度的分工和专业化为重要的标志。一个具备全面适应能力的社会是一个高级社会，这种社会应该具有这样三个特征，即有较多的子系统，各部门较专业化，具有较为有效的总体整合办法。不难理解，教师在被社会影响的同时，也在影响着社会，与社会形成共生共存的关系，这一群体自身也具备了高级社会的特征，并且还会随着社会的进一步发展而发展。教师专业发展通过促进教师职业的专业化来推动教师个体和群体的社会化，最终推动社会进步。

1.3 教师专业发展存在的问题

与欧美各国相比，我国教师专业发展的起步时间较晚，教师专业发展的现状还存在着许多问题。有研究以西安两所学校教师为被试对象，采用定量研究的方法，对教师专业发展存在的问题做出了以下概括。

1.3.1 教师的专业地位、专业待遇和专业满意度不高

教师的专业地位、专业待遇和专业满意度等是教师专业发展的重要基础。赫茨伯格的双因素理论指出，保健因素（属于工作环境和工作关系的因素）恶化到人们认为可以接受的水平以下时，就会产生对工作的不满意，从而影响到工作的积极性。随着教师专业化的进一步发展，教师的专业地位不断提升。然而，从本研究的调查结果来看，教师对自身的专业地位、专业待遇和专业满意度都尚处于较低的水平。研究结果表明，尽管最近几年，教师待遇受到政府部门的重视，数次提高教师待遇，但是教师的专业地位、专业待遇和专业满意度均处于不高的水平，不能得到教师的肯定。因此，教师地位、教师待遇还需得到进一步的提升。

1.3.2 教师主体地位尚未确立，专业自主受到限制

教师自我专业发展意识薄弱。"教师在发表他们的课程内容或教学内容之后，就期待我们的回馈。通常可以发现，我们这些专家扮演着将教师观点'合理化'的角色。如果我支持，就能增加他们的信心；如果我提出批评，他们通常会调整其思考或行动，以符合我们的分析"（Goodman，1995）。面对现行对教师专业的要求，教师更多的只是被动地服从与接受，而不能以"主体的姿态"主动地去理解与构建。由于我国教师专业化也是在世界教师专业化运动的潮流和国内教育发展对教师职业的要求的双重压力下产生的，它更多地表现成为一种"追赶型"的政府行为（刘永林，2006），而不是表现为内在的教师自我专业发展需求。教师在发展过程中诚惶诚恐，担心不能满足外界对其的要求。而不能以主体自我专业发展的态度面临在专业发展过程中的种种问题和不足，一是体现了教师自我专业的不自信，二是体现了外界对教师在专业发展过程中的主体的漠视。

1.3.3 教师的职业压力、职业倦怠及心理问题较大

在北京、上海等大城市，一些研究者通过调查发现，教师的心理健康水平比一般成人要差，其职业压力也相对较大（肖莉和黄金生，2006）。如果教师的职业压力问题不设法解决，将影响到我国未来教育事业的发展。教师的压力越来越大。据研究调查显示，教师感到当教师越来越不容易，压力很大。教师的压力主要体现在如下 4 个方面：教师感到工作时间长，工作负担重；教师认为教学成绩（主要是学生的学习成绩）得不到提高，精神压力大；教师在学生管理方面存在很大的压力；教师与领导的关系不和谐等。教师对本职业的态度主要因"工作累"和"工资低"而产生离职倾向。国家中小学心理健康教育课题组曾采用国际公认的"SCL-90 心理健康量表"这一工具，由心理学专业人士对教师进行检测，结果表明：69% 的教师自卑心态严重，另外嫉妒情绪明显，焦虑水平偏高等也是比较突出的问题。许瑛国和许今更对北京市 15 所小学 554 名教师的问卷调查结果中发现，有58.46% 的教师在工作中烦恼多于欢乐，28.57% 的教师在工作中经常有苦恼。

1.3.4 教师知识结构单一，教学能力、研究能力有待提高

教师拥有坚实的学科知识基础，但对于自身所教学科之外的其他学科却知之甚少。教

师的知识结构较为单一，知识面狭窄，急需更新知识结构。新课程强调综合课程带给学生经验、能力的成长，提高学生的创新能力。在这一点上，教师的知识结构远远不能适应，往往显得知识面狭窄，知识应用性较差。教学方法单调，多以讲授法为主；在对新方法的理解、实施上存在一定的偏差，导致对于方法仅仅停留于字面的浅显化，有流于形式之嫌。调查显示：51.4%的教师认为自身急需接受新的教育理念；45.8%的教师认为自己急需掌握新的教学方式，多媒体教学能力、组织指导学生课外活动能力及班主任工作能力急需加强。教师急需提高的业务素质是加强学科教学研究能力、创新思想观念和心理辅导能力的培养。

1.3.5　教师职业道德素质不容忽视

教师对教育事业缺乏热情和责任，是影响教师专业发展的一个重要因素。教师从教初衷令人担忧。本研究调查结果中显示，30.6%的教师没有想过自己为何要从事教师职业，不了解自己的从业目的；27.8%的教师基于教师职业外在的稳定性而选择了教师职业；还有27.8%的教师是基于实现教育理想与目标而从事教师职业的；喜欢和孩子在一起享受教育过程的占教师总数的13.8%。教师终身从教的事业心下降，部分教师对工作缺乏热情，课前不备课、教案多年不变，很少与学生沟通，对差生更是不理不睬；或者是从教不廉、缺乏爱心、过重体罚学生、教育乱收费等现象屡见不鲜，屡禁不止；把教师职责范围内应尽的教育教学义务变成完全意义的"有偿服务"等。教师的职业道德问题不仅严重破坏了教师在学生心目中的形象，也增强了对学生身心方面的负面影响，增强了学生对某些不良社会现象的负面理解，如过分注重权利、金钱等。同时，也使教师不能安心从教，教师专业发展更是无从谈起。

1.3.6　教师资格证书形同虚设，存在着严重的形式主义

教师资格证书制度的实施，是教师专业化的一个重要标志，为教师专业化的发展做出了巨大贡献。2000年教育部制定了《〈教师资格条例〉实施办法》，2001年全国首次开展全面的教师资格认定工作。虽然我国开始全面实施教师资格认定工作，但是在实施过程中，还存在着严重的形式主义作风：处理手段简单化，如仅仅通过教育学、心理学和普通话这样几门课程的学习和考试就可获得教师资格证书；师范生随着毕业便可自然而然获得教师资格证书；对于没有教师资格证书的教师，在考取教师资格证书的问题上，也是形式大于内容。曾有一位带有浓重异地方言的教师谈到他的教师资格考取过程：普通话考也没考，就是二级甲等；与他同时考试的教师中，只有他一人报考了高中教师资格证书（其他的教师均报考的是初中教师资格证书），结果发下来的证书统统都是高中教师资格证书。例子虽然是个别的，但个别的存在不能不说明在我们的教师资格证书实施过程中存在很多的问题。某些教育主管部门在教师资格证书的作用与意义方面认识不够明确，态度上不够重视，使得教师资格证书制度对我国教师专业发展的贡献并没有得到充分的发挥。

1.3.7　教师教育培训体制落后，不能满足教师专业发展需求

教师专业发展的一个重要途径便是教师教育。然而，目前教师对于教育培训的需求并不强烈。原因是多方面的，从调查结果来看，主要体现在教师对于培训过程和结果的不满意和失望情绪。教师希望通过培训获得多方面的成长机会，包括诸如教育专业知识、学科专业知识、教育教学技能、教育新理念和教育研究等。绝大多数教师认为在培训过程中存在着各种各样的问题，使得培训没有新意，不能结合教师自身的需要，缺乏对教学实践的指导。而在校本培训中，又存在很多实际的困难：缺乏资金，理论的宏观性，缺乏具体可操作性指导；教师缺乏时间，组织困难，组织的不完善等。

1.4 影响教师专业发展的因素

教师专业发展是一个综合、复杂、长期的过程。影响教师专业发展的原因是多方面的，有教师内部因素，也有教师外部因素。教师外部因素主要是教育体制、机制等方面的问题，自中国共产党第十八次代表大会以来，我国正在积极进行教育体制机制改革。教师内部因素是教师能够自我调整的，主要包括以下 4 个方面。

1.4.1 狭隘的功利主义教育观

教师的教育观包括教师的教育价值观、教师观、学生观及其教育发展观。思想是行为的先导，拥有崇高教育理想的教师，会为了理想克服重重阻碍，不断追求。教师的教育理想直接关系到教师对于教育工作的态度。当教师仅仅将教育事业看作一份职业，一份谋生的职业，那么他可能不会上课迟到，做出不合规定的事情，但是他也绝对不会将其自身的热情全力地投入日常教育教学工作中。狭隘的功利主义教育价值观，注重教育的知识传承作用，注重教师的"传道、授业、解惑"角色，而忽视教师作为教育工作者的其他角色和功能。教师教育观限制了教师的自主专业发展。

1.4.2 专业不自信，自我效能感低

自我效能感可以影响一个人的行为动机。低效能感的人倾向于选择较容易的任务，遇到困难时容易放弃，在工作时常常怀疑自己的能力，常常设想失败带来的后果，这就会导致过度的心理压力和不良情绪反应，影响问题的解决，不良的结果又进一步降低自己的自我效能感。自我效能感与主观幸福感、生活满意度之间存在明显的正相关，与焦虑水平、抑郁水平之间存在负相关（李红等，2000）。教师自我专业发展意识不高，很大一个原因就在于教师对自身的专业不够自信，他们缺乏对自我能力的肯定，而代之以服从、依赖专家作为自己专业发展的主要推动者。

1.4.3 教师对专业发展的认识和理解有误

部分教师的专业发展意识淡薄，对教师专业规范、专业发展周期及规律、价值等认识不清。有些教师对教育事业缺乏热心，没有树立终身学习的教师专业发展观念；有些教师则认为教师职业本身不具有明显的专业性，教学带有主观性和不确定性，依赖经验程度较大，从而认为教师专业发展是一个顺其自然的过程。教师对自我角色的定位较低。例如，很多教师仅仅把自己定位于"教书匠"的角色，认为教师本就应该承担"传道、授业、解惑"的角色。这与现代教育所强调的专业要求有很大的距离，离"专业的教育家"和"研究型教师"的要求差距更大。钟启泉认为，教师角色的转变，亦即教师的"传道、授业、解惑"，在现代应该是从"单纯道德说教"转变为"确立人格楷模"，从"灌输现成知识"转变为"共同建构知识"，从"提供标准答案"转变为"共同寻求新知"。教育者应树立强烈的教师专业发展的教育理念，不但视自己为新型的知识传授者，而且要视自己为教学过程中的促进者、研究者、改革者与决策者。还有些教师在工作中过于看重晋级、评优等外部荣誉而导致专业发展方面出现急功近利和浮躁的倾向，对新理念、新方法只停留在表面的移植和复制，而不能将其内化，从而影响长远的专业发展。

1.4.4 教师自身专业基础薄弱

传统经典的教学体系强调"以知识为本位，以教师为中心"，这束缚了教师的教育教学观念，限制了教师的发展。我国教师长期担当"传授知识"的角色，对于教师自身的

其他能力尚未强调。教师也仅仅将教育过程简单定位为传授知识的特殊认识过程。教师
对自身专业发展缺乏认识和理解，自我专业基础薄弱，导致教师主体意识薄弱，主体能
力欠缺，主体发挥不足。教师自我专业发展还有很长的路要走，教师的知识结构较为单
一、教学技能匮乏、理论素养较低等，都是影响教师专业长久发展的因素。

1.5 教师专业发展自身的理论

教师专业发展自身的理论又称为教师的"实践理论"或"实践性知识"，它对教师专
业发展意义重大。教师专业发展自身的理论源于教师自我实现的需要及实践的体认与智
慧（叶小明，2008）。

1.5.1 自我实现论

教师专业发展是教师发展的核心内容，每一位教师都希望能获得发展，具有发展的
可能性。这种可能性的实现，在某种意义上也就是人本主义心理学家马斯洛所认为的自
我实现。因此，自我实现是教师内在的需要，也是促进其专业发展的动力。在马斯洛看
来，人的需要分为5个层次，分别为生理需要、安全需要、社交需要、尊重需要、自我
实现的需要，其中自我实现的需要是最高层次的需要。马斯洛认为自我实现是人的主体
性实现的一种方式，本质上是人的能动的社会化成长过程，是人的自身潜能和价值、理
想目标的实现，是人对自身能力的肯定和对现实自我的超越。而自我实现的需要是人格
形成、发展、成熟的驱动力。自我实现的需要就是"人对于自我发挥和完成的欲望，也
就是一种使他的潜力得以实现的倾向"。正如马斯洛所说"我们有充分的理由假设，人有
一种内在的或先天的趋向自我实现的成长需要"（Maslow，1987）。正是因为人有了自我
实现的需要，才使得有机体的潜能得以实现、保持和增强。教师的专业发展最终会由外
在的发展走向自我更新发展，即内在的自我实现发展，这是教师专业成长的根本之路。
这种自我实现包括了自我审视、自我反思、自我学习、自我超越等，它需要教师平时的
积累和完善，是教师在个人教育经验、教育实践知识的基础上进行的改变。

1.5.2 自我反思论

教师专业发展需要自我反思。Lieberman（1994）认为，教师专业发展关注教师对实
践的持续探究，教师是一个成年学习者，是一个"反思实践者"，是一个具有缄默性知
识基础的人，是一个能够对自己的价值和与他人的协调实践关系不断进行反思和再评价
的人。台湾学者罗清水认为，"教师专业发展是教师为提升专业水准与专业表现而经自我
抉择所进行的各项活动与学习的历程，以期促进专业成长，改进教学效果，提高学习效
能。"可见，有关教师专业发展理论的两个关键词就是"自我"和"反思"，而自我反思
和发展意识分别是教师专业发展的基础和前提。因为自我意识"意味着人不仅能把握自
己与外部世界的关系，而且具有把自身的发展当作自己认识的对象和自觉实践的对象，
人能构建自己的内部世界。只有达到了这一水平，人才在完全意义上成为自己发展的主
体""独立的自我意识和自我控制能力的形成，把个体对自身发展的影响提高到了自觉
的水平。这是一种影响性质的变化，不纯粹是强弱、大小的变化"（叶澜，2006）。所以，
人们只有有了强烈的自我意识和自我发展意识，才会自觉地采取相应的促进自我发展的
手段和措施，从而实现不断超越自我、提升自我价值、获得专业满足感、逐步接近自由
意志境地的人生目标。反过来，随着自我专业发展的步步提升，教师又会对教育事业产

生由衷的热爱之情，彼此促动，最终形成自我教育的人格的最高境界，并将贯穿教师的整个教学生涯。

1.5.3 实践论

教师的实践理论或实践性知识是教师内心真正信奉并在其教育教学实践中实际使用和表现出来的对教育教学的认识。其具体内容可以包括教师的教育信念、自我认知、人际感知、教学机智、策略性知识、批判反思意识等。教师的实践理论包容性非常强，包括理想的和现实的、情境变化的和一般稳定的、内隐的和外显的、言述的和奉行的、情感的和理智的、道德的和美感的等。它是一个庞杂的系统，以心理的但未必是逻辑的形式组织起来。

从来源上说，教师的实践理论内生于教师自己的行动，大都来自教师的个人经验，同时也是教师经验的一部分，对教师更具有亲和力，其中包含着亚里士多德所说的"实践智慧"的特征（Aristotle，2003）。实践智慧"是一种关于其对象是可改变事物的人类践行的知识，并以在具体事物中的践行作为自身目的，它不是通过单纯的学习和传授而获得的，经验在这里起了很大作用，它要求我们身体力行"。

从状态上看，教师的实践理论通常是内隐的，隐藏在课堂惯例中，体现在教师的行动及师生关系中，不被教师自己所明确意识。当教师被要求分析自己的教育教学行为时，往往会用讲故事的方式介绍个人的受教育史、自己生活中的重要人物和关键事件，而很少用理论的语言"逻辑地、系统地"进行分析。

尽管教师的实践理论通常十分具体，具有特殊性和个人化倾向，但也可以运用于广泛的场景，并类推到类似的情境。当指向此刻的教育实践时，它同时蕴涵着与更大范围内社会文化环境之间的互动。当它描述现在的实践时，也能够捕捉到过去的相关经验，并指出一个未来的发展方向，即一个具有三维度的生活空间。

2 教师专业发展策略

教师专业发展是一个系统工程，教师自我专业发展及外部条件的支撑，二者缺一不可。外部条件的促进与支持，是教师专业发展的保障，教师应该积极寻找和借助外部资源；教师是教师专业发展的主体，也是教师专业发展的内因，发挥内因的能动作用，会使教师专业发展更具有生命力。因而，教师应该以内在追求为教师专业发展的主动力。制订发展规划和参加各种继续教育是教师专业发展的有效途径。

2.1 教师专业发展的规划

教师专业发展的目标不是从外部、由他人设定的，而是形成于自我专业发展的过程，是由教师自己设定的。教师制订自我专业发展规划，可以使教师从发展的需要出发，对初始目标进行分解并将其转化为其他目标，进而一步步达到专业发展的目的。制订自我专业发展规划，要求教师结合学校发展规划自主确定一个明确的努力目标，包括进行自我认识与定位、发展目标与方向规划、实现目标的途径和措施及需要学校提供哪些方面的帮助等。学校可以组织专家帮助教师完善个人发展规划，并可组织全校教师交流，强化教师的理想信念和个体发展愿望，从而对自己的人生目标进行高质量的定位。专业发展规划应该将长期规划与近期目标结合起来，有效地调整教师自主发展的轨迹。

2.1.1　专业发展规划的作用

人生应该有规划，有了规划才能方向明确，同理，专业发展也需要有规划。教师的专业发展规划是教师个体对成长为什么样的教师，以及如何实现进行的总体策划。教师专业发展规划对教师的专业发展具有重要作用。

（1）挖掘教师专业发展的内在动力

发展规划属于目的层面，牵动着教师的内在动力。众所周知，内在动力是人发展的源动力。没有内在发展动力，全靠外在动力，这样的教师生涯或者苦闷，或者始终与优秀无缘。正如马克思在《1844年经济学哲学手稿》中所说"劳动对工人来说是外在的东西，也就是说，不属于他的本质。因此，他在自己的劳动中不是肯定自己，而是否定自己；不是感到幸福，而是感到不幸；不是自由地发挥自己的体力和智力，而是使自己的肉体受折磨，精神受摧残。因此，工人只有在劳动之外才感到自在，而在劳动中就觉得不舒畅。因此，他的劳动不是自愿的劳动，而是被迫的强制性劳动；因此，他不是满足劳动需要，而只是满足劳动需要以外的那些需要的一种手段……"可见，工人将工作和生活对立起来，因此工人的生活是非自愿的、被迫的强制性劳动，工作感到不自在、不舒畅。同理，当下许多教师也把教育和生活对立起来，认为教育仅仅是一份谋得酬劳的工作，除此以外再无其他。这样的人在工作中不可能获得工作本身的愉悦感，工作对他来说是一种折磨，这是一种错误而又悲哀的观念和状态。

对于绝大部分的普通教师来说，教育工作本身并不是完全不能激发内在动力，实际情况可能是要看难度和实现度。简单易行的事情，大家都愿意做好教师的本职工作，但是如果难度太大，需要付出巨大的精力、体力，超过了个人的舒适度，就会产生反感，对教育事业的热爱开始打折扣。而制订教师专业发展规划，能够帮助教师认清自己的现状，从自身情况出发，从自身的意识水平出发，量身制作切合自身实际需求的专业发展规划，从而合目的性，挖掘和调动起教师专业发展的内在动力。

（2）维持教师专业发展的健康持久

发展规划是长久的计划，犹如黑夜里的指路明灯，让新手教师在迷茫彷徨时，不断提醒自己坚定方向、大步前行，使教师一直向着正确的方向发展。

教师专业发展需要持久的努力。苏联教育家马卡连柯认为"教育者的技巧，并不是一门什么需要天才的艺术，但它是一门需要学习才能掌握的专业。"也就是说，只要付出持久的努力，每位教师都可以成为一名优秀的教师。重要的是教师必须付出实际行动，一步一个脚印的提升自己，用坚持不懈的行动来捍卫自己的教育事业。做任何事都必须坚持不懈，成功的秘诀在于有恒。而制订一份适合自己的教师专业发展规划，可以帮助新手教师更为顺畅地坚守自己的教育事业，使自身专业发展更加健康和持久。

（3）影响教师专业发展能力的形成

发展规划是对教师专业发展的整体谋划，既有明确的发展目标，也有达成目标的阶段性方法和手段。以一个个小目标的达成来实现最终的教师专业发展目标。这个过程要求教师要终身学习、不断提升教学和科研的能力，引导、督促教师通过平时多读书、多思考和勤写作来获得这些能力。读书帮助教师修炼内功，使思考不至于零碎、肤浅；思考帮助教师形成属于自己的思想，使教师不至于沦为"教书匠"；写作帮助教师更深层地思考，修正、补充和发展自己的思想，同时也促使教师阅读更多的书籍。

2.1.2　规划方案

2.1.2.1　依据生活状态划分

教师专业发展规划方案依据教师的生活状态，或者说从教师所表现出来的精神风貌上看，可以分为三类。第一类是"生存型"教师，这类教师的职业和兴趣、理想是两码事；第二类是"享受型"教师，这类教师对所从事的职业有兴趣；第三类是"发展型"教师，这类教师将教师职业当作崇高的理想追求。

（1）"生存型"教师——日复一日的痛苦

如果不热爱所从事的教育事业，那么每天都要上课，就是日复一日的痛苦，每一刻都是煎熬。并且，这样的职业现状害人害己，正如戈里曼的名言："如果授课者是那些没给自己找到职业乐趣的不幸的人，这是一件很糟糕的事，他们也使孩子们成了不幸的孩子"。

"生存型"教师将职业看作谋生的基本手段，当老师就是为了有份稳定的收入；工作不能获得任何乐趣，均是例行公事，抱着干完就行的心态，多让他做一件事都不开心。只是每月的薪水对其产生一种约束力，使得他们出于良知或是无奈而不得不尽教师的义务和责任。教师职业并不是他们的所爱和首选，只是不得已而为之，显得很无奈。他们在职业中找不到快乐和幸福，没有工作热情又何谈潜心钻研？

教师不潜心钻研，知识和思想就没有深度，教学就是日复一日的简单重复。这类教师往往也把教师职业简单理解为知识的搬运工，认为知识最好不用更新，一门课确定好了教学内容，恨不得一辈子都天天这么讲，而且视其为理所应当。这就是"教书匠"，体会不到创造的乐趣。

也有人将教师职业当作寻找"更好"职业之前的跳板，"身在曹营心在汉""这山望着那山高"是这类教师思想的真实写照。对他们而言，教书只不过是获得更好职业之前用以谋生的权宜之计罢了。他们所关注的不是教育的改革、学生的进步，而是他们自己的待遇和他们所认为的更好的发展机会。

概括来说，"生存型"教师是从生计出发，以功利、被动和消极的眼光看待教师职业。从事这一职业更多是出于无奈，因而感到困惑和痛苦。

（2）"享受型"教师——吃苦也是享受

如果热爱自己所从事的教育事业，那么天天上课，即使再苦再累也是幸福的，内心感到喜悦和满足。正如全国特级教师毛荣富所言："做一个教师，如果你热爱你的事业的话，那么，吃苦也是享受"。

"享受型"教师承认教师需要一定的收入来满足基本生存需要，承认教师职业首先具有满足生存需要的属性。但是，在他们心中，人生该有更高的追求，要实现一定的人生理想，尤其是在自己所从事的领域具有一定建树。他们因而热爱教育事业，愿意为自己所热爱的事业不辞劳苦、贡献力量。将学生的成长、成才视为教师的最大快乐，将学生的发展视为头等大事。

这类教师往往可以在工作中做出不俗的成绩，因为他们肯吃苦、肯付出，又不觉是苦，反而觉得劳累中充满着幸福，享受着培养学生成才的喜悦。俗话说"兴趣是最好的老师"，工作也是一样，只有真心热爱自己的工作，才能成就卓越。建议新手教师在规划自己的教师专业发展方案时，要有意识地培养、引导、启发自己对职业的热爱，发自内心的热爱。如果本身缺少对教师职业的热爱，也可以通过观摩优秀教师的课堂、与优秀教师交流等方式，了解优秀教师对教育事业的看法，他们对教学、学生的体验，听他们讲生动有趣的教学故事，听他们反思自己的教学经验，听他们剖析自己的成长历程。优秀教师的热情往往可以感染新手教师，他们的理念或某个看法、观点也许就会不期而遇地启发到新手教师，从而开始热爱自己的教育事业。

"享受型"教师是从兴趣出发，站在非功利的角度，以真心的热爱来对待教师职业，因而不管多么劳累都感到快乐和幸福。

（3）"发展型"教师——创造的幸福

"发展型"教师与"生存型"教师不同，不把教师职业当成满足物质需要的功利手段；也与"享受型"教师有差异，不仅仅是体会到教师职业在付出和给予之后的心灵满足。"发展型"教师认为教师职业就应该以培养社会所需人才为己任，并围绕这一目标勤奋工作。同时，教师自身在这个过程中不断寻求发展和完善，实现理想追求和人生价值。

"发展型"教师有强烈的主观能动性，他们时刻关注学科发展动态，及时搜集教学反馈信息，结合教学实际问题进行反思和研究；及时吸收先进的教育理念，用于指导自身教学，又在教学实践中反思理论的有效性，不断修正和调节；善于开展行动研究和校本研究，教学与科研协调发展，相互促进。

"发展型"教师具有牢固的终身学习意识，而终身学习又成为教师不断发展的推动力。这类教师渴望以自己有限的生命投入无限的发展之中。他们意识到自觉主动进行终身学习是教师义不容辞的责任，教师只有不断终身学习、不断提高自身水平，才具有教育学生的资格。在这个不断学习、不断提高的过程中，教师自然而然就会迈向成功。正所谓追求卓越，成功就会不期而遇。

"发展型"教师在为教育事业付出的过程中体会着幸福，甚至认为自己收获的更多。他们心甘情愿投入教育事业中，并时时刻刻感受到自己所从事事业的快乐；他们向学生所付出的积极情感不仅使学生体验到快乐，而且学生给予自己的回报使他们感受着绵延的快乐；他们不仅在教学活动中享受着学生进步带给自己的幸福，而且在职业活动中感受着自我发展带来的幸福。

"发展型"教师是从自身和社会需要出发，站在超功利的角度，以完善自我、为社会做贡献的立场来看待教师职业。从事这一职业是为了过一份更有意义的人生，因而感到崇高和有价值。

2.1.2.2　依据自身能力特点划分

（1）个人专业发展

教师个体的能力千差万别，依据自身的能力特点和优点，可以制订不同的发展方案。总体来说有以下三种方案。

1）合格稳定型。此类型教师的特点是专业知识能力相对稳定，有着自己的个人实践知识、较全面的专业理论知识和经验，对专业教学能够胜任，属于合格的专业教师。但在专业创新、改革方面的意识和能力较弱。此种方案适合专业知识深厚，创兴能力和意识不强，求稳忌变的教师。

2）创新发展型。此类型教师在个人知识综合建构上，能够融会贯通，有着自己的认识和理解。例如，许多教师有自己的知识观点或者自己出版的教材，能将自己的教学体会、专业发展呈现出来。在专业发展态度上，也体现出教师自己的积极性和主动性，乐于教学改革和创新，喜欢通过科研课题带动教学，能对专业上的精深内容进行深入的分析和思考，专业发展具有"主动专业化"的特征。此种方案适合求新图变的教师，要有较强的创造意识和能力。

3）实践应用型。此类型教师具备个人实践性知识，擅长将实践性知识应用到课程之中并转化成为实践技能，在指导学生的技能提升方面是专家。此种方案适合实际技能娴熟，实践操作经验丰富，动手能力强的教师（胡斌武，2015）。

（2）团队专业发展

团队的专业发展体现和反映的是一个学科、专业、教研室，或者课题组成员的专业共同成长。团队的科研、教学平台使得教师成为实践共同体，以团队的力量和团队的协助、支持获得个人发展。团队的协同实践，能有效提升教师的专业水平，形成教师专业发展的集成效应。此种方案适合个人规划能力有限的教师，同时适合学习模仿能力极强，能快速吸收团队"营养"的教师。

2.1.3 教师专业发展的三种主要取向

不同的专业发展规划方案，取决于不同的价值取向。常见的价值取向有理性取向、实践—反思取向和生态取向。

（1）教师专业发展的理性取向

在所有教师专业发展的价值取向中，理性取向源远流长，其思维方式继承了人类理性史上最古老的传统：人应该通过学习具有某些特征的"知识"，为其行动奠定理性的基础，而不致使其成为盲目的、随意的、完全依赖偶然冲动的人。中国古代强调的"知而后行"也是这个意识。在做之前先想明白、弄清楚，再有章法的做，避免盲动。这是人类最基本、最传统的价值取向，远在"教师专业发展"成为一个学术问题之前，教师教育的早期实践实际上就是基于这样的假设。

基于理性取向的教师专业发展观点认为：作为一种理性的活动，教师教学实践的背后一定有特定的知识作为支撑。在具体情境中发生的实践本身虽然是具体的、繁杂的、零散的、流动的，但是作为它的理性基础的知识却是稳定的、简洁的、结构化的，因而也是容易把握的。即使我们的最终目的是改变教师的实践，从改变支撑实践的知识入手，也是一种容易操控的、可靠而经济的选择。

因而，基于理性取向的教师专业发展非常重视理论学习，重视教育教师的理念和知识。这并不是忽略或轻视教师的能力，而是认为能力背后总有一种稳定的理论知识作为支撑，以稳固的理论知识为基础才能具有相应的能力。

选择合格稳定型方案的教师，多是理性取向者。

（2）教师专业发展的实践—反思取向

20世纪中期以后，社会科学界对于人的研究发生了重要的变化，那就是对"人"的分析单位的变化：个体的、具体的、独一的、丰富的、复杂社会关系中的有着特定历史和境遇的"人"，而不是复数的、抽象的、一般的"人"，成为新的研究和分析单位。教师专业发展的实践—反思取向，正是建立在这样的基础之上。当从"个人"角度看问题时，世界突然变得与从前不同：那些以"正式的"语言为载体、按照特殊的约定俗成的术语和逻辑表达的、通常暗含着这个学术领域可能长达数千年历史背景的、被假定可以共享的"知识"，不管它在内容上属于哪一个分类，往往并不能对教师的教学实践直接产生影响。这类知识在面对教师时，遇到的第一个麻烦就是：由于教师对这些知识"背后的"那一套缺少起码的准备，结果"共享"的假设常常在实际的"分享"过程中化为泡影。既然这些知识与教师的实践缺少直接关联，那么对于教师来说，学习这些知识就很容易成为典型的"无意义学习"过程，教师对于这类知识缺乏兴趣，也就是可理解之事。

基于实践—反思取向的教师专业发展观点认为：教师专业发展的主要目的不在于外在技术性知识的获取，而在于通过反思，促使教师对那些与自己专业活动直接相关的事物有更为深入的理解，发现其中的内在意义，以促成反思性实践。

因而，基于实践—反思取向的教师专业发展注重个体内在经验的改造，即注重个人的、实践的、情境化的知识。第一，个人的。这类知识以个人的直接经验为基础，是个人在其成长过程中通过长期的、大量的与环境互动而产生的，它固然有"社会的"成分，但并不能像理性取向的知识观下的知识那样容易在人与人之间分享。第二，实践的。与教师专业发展的理性取向假定"知识是一般的"不同，实际上在教师专业生活中起作用的知识总是"实践的"，它们能且只能在实际教学工作中由教师自己建构起来。第三，情境化的。与传统的"知识"被理解成脱离具体的对象或情境不同，在教育实践中产生作用的知识是情境化的。

实践—反思取向的教师专业发展观并不否定理性的作用，相反，它认为教育如果没有理性基础就一定会变得混乱不堪。实践—反思取向与理性取向的不同在于，它认为能够实际起作用的理性基础，并不像教师专业发展的理性取向所假设的那样——通常是经由别人的经验产生并以特殊的方式表达的期望共享的知识，而是个人的、实践的、情境化的知识。

选择创新发展型和实践应用型方案的教师，多是实践—反思取向者。

（3）教师专业发展的生态取向

20世纪90年代以后，"生态观"成为一种普遍的思维方式，教育界也很快习惯于运用这种观念来界定、分析和解决教育中的各种问题。教师固然如教师专业发展的实践—反思取向所认识的那样，是一个独立的、特别的、有着自己的特殊成长历史、个性特点和实践经验的丰富个体，但是仅仅是这些个人特质，并不能将教师界定为特殊的"专业"人员。从理论上讲，任何一个职业的从业人员，甚至任何一个社会个体，都是一个独立的、特别的、有着丰富经验和内在信念、追求与偏好的个体。教师之所以被称为"教育专业人员"，是因为他们隶属某一个特定群体，正是他们隶属的这个"特定群体"，给了他们"教师"这个身份。教师群体对于确立教师身份如此重要，以至于如果我们剥离了这个群体背景来看待教师，这个"丰富个体"从"专业"的角度来讲，就会突然变得"贫瘠"起来：他只是一个"丰富的人"，而未必是一位"丰富的教师"了。

基于生态取向的教师专业发展观点认为：教师实现专业发展不仅要通过教师个人的学习与实践反思，更为重要的是在教师群体中形成合作的专业发展文化与模式。教师并非孤立地形成与改进其教学策略与风格，而是在很大程度上依赖于教学文化或教师文化。正是这些文化为教师的工作提供了意义、支持和身份认同。教师专业发展的重点就是通过再构教师文化的这些要件，促使生活于这一教师文化中的教师在专业上获得新的表现。

因而，基于生态取向的教师专业发展需要融入学校文化，融入学校的各个团队中，掌握稳定的"规范"或"传统"，在一个适合的平台中发展自身。单打独斗是很难生存的，当下社会无论教学还是科研都需要充分发挥团队分工合作的力量：和同年入校的青年教师成为朋友；向有经验的老教师学习，加入"传帮带"；在一次次教研室活动中，向大家学习，互相促进，有效利用集体备课来提升自己的教学水平；广泛参与社会实践活动，多调研、培训，深入企业、行业锻炼自己；加入实验室，在科研团队中合作研究。

选择团队专业发展方案的教师，多是生态取向者。

2.2 教师继续教育

2.2.1 继续教育是终身学习体系的重要组成部分

终身教育、终身学习已经成为 21 世纪世界教育的主流和未来教育发展的方向。社会变化的速度表明，社会的各个职业领域都不再是静止的，尤其是教师职业，他们的教育对象是常新的，教育内容更是受日新月异的新知识与科技进步的影响。我国当前要大力发展职业教育，不断提高职业教育的水平，师资是关键，尤其是高质量的师资。所以，提高教师质量就必须要求教师的一生都始终处于学习和完善的过程中，不断更新自己的教育观念、专业知识、教学能力等。因此，终结性的师范教育显然已经不能适应时代的潮流。在终身教育时代，教师的终身学习、不断进步和提高，就显得尤为重要。

教师在工作 2～3 年之后，往往对已经熟悉的内容不再有新鲜感，感到教学的乐趣和动力已经不足了，这时教师需要参加继续教育，主动充实自己的知识体系，将教师专业发展看作一个终身学习的过程。参加学习与培训是教师更新与补充知识、技巧和能力的有效途径，可以为教师的专业发展提供机会。尤其是近年来兴起的"校本培训模式"，它是一种效率高、操作性强的在职培训方式。它基于教师个体成长和学校整体发展的需要，由专家协作指导，教师主动参与，以问题为导向，以反思为中介，把培训与教育教学实践和教师研究活动紧密结合起来，以学校实际问题的解决来直接推动教师专业的自主发展。

继续教育（continuing education）产生于 20 世纪 60 年代，是终身教育理论的组成部分，是伴随着终身教育理论而产生与发展的。随着终身教育思想的提出，60 年代以后，美、英、法等国家开始陆续建立继续教育制度。特别是近 20 年来，继续教育在世界各国都得到了迅速发展。但是，由于各国的社会制度不尽相同，历史传统、经济背景、文化科学水平等方面也存在很大差异，因此继续教育的概念和内涵也不尽相同。《教育大辞典》中的定义为：继续教育是对已获得一定学历教育和专业技术职称的在职人员进行的教育活动。学历教育的延伸和发展，使受教育者不断更新知识和提高创新技能，以适应社会发展和科学技术不断进步的需要，是现代化科学技术迅猛发展的产物（顾明远，1998）。

具体来说，继续教育是面向学校教育之后所有社会成员特别是成人的教育活动。其教育对象是已经脱离正规教育、已参加工作和负有成人责任的人。其作用在于对专业技术人员进行知识更新、补充、拓展及提高能力。继续教育的形式主要有成人高考、远程网络教育、自学考试和电视大学。

顾名思义，教师继续教育就是指一个人在从事教师职业后，继续进行自身专业发展。"发达国家使用'继续的专业发展'（continuing professional development）来代替在职培训

（in-service training）这一术语，强调职业培养和职后继续教育的连续性，认为职前培养、入职教育和在职培训这样的区分是人为地把教师专业发展的连续体割裂开了"（胡惠闵和王建军，2016）。

我国教师继续教育主要有两大类：一是学历教育，与全日制高等师范院校的培养课程类似，一般采用脱产学习、函授、面授等形式学习；二是非学历教育，如短期集中讲座、校本培训、专题讲座、实地观摩等。当前教师继续教育的重心正在从学历教育转向非学历教育。

2.2.2 教师教育课程学习的意义

在教师继续教育中，提升教师的教育教学能力主要是通过学习专门的教师教育课程实现的。教师教育课程通常也称教育类课程、教育学科课程、师范性（类）课程、教育专业课程，是教师教育机构中为培养教师而开设的，旨在提高未来或在职教师的教育教学素养。

作为一名未来教师，学习教师教育课程对即将从事的教师职业有非常重要的意义。如果已经是在职教师，也要通过学习来更新教育理念和提升教育教学能力。学习教师教育课程的意义体现在如下4个方面。

第一，教育专业知识的建构。拥有教育专业知识是教师从教的基础。教师专业发展的若干个案研究表明，在书本和课堂中学到的教育理论知识不一定能够直接应用到实践中，但它会潜移默化地影响从教以后的教育观念与行为。

第二，教育专业思维方式的训练。在教师教育课程的学习过程中，会了解到各种各样的教育现象和问题，各门课程会引向一系列问题领域。开始尝试分析复杂的教育现象，学习分析和解决教育问题的思维方式。初步尝试反思经历、体验、学习过程等，体会反思对专业发展的意义，为将来养成良好的反思习惯奠定基础。在教师的专业发展中，反思是最重要的思维方式。

第三，教育专业情感的培育。专业情感有两层意思：一是对教育专业的情感，二是对教育对象，即学生的情感。教师的专业意识和敬业精神是教师专业素质的重要组成部分，是教师专业发展的内在动力。不能指望一个不愿做教师的人自觉地去提高自己的教育专业素质，而想要成为一名好教师的意愿，要在教师职前教育阶段就开始培养。教师教育课程能够在一定程度上帮助养成教师的专业观念，唤起自主发展的意识，引导树立专业意识和专业理想；对学生的情感，主要是树立正确的学生观，培养教师对学生的爱心。苏霍姆林斯基说："教育技巧的全部奥秘，就在于如何爱护儿童。教育不能没有爱，没有爱，就没有教育。"通过教师教育课程的学习，可以认识教学、了解学生。

第四，教育专业行为的习得。教师专业行为是教师专业水平的直接体现。教师教育课程有一系列"如何教"的课程：对备课、说课、评课等专业技能进行教学；大纲、教案和课程设计；多媒体课件制作；课堂教学提问的技巧；学习目标设计与评价等。

2.2.3 制约中职教师继续教育的个体因素

（1）缺乏职业自信心，成就感不强

从观念上看，社会对中职教师的社会地位认可程度不高，造成中职专业课教师对自己的职业缺乏应有的职业自信，缺乏专业发展的心理基础。学生在品德、学识和技能等方面的进步和发展是教师工作和奋斗的最大目标，是教师成就感的主要内容。但是由于中等职业学校学生的综合素质比较差，基础薄弱，缺乏学习动力等客观因素，仅凭教师的主观愿望并不能让他们学好专业知识和技能。因此，教师的教育教学工作经常会有局部的失败。专业课教师的工作和努力得不到应有的承认和肯定，使中等职业学校专业课教师无法实现自我价值，缺乏成就感。

（2）缺乏对继续教育的认识

有不少教师并没有意识到继续教育的重要性，也不把自己的工作看作是一种需要不断充电、不断积累经验的工作，对在职进修抱无所谓的态度，纯粹为交差完成任务，人在心不在。不少教师表现出了只要有了合格的学历、取得了必要的继续教育证书就万事大吉的思想。缺乏正确的指导思想，培训目标不明确，培训的方向和效果也就不言而喻。一方面，培训的教师普遍认为参加继续教育很有必要，而另一方面参加培训学习的教师大多对参加继续教育并非抱着自我发展、自我提高的目的。这表明很大一部分中小学教师对继续教育认识肤浅，心态上依赖于上级提供资源来协助自身的成长，被动地接受学校或教育行政部门提供的进修或继续教育的机会，而且出于自愿参加学习的人很少，更多是迫于职业要求、为了评职评优或完成任务，把培训提高放在次要的位置上。虽然，这其中有管理机制、工学矛盾、经费紧张、培训模式、培训内容等问题，但中职教师对继续教育培训学习的认识也是一个很值得重视的大问题，这种心态往往造成培训资源的浪费和培训效果的下降。

由此可见，作为接受继续教育的主体，没有树立终身继续教育的理念，接受继续教育仅仅是为了完成"学历身份过程"；没有从丰富自身知识、适应社会工作的真实需要角度来重视继续教育的学习；没有意识到继续教育的理念是继续教育行为的"灵魂"。

（3）缺乏继续教育动力

有相当多的教师依然存在着"一朝受教，终生受用"的观念。因为，许多教师认为自己已经达到《教师法》规定的中学教师的学历标准，已经是一名具有教师资格的合格教师，学习与否、培训与否已经没有实质性的意义；表现出明显的职业倦怠心理，认为只要干好本职工作，就没有"下岗、落聘"的后顾之忧；没有认识到"参加继续教育是教师的权利"。参加继续教育的功利思想较重，主要以"提高学历、改善待遇"和"获取岗职证书、保住岗位"为主要的动机。只有将更多的人从"提高学历、改善待遇"和"获取岗职证书、保住岗位"引导到"更新知识、提高技能、技术创新"这种学习动机上来，继续教育才能发挥更大的作用。

（4）缺乏专业发展意识

1998年在北京师范大学召开的"面向21世纪师范教育国际研讨会"明确提出：当前师范教育改革的核心是教师专业化问题。可见，教师继续教育的主要目标在于提高教师的专业化水准，促进教师知识的更新，增强教师的专业决策能力。教师在传承"传道、受业、解惑"的传统教师功能的同时，对自身的专业发展则缺少规划，压抑了教师创造的本能。从教师的职业角度讲，专业发展是其职业生涯的核心，而自我专业发展意识又是教师专业发展的核心。因此，自我专业发展意识是教师专业结构的灵魂，是继续教育的动力。

（5）缺乏自我专业发展规划

统计数据表明，中职教师对继续教育的认识不到位，没有把继续教育看作自己专业发展和实现专业追求的重要途径，缺乏自我专业发展规划。自我发展规划是教师本人为自己的专业发展设计的一个蓝图，它可以为教师的专业发展提供引导和监控，也能为教师对自身发展的反思提供一个参照意识。教师应制订自己的专业发展规划，对自己的发展方向要做到心中有数，特别是刚入职的教师。面对一个新的工作环境，面对学生，怎样既做到为人师表，又能使自己得到真实的发展。这就需要一个对工作的规划，对自己的规划，大到围绕自己职业的终身奋斗目标，小到每一堂课的教学设计，以及和一个学生的谈心计划。自我发展规划是教师行动的指针，是教师自己设计出来的，当然教师设计自己的行动计划也要考虑外在的工作规范，把外在的要求与内在的需要统一起来本身就是教师主体性的一个基本表现。但调查表明有 39.09% 的教师没有考虑过这个问题，41.82% 教师考虑过但没有制订过专业发展规划。这也是影响继续教育的因素之一。

2.2.4 教师继续教育的种类、作用和参加途径

参加教师继续教育是教师专业发展的途径之一。根据不同的角度划分，教师继续教育的类型主要有：国内和国外、线上和线下、长期和短期。具体种类有：高校教师岗前培训、校本培训、各种形式的在职培训、全国高校教师网络培训中心及其他专题网络培训等网络培训课程，还有国内外访学研修、公派留学、在职攻读学位、博士后进站等。

高校教师岗前培训主要针对刚入职的新教师，通过培训使新教师了解学校的基本情况，特别是办学定位和人才培养特色；掌握基本的教学技能，具备基本的教学理论和常识，较快进入教学角色；了解学校的工作环境、工资待遇、规章制度、学校文化等情况。

校本培训由教师所在的学校组织，学校自主选择培训内容、培训时间、培训专家，从培训组织上看更符合本校教师专业提升的现实需求，能够结合学校定位和办学特色有针对性地进行培训。

在职培训所包含的内容广泛，有短期培训、长期培训及会议培训、专题培训等，主要是通过不同时段的培训，或者不同内容、专题的培训，使教师在某一专业方向上有较深的了解，也通过这些培训，获得同行专家、学者或其他教师的专业观点、专业经验分享等。

网络培训是近年来新兴的培训形式，因其便于开展而迅速普及。全国高校教师网络培训中心是教育部批准成立的高校教师培训机构，接受教育部高等教育司、教师工作司的直接领导，中心设在高等教育出版社，在全国设有 55 个省级分中心及城市分中心。主要利用数字化和网络技术，通过遍布全国各省市、地区的高校教师网络培训省级分中心和城市分中心开展教师培训工作。

高等学校接受国内访问学者是为一般高等学校培养学术带头人和学术骨干的重要形式，也是进行校际学术交流的一种途径。在国外，访问学者有公派和自费之分。前者是由国家、地方、行业或单位资助；后者多为邀请单位资助。在国内，公派访问学者绝大多数是经过层层选拔的，基本是为人正派、业务拔尖的学者才能入选。所以，我国政府和有关机构给予公派访问学者很高的荣誉、待遇和地位，有些甚至写进政府条例中。

出国留学旧称出国留洋，一般是指一个人去祖国以外的国家接受各类教育，时间可以为短期或长期（从几个星期到几年）。这些人被称为"留学生"。在中国内地，学生把前往香港、澳门等地区的学习也称为留学，这是由于这些地区有着不同的教育制度。另外，美国等国家组织的一类海外短期的交换学生计划，其英文名字"study abroad"直译

也为留学。

在职攻读学位是指有工作的人继续报考学校，学习毕业后获得相应学位，部分时间在职工作，部分时间在学校学习的一种教育类型。在职攻读学位首先需要所在单位批准。

博士后进站是指获得博士学位后，在博士后流动站进行专题研究的人员。博士后，不是学位，而是指获准进入博士后科研流动站从事科学研究工作的博士学位获得者，也可以说博士后表示的是一种工作经历。

3　单元总结

教师专业化和教师专业发展是两个不同的概念，二者来源于不同的教育思潮。教师专业化是指教师职业专业化的过程，侧重于研究教师行业具有哪些特点，或者能提供何种独特的服务，才能成为一个专业；而教师专业发展是研究教师内外的发展过程。教师专业发展有助于优化教师素质，有助于提升教师地位，有助于促进教师职业成熟，有助于推动社会进步。教师专业发展目前还存在诸多问题，分析其成因，影响教师专业发展的因素在于：狭隘的功利主义教育观；专业不自信，自我效能感低；教师对专业发展的认识和理解有误；教师自身专业基础薄弱。解决教师专业发展的问题，需要掌握教师专业发展自身的理论。

教师专业发展是一个系统工程。教师自我专业发展及外部条件的支撑，二者缺一不可。外部条件的促进与支持，是教师专业发展的保障，教师应该积极寻找和借助外部资源；教师是教师专业发展的主体，也是教师专业发展的内因，发挥内因的能动作用，会使教师专业发展更具有生命力。因而，教师应该以内在追求为教师专业发展的主动力。制订发展规划和参加各种继续教育是教师专业发展的有效途径。

教师专业发展规划方案依据教师的生活状态，或者说从教师所表现出来的精神风貌上看，可以分为三类。第一类是"生存型"教师，这类教师的职业和兴趣理想是两码事；第二类是"享受型"教师，这类教师对所从事的职业有兴趣；第三类是"发展型"教师，这类教师将教师职业当作崇高的理想追求。教师专业发展规划方案依据自身能力特点划分，可以分为两类。第一类是个人专业发展，第二类是团队专业发展。

教师专业发展有三种取向：一是教师专业发展的理性取向。在所有的教师专业发展取向中，可能是历史最为悠久的，教师专业发展的理性取向是基于这样的基本认识：作为一种理性的活动，教师的教学实践背后有特定的知识作为支撑。二是教师专业发展的实践—反思取向。教师专业发展的主要目的并不在于外在技术性知识的获取，而在于通过这种或那种形式的反思，促使教师对那些与自己的专业活动直接相关的事物有更为深入的理解，发现其中的意义，以促成反思性实践。三是教师专业发展的生态取向。教师实现专业发展不仅要通过教师个人的学习与实践反思，更为重要的是在教师群体中形成合作的专业发展文化与模式。教师并非孤立地形成与改进其教学策略与风格，而是在很大程度上依赖于教学文化或教师文化。正是这些文化为教师的工作提供了意义、支持和身份认同。

教师继续教育是教师专业发展必不可少的途径。继续教育是终身学习体系的重要组成部分。教师教育课程对即将从事的教师职业有非常重要的意义。理解制约中职教师继续教育的个体因素。根据不同的角度划分，教师继续教育的类型主要有：国内和国外、线上和线下、长期和短期。具体种类有：高校教师岗前培训、校本培训、各种形式的在职培训，全国高校教师网络培训中心及其他专题网络培训等网络培训课程，还有国内外访学研修、公派留学、在职攻读学位、博士后进站等。

 思考题

1. 教师专业发展有何种意义？
2. 制订教师专业发展规划有什么作用？
3. 教师专业发展规划方案有哪些类型？
4. 教师专业发展有哪些取向？
5. 请设计一种适合自己的继续教育方案，并解释这样设计的原因。

教师专业发展规划案例

主要参考文献

安冬平, 林克松. 2013. 失范与规范: 高职院校实训教学改革探寻 [J]. 职教论坛, (3): 77~79.

安琳, 郑友广, 谷小珂, 等. 2017. 案例教学法在临床药学专业有机化学课程教学中的应用 [J]. 卫生职业教育, (3): 62~63.

蔡仲曦, 干荣富. 2016. 从医药产业链维度寻找医药工业发展之契机 [J]. 中国医药工业杂志, 47 (1): 120~126.

常玉柱, 孟合新. 2015. 职校生安全教育 [M]. 北京: 中国人民大学出版社.

陈迪. 2014. PBL 教学法在技校药学专业教学中的运用初探 [J]. 职业, (8): 26~27.

陈永芳. 2007. 职业技术教育专业教学论 [M]. 北京: 清华大学出版社: 140~141.

陈玉华. 2014. 教师复原力研究的现状 [J]. 全球教育展望, (10): 71~82.

崔炳建. 2012a. 怎样当好职业学校校长 [M]. 北京: 高等教育出版社

崔炳建. 2012b. 怎样建设特色职业学校 [M]. 北京: 高等教育出版社

邓颖慧, 马莎. 2017. 医药行业对药品生产技术专业类人才的需求分析 [J]. 医药, (1): 294.

段煜, 王晓岚. 2014. Sandwich 教学法在药学专业物理化学教学中的应用 (I)——表面张力教学实例 [J]. 化学教育, (16): 47~51.

傅道春. 1995. 中国杰出教师行为访谈录 [M]. 上海: 上海教育出版社: 204.

共青团中央学校部, 教育部职业教育与成人教育司. 2010. 中等职业学校共青团干部读本 (试用本) [M]. 北京: 高等教育出版社.

辜东莲. 2015. 工学结合一体化课程教学设计荟萃 [M]. 北京: 北京师范大学出版社.

顾敦沂. 2006. 教育实习指导书 [M]. 北京: 人民教育出版社.

顾明远. 1998. 教育大辞典 [Z]. 上海: 上海教育出版社.

顾书明. 2015. 课程设计与评价 [M]. 南京: 南京大学出版社.

郭成. 2007. 课堂教学设计 [M]. 北京: 人民教育出版社.

韩成云. 2016. PBL 联合 CM 教学法在《医药知识产权保护》课程中的应用 [J]. 宜春学院学报, (6): 123~125.

胡斌武. 2015. 职业教育学 [M]. 北京: 高等教育出版社: 199.

胡惠闵, 王建军. 2014. 教师专业发展 [M]. 上海: 华东师范大学出版社.

胡凌燕. 2010. 形体训练基础 [M]. 北京: 高等教育出版社.

黄茸茸. 2013. 病案导入法在药理学教学中的应用与评价——以安徽新华学院应用型药学人才培养为视角 [J]. 赤峰学院学报 (自然科学版), (9): 157~159.

贾亮亭, 张秋杰. 2012. 教师专业发展与教师专业成长的差异及促成策略探究 [J]. 教育导刊, (10): 65~68.

蒋乃平. 2013. 职业生涯规划 [M]. 修订版. 北京: 高等教育出版社.

蒋乃平, 杜爱玲. 2013a. 职业生涯规划教学设计选 [M]. 北京: 高等教育出版社.

蒋乃平, 杜爱玲. 2013b. 职业生涯规划学习指导 [M]. 修订版. 北京: 高等教育出版社.

教育部职业技术教育中心研究所. 2013. 学习能力指导 [M]. 北京: 高等教育出版社.

凯米斯. 1994. 行动研究法 (上) [J]. 教育科学研究, (4): 32~36.

孔祥富. 2017. 以五大发展理念引领中职教育改革发展研析 [J]. 职教通讯, (1): 15~18.

兰琳琳, 侯洁, 白耀峰. 2015. 浅谈小组合作式教学法在高职药物分析课程中的应用 [J]. 中小企业管理与科技 (上旬刊), (34): 170.

雷英杰, 丁玫, 刘玉明, 等. 2016. 支架式教学方法在药学专业英语学术会议写作教学中的应用 [J]. 化工高等教育, (6): 26~29.

李定仁, 徐继存. 2001. 教学论研究二十年 [M]. 北京: 人民教育出版社.

李红, 郝春东, 张旭. 2000. 教师教学效能感与学生自我效能感的研究 [J]. 高等教育师范研究, (3): 44~48.

李敏艳. 2016. 归纳教学法在高职医学类专业生物化学教学中的应用 [J]. 临床医学研究与实践, (16): 194.

李森, 陈晓端. 2015. 课程与教学论 [M]. 北京: 北京师范大学出版社.

李英, 代小卫, 李德全. 2015. 教师个性化与课程体系建设 [M]. 重庆: 重庆大学出版社.

李子建, 黄显华. 1994. 课程: 范式、取向和设计 [M]. 香港: 香港中文大学出版社.

李子强，张圆. 2017. PBL与异法同步设计性实验结合模式的建立和应用——天然药物化学实验教学［J］. 新课程研究（中旬刊），（1）：32～34.

林丽霞. 2007. 寻找教师发展的"鹅卵石"［N］. 中国教育报，08-07（3）.

刘德军，陈津红. 2007. 职业培训中提高实践能力和培养创新精神的途径与措施［J］. 科技信息，（6）：184～185.

刘佳，鲍慧玮，林贺，等. 2015. CBL-PBL-LBL教学法在药事与保健食品管理学中的应用［J］. 时代教育，（23）：228～230.

刘宽浩，王艺卓. 2016. 仿真医院情景模拟教学法在手术室实训教学中效果初探［J］. 海峡药学，（5）：223.

刘永林. 2006. 教师"专业自主性"缺失的归因与策略选择［J］. 教育导刊，（9）：43～45.

刘玉成. 2013. 药学高等教育与医药产业的协同发展研究［D］. 沈阳：沈阳药科大学博士学位论文.

路新卫，韦莉萍，游文玮，等. 2009. 将微格教学法应用于无机化学实验教学［J］. 药学教育，（2）：43～45.

罗孟君，邓凤君，郭巧红，等. 2015. 娱导式教学法在化学教学中的探索与实践研究［J］. 广州化工，（9）：223～224.

马建富. 2015. 职业教育学［M］. 2版. 上海：华东师范大学出版社：177.

马良军. 2014. 高等职业教育专业实践课程评价研究［D］. 天津：天津大学博士学位论文.

苗元江. 2003. 心理学视野中的幸福——幸福感理论与测评研究［D］. 南京：南京师范大学博士学位论文：8.

莫雷. 2005. 教育心理学［M］. 广州：广东高等教育出版社.

潘海燕. 2014. 初为人师——新教师专业发展指导［M］. 北京：北京师范大学出版社.

潘红玉，吕文栋，贺正楚，等. 2017. 专利视角的我国生物医药产业的技术创新［J］. 科学决策，（4）：1～17.

裴娣娜. 2015. 现代教学论基础［M］. 2版. 北京：人民教育出版社.

皮连生. 2009. 学与教的心理学［M］. 5版. 上海：华东师范大学出版社.

钱立凯. 2011. 师范生课程见习的内涵与形式［J］. 文教资料，（28）：117～118.

秦永华，赵新梅，张雅娟，等. 2017. 基于苏格拉底教学法的高职有机化学教学实施［J］. 山东化工，46（4）：133～134.

瞿葆奎. 1988. 课程与教材（上册）［M］. 北京：人民教育出版社.

施良方. 1996. 课程理论：课程的基础、原理与问题［M］. 北京：教育科学出版社.

施新. 2011. 毕业设计（论文）写作指导［M］. 重庆：重庆大学出版社.

孙华. 2013. 教学设计论纲［M］. 重庆：重庆大学出版社.

陶涛. 2015. 如何有效组织课堂教学［M］. 武汉：武汉大学出版社.

田慧生，李如密. 1996. 教学论［M］. 石家庄：河北教育出版社.

万其中，李文生. 2007. 高校实验教学改革与创新人才培养［J］. 当代教育论坛，（4）：103～105.

汪永智，蒋淑雯. 2014. 职业道德与法律教学设计选［M］. 北京：高等教育出版社.

王宝庆，曲中原，金哲雄，等. 2013. 模拟和仿真软件ChemBioOffice在药学教学中的应用［J］. 生命科学仪器，11（03）：3～7.

王策三. 2000. 教学论稿［M］. 北京：人民教育出版社.

王世宇. 2008. 中药实习实训［M］. 北京：科学出版社.

王晓岚，段煜. 2016. Sandwich教学法在药学专业仪器分析教学中的应用［J］. 中国高等医学教育，（10）：111～112.

王英姿，杜守颖，吴清，等. 2016. 抛锚式教学法在中药药剂学中的应用［J］. 中医教育，（3）：81～83.

王允庆，孙宏安. 2015. 课堂教学目标研究［M］. 北京：人民教育出版社.

王韵，高明奇，白洋，等. 2017. "慕课"教学法在临床药理学教学中的探索［J］. 中国继续医学教育，9（6）：15～16.

韦乃球，郝二伟. 2012. "直观教学法"在临床中药学教学中的应用［J］. 中国医药导报，（34）：145～147.

吴虹，韩茹，王丹，等. 2011. PBL与多媒体结合教学法在药学专业药物分析学教学中的应用［J］. 中国医药导报，（3）：112～113.

吴琼. 2014. 中职生的就业现状及其对策研究［D］. 烟台：鲁东大学硕士学位论文.

肖莉，黄金生. 2006. 略谈教师的职业压力及其心理调节［J］. 中国成人教育，（12）：115～116.

熊茵. 2010. 形象设计［M］. 北京：高等教育出版社.

徐英俊，曲艺. 2011. 教学设计：原理与技术［M］. 北京：教育科学出版社.

许义红，魏学军，邓先扩. 2015. 层次剖析式教学法在《药剂学》课程中的应用初探［J］. 科教导刊（电子版），（9）：79，87.

闫晋晋，廖国珍，杨薪正，等．2016．TBL教学法在药学专业分析化学课程教学中的应用［J］．现代医药卫生，（22）：3537～3538．

杨九民，梁林梅．2014．教学系统设计理论与实践［M］．2版．北京：北京大学出版社．

杨亮涛，史建成．2012．应用型本科院校实训中心的定位与建设［J］．实验室研究与探索，（9）：95～97．

杨晓．2013．教师专业发展［M］．北京：北京师范大学出版社．

叶澜．2001．教师角色与教师发展新探［M］．北京：教育科学出版社：236．

叶澜．2006．教育概论［M］．北京：人民教育出版社．

叶小明．2008．高等职业院校教师发展专业研究［D］．武汉：华中科技大学博士学位论文．

应吴硕．2011．构建高职校实训教学质量管理体系的研究与实践［D］．上海：上海师范大学硕士学位论文．

于胜刚．2015．教师专业发展导论［M］．北京：北京大学出版社：86～184．

俞国良．2013．心理健康［M］．修订版．北京：高等教育出版社．

余林．2007．课堂教学评价［M］．北京：人民教育出版社．

元玉祥．2015．关于中职学校实训实习基地建设的思考与实践［J］．河南教育（职成教），（10）：13～15．

袁振国．2010．当代教育学［M］．4版．北京：教育科学出版社：227．

臧蕾．2015．教育生态学视角下的职业院校大学英语教学研究［J］．宿州教育学院学报，18（1）：151．

曾玲晖．2015．PBL教学法在药理学课程教学中的应用研究［J］．Education and Sports Education，646（19）：20～22．

张朝辉．2011a．礼仪规范教程［M］．3版．北京：高等教育出版社．

张朝辉．2011b．礼仪规范教程学习指导与训练［M］．2版．北京：高等教育出版社．

张大均．2003．教与学的策略［M］．北京：人民教育出版社．

张萍．2015．"理实一体化"教学模式下"项目教学法"的应用——《药学综合实训》教学方法研究［J］．现代职业教育，（18）：26～27．

张守臣．2016．黑龙江省高校教师职业资格认定考试综合辅导［M］．哈尔滨：黑龙江人民出版社：122．

张廷凯．2003．新课程设计的变革［M］．北京：人民教育出版社．

张伟．2013．职业道德与法律［M］．修订版．北京：高等教育出版社．

张伟．2014．职业道德与法律教学参考书［M］．修订版．北京：高等教育出版社．

赵国平．2010．论实践教学与理论教学的关系［J］．中国成人教育，（17）：127～128．

赵伶俐．2006．课堂教学技术与艺术［M］．重庆：西南师范大学出版社．

郑日昌．2011．心理与教育测量［M］．北京：人民教育出版社．

中国青年报．2015．广东：中职学生5年后有望直升本科［EB/OL］．http://zqb.cyol.com/html/2015-11/13/nw.D110000zgqnb_20151113_4-03.htm［2017-06-08］．

中国职业技术教育学会德育工作委员会．2011．职业院校德育工作优秀论文选编（1）［M］．北京：高等教育出版社．

中国职业技术教育学会德育工作委员会．2012．职业院校德育工作优秀论文选编（2）［M］．北京：高等教育出版社．

中国职业技术教育学会德育工作委员会．2013．职业院校德育工作优秀论文选编（3）［M］．北京：高等教育出版社．

中国职业技术教育学会德育工作委员会．2015．职业院校德育工作优秀论文选编（4）［M］．北京：高等教育出版社．

周坚高，李中文．2012．教师语言表达能力刍议［M］．北京：人民教育出版社．

朱旭东．2011．教师专业发展理论研究［M］．北京：北京师范大学出版社．

《教师百科辞典》编辑委员会．1987．教师百科辞典［Z］．北京：社会科学文献出版社：8．

Aristotéles A．2003．尼各马可伦理学［M］．廖申白译．北京：商务印书馆．

Armstrong DG，Henson KT，Savage TV．2007．教育学导论［M］．7版．李长华，李剑，汤杰琴译．北京：中国人民大学出版社．

Beveridge WLB．1979．科学研究的艺术［M］．陈捷译．北京：科学出版社．

Comenius JA．2006．大教学论·教学法解析［M］．任钟印译．北京：人民教育出版社．

Goodman J．1995．Working with teachers to reform schools: issues of power, expertise and commitment［A］．*In*: Smyth J. Critical Discourses on Teacher Development. London: Casesell：65～79．

Lieberman A．1994．Teacher development: commitment and challenge［A］．*In*: Grimmett PP, Neufeld J. Teacher Development and the Struggle for Authenticity: Professional Growth and Restructuring in the Context of Change. New York: Teachers College Press：15～16．

Maslow AH．1987．人性能达的境界［M］．林方译．昆明：云南人民出版社：3．

McClelland DC．1973．Testing for competency rather than for "Intelligence"［J］．American Psychologist，（28）：1～14．

Nilson LB. 2014. 最佳教学模式的选择与过程控制［M］. 3 版. 魏清华，陈岩，张雅娜译. 广州：华南理工大学出版社.

Popham WJ. 2010. 教师课堂教学评价指南［M］. 5 版. 王本陆，赵婧译. 重庆：重庆大学出版社.

Strenberg R.J, Williams WM. 2003. 教育心理学［M］. 张厚粲译. 北京：中国轻工业出版社.